Laura Schulte

# EAT IN BALANCE

Laura Schulte

# EAT IN BALANCE

## Gesund & glücklich ohne Verzicht

Über 90 einfache & leckere Wohlfühlrezepte

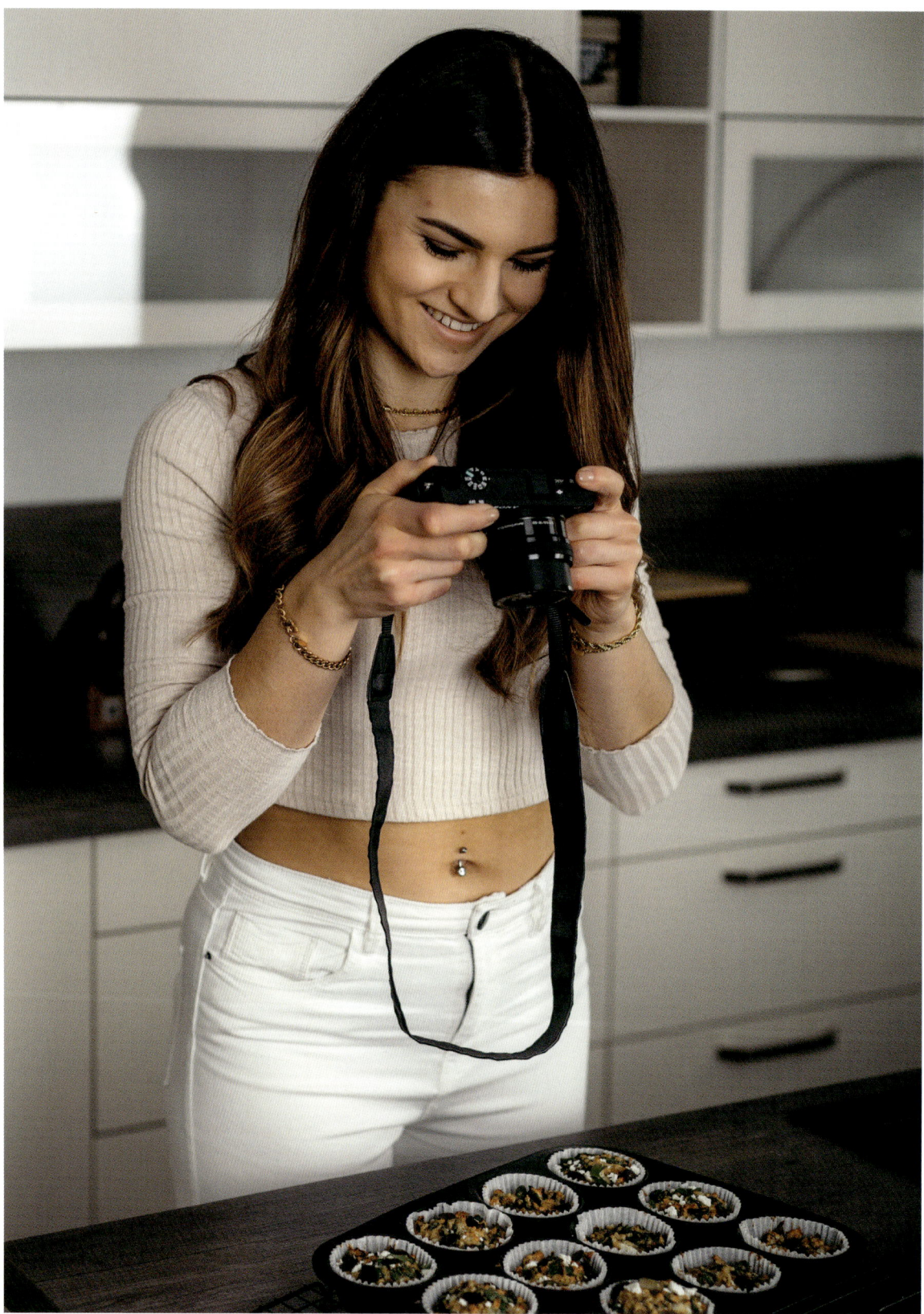

# Inhalt

Vorwort _____ 7

Was ist eigentlich eine gesunde Ernährung? _____ 9
Meine Tipps für eine gesunde, ausgewogene Ernährung ___ 10
Makronährstoffe und Mikronährstoffe _____ 12
    Kohlenhydrate _____ 12
    Protein _____ 15
    Fett _____ 19
    Vitamine, Mineralstoffe, Sekundäre Pflanzenstoffe _____ 22

Lebensmittelwissen _____ 25
    Gemüse und Obst _____ 25
    Getreide _____ 29
    Hülsenfrüchte _____ 31
    Nüsse, Samen und Kerne _____ 34
    Kräuter und Gewürze _____ 35
    Fette und Öle _____ 37
    Fleisch _____ 40
    Fisch _____ 40
    Milch _____ 41
    Zucker _____ 42

Meine Einkaufs- und Vorratsliste _____ 46
Anmerkungen zu meinen Rezepten _____ 50

Rezepte _____ 52
    Frühstücksrezepte für jeden Tag _____ 52
    Frühstücksideen für's Wochenende _____ 90
    Leckere Salate _____ 112
    Meine liebsten Bowl-Rezepte _____ 126
    Schnelle und einfache Alltagsrezepte _____ 140
    Für besondere Anlässe _____ 178
    Dressings, Dips, Saucen und andere Basics _____ 200
    Snacks und Süßspeisen _____ 218
    Kuchen-Rezepte _____ 230
    Desserts _____ 246

Danksagung _____ 261

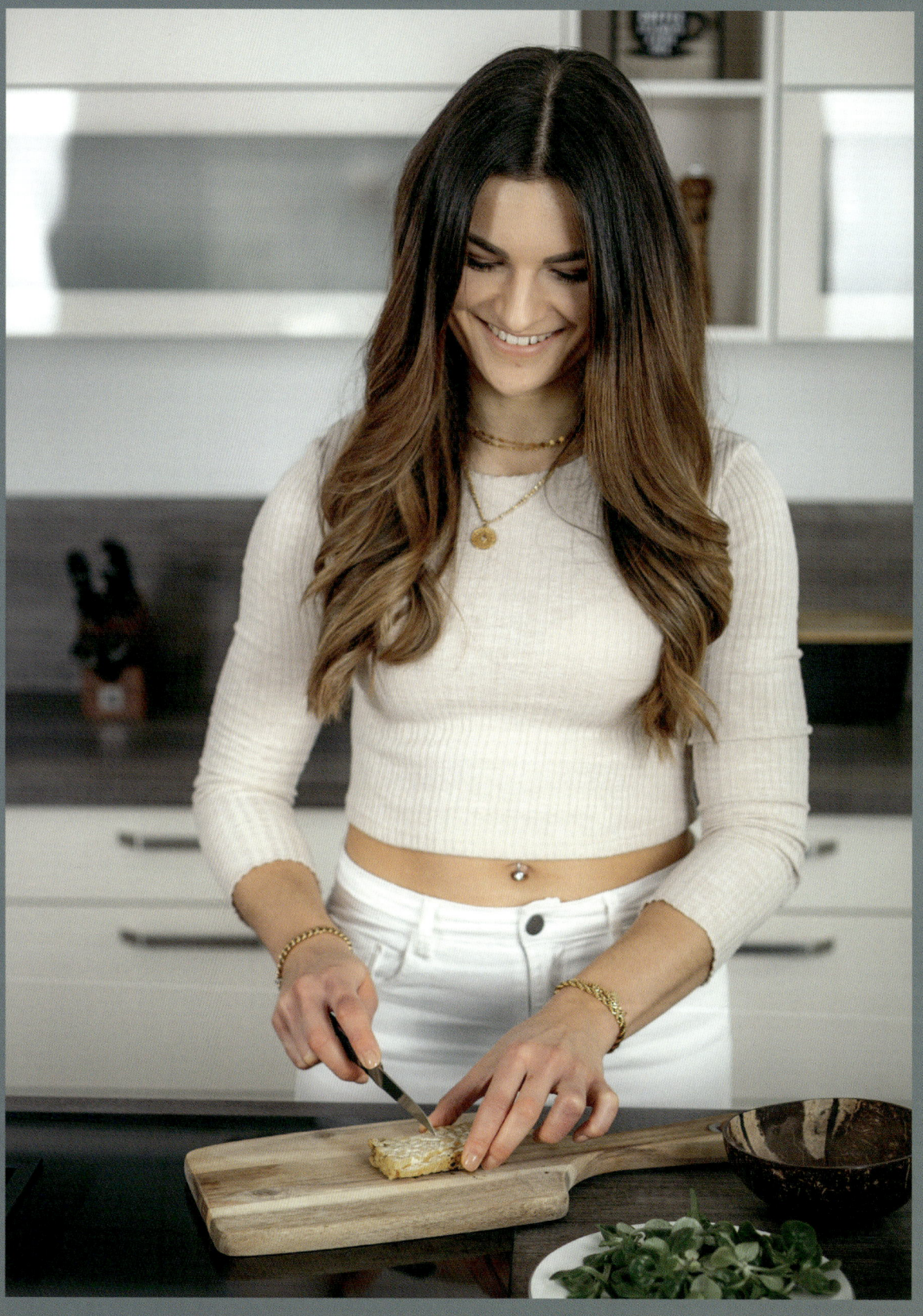

# Vorwort

## Über mich und über dieses Buch

Ich bin Laura und lebe im wunderschönen Bayern. Vor knapp 8 Jahren habe ich eine Ausbildung zur Bankkauffrau gemacht und anschließend BWL studiert. Damals hätte ich niemals gedacht, dass ich eines Tages ein eigenes Kochbuch schreiben werde! Heute bin ich als ganzheitliche Ernährungsberaterin und Vollzeit-Bloggerin tätig. Täglich darf ich meine Leidenschaft auf meinen Social-Media-Kanälen teilen und damit tausende Menschen inspirieren sowie motivieren. Dafür bin ich sehr dankbar.

Meine Überzeugung: Balance is the key! Das war allerdings nicht immer so. Um diese Erkenntnis zu gewinnen, musste ich selbst erst die gegenteilige Erfahrung machen – nämlich in ein Extrem abrutschen. Nachdem ich mich im Jahr 2014 im Fitnessstudio angemeldet hatte, wuchs mein Interesse an Ernährung, Training und dem Kreieren gesunder Rezepte. Ich möchte alles immer perfekt machen und setze mich dadurch häufig selbst unter Druck. So wurde aus diesem Interesse schnell mehr – zu viel, wie ich heute weiß. Ich entwickelte ein restriktives Essverhalten und ging täglich trainieren. Damals dachte ich, das sei genau das Richtige für mich. Ich mied gewisse Lebensmittel, welche ich als „ungesund" bezeichnete. Fette und Zucker waren tabu und nach größeren oder „ungesunden" Mahlzeiten hatte ich direkt das Verlangen, diese mit einer zusätzlichen und besonders harten Sporteinheit wieder zu kompensieren. Ich hatte große Angst davor, meine trainierte Form zu verlieren und zuzunehmen.

Das hohe Sportpensum, das restriktive Essverhalten, der daraus resultierende niedrige Körperfettanteil und der Stress, den ich mir selber machte – all das führte dazu, dass meine Hormone aus dem Gleichgewicht gerieten und meine Periode ausblieb. Mein Körper gab mir Zeichen, dass ich etwas an meinem Verhalten ändern sollte. Insgesamt dauerte es allerdings 2 Jahre, bis ich diese Signale richtig deuten und entsprechend gegensteuern konnte. Alles über meine Geschichte, meine Erfahrungen und den Weg zurück zur Periode und damit zurück zur Balance findest du in meinem Buch „Back to Balance – mein Weg zu einem gesunden Gleichgewicht".

Der Verlust meiner Periode war ein Zeichen meines Körpers, dass etwas nicht stimmte. Rückblickend hat mir diese Erfahrung gezeigt, wie wichtig es ist, auf den Körper zu hören und mit ihm zu arbeiten – nicht gegen ihn. Unser Körper leistet so wahnsinnig viel und darum sollten wir auch gut mit ihm umgehen und ihm das geben, was er benötigt. Ich mache auch heute noch sehr gerne und regelmäßig Sport – allerdings mit dem Unterschied, dass ich meinen Körper gleichzeitig mit ausreichend Energie versorge. Ich habe nicht mehr den Zwang, täglich zu trainieren, um eine gewisse Form zu erreichen oder zu halten. Unser Körpergewicht ist nur eine Zahl, wir sind mehr als das und sollten unseren Wert nicht nur über unser äußeres Erscheinungsbild bestimmen lassen!

Bewegung, Sport, ein angemessenes Gewicht und eine nährstoffreiche Ernährung sind sehr wichtige Faktoren für unsere Gesundheit und unser Wohlbefinden. All diese Faktoren sollten in einem gesunden Verhältnis zueinander stehen. Und letztendlich kommt es bei einer gesunden Lebensweise und Ernährung nicht nur darauf an, was oder welche Mengen wir essen, sondern auch darauf, mit welcher Einstellung wir an das Ganze herangehen. Wie so oft ist auch das „wie" ganz entscheidend. Dabei gibt es nicht die perfekte Ernährungsform für alle – jeder von uns muss seinen eigenen Weg finden und gehen. Und am Ende dürfen wir dabei nicht vergessen: Ernährung soll auch Spaß machen. Sie soll dazu beitragen, dass wir uns sowohl körperlich als auch mental fit und glücklich fühlen. Und hier hat sich immer wieder bestätigt: Balance is the key!

Mein Buch richtet sich an alle, die sich gesund ernähren und sich langfristig fit, kraftvoll und wohl fühlen möchten. Viele Menschen glauben, eine gesunde, ausgewogene Ernährung sei mit Verzicht verbunden. Doch das muss nicht sein und genau das möchte ich dir mit meinen Rezepten zeigen. Ich bin keine Freundin von Einschränkungen oder Verboten – sondern von Balance. Ich möchte dir zeigen, dass vitalstoffreiches Essen nicht im Widerspruch zu Genuss steht. Genauso wenig bedeutet ausgewogene Ernährung, dass du stundenlang in der Küche stehen musst. Der Großteil meiner Rezepte ist vielmehr schnell und ohne großen Aufwand zubereitet.

Neben über 90 leckeren Rezepten findest du hier auch wertvolles Wissen und Tipps für eine ausgewogene, gesunde Ernährung ohne Verzicht. Denn aus meiner Sicht ist es wichtig, dass wir unser Essen verstehen: Welche Nährstoffe braucht mein Körper? Welche Lebensmittel enthalten welche Inhaltsstoffe? Womit fühle ich mich fit und wohl?

Viel Freude mit meinem Kochbuch!

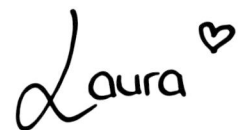

# Was ist eigentlich eine
# gesunde Ernährung?

*„Von Kohlenhydraten nach 18 Uhr nimmst du zu!"*
*„Low Carb ist die beste Diät!"*
*„Fett macht fett!"*
*„Zu viel Protein schadet den Nieren!"*
*„Wer abnehmen möchte, isst Salat!"*
*„Auf Süßigkeiten und Fast Food solltest du verzichten, denn das ist ungesund."*

Es gibt unzählige Behauptungen rund um das Thema gesunde Ernährung und ebenso viele verschiedene Ernährungsformen und Diäten. Viele Abnehm-Programme versprechen vor allem eines: schnellen Erfolg. In 4 Wochen 8 Kilogramm abnehmen, in 3 Wochen zur Sommer-Traumfigur oder Ähnliches. Jedoch ist es aus meiner Sicht nicht entscheidend, sein Ziel möglichst schnell zu erreichen – das führt häufig zum unerwünschten Jojo-Effekt. Viel wichtiger ist es, neue Gewohnheiten zu entwickeln, diese beizubehalten und die Ernährung bzw. den gesamten Lebensstil langfristig umzustellen.

Ich bin keine Freundin davon, Lebensmittel in Schubladen zu stecken: „gesund" oder „ungesund", „gut" oder „böse". Denn wir nehmen weder von einem Salat sofort ab, noch werden wir von einer Pizza oder einem Stück Torte direkt krank. Grundsätzlich kann jedes Nahrungsmittel Teil einer gesunden Ernährung sein, denn es kommt auf das große Ganze an! Eine gesunde Ernährung besteht für mich aus einem ausgewogenen Mix verschiedener Lebensmittel. Sie soll dazu führen, dass wir uns wohl fühlen in unserem Körper, rundum gesund, glücklich und fit sind! Und natürlich soll das Essen und Trinken auch Spaß machen.

Je stärker du dich mit deinem Essverhalten und deiner Nahrungsmittelauswahl auseinandersetzt und je mehr du über Nährstoffe und Kalorien weißt, desto leichter fällt es dir, deinem Körper intuitiv das zu geben, was er braucht, bewusste Entscheidungen zu treffen und deine Ernährungsziele zu erreichen. Und dabei möchte ich dich auf den folgenden Seiten und mit meinen Rezepten unterstützen.

# Meine Tipps für eine gesunde, ausgewogene Ernährung

## Tipp 1

Du musst auf nichts verzichten! Lege den Fokus auf die Gesamtheit deiner Ernährung und nicht auf einzelne „gesunde" oder „ungesunde" Lebensmittel. Zu striktes Schwarz-weiß-Denken führt dazu, dass wir uns verunsichert fühlen und schnell die Motivation verlieren. Achte besser darauf, dass der größere Teil deiner Speisen aus nährstoffreichen, möglichst wenig verarbeiteten Nahrungsmitteln besteht. Orientiere dich dabei an der 80/20- oder 90/10-Regel, das bedeutet: 80 oder 90 % deiner Ernährung bestehen aus möglichst unverarbeiteten, frischen und nährstoffreichen Lebensmitteln, während 10 oder 20 % auch weniger nährstoffreich sein können. Hochverarbeitete Lebensmittel, die häufig viele Zusatzstoffe, aber kaum Ballast- und Nährstoffe enthalten, sollten also eher in geringen Mengen in unserer Ernährung vorkommen – du musst sie dir jedoch nicht komplett verbieten! Konsumiere sie dagegen bewusst und in Maßen.

## Tipp 2

Genieße die Lebensmittelvielfalt! Zu einer bunten, nährstoffreichen Ernährung zählen reichlich Obst, Gemüse, Hülsenfrüchte, Nüsse und Vollkornprodukte. Und nutze vor allem bei Obst und Gemüse die bunte Auswahl der vielen verschiedenen Sorten – jede Farbe hat ihre Bedeutung. Eat the Rainbow!

## Tipp 3

Führe ein Ernährungstagebuch. Schreibe jeden Tag auf, was du wann isst und trinkst, für mindestens 2 Wochen. So kannst du dir gut bewusst machen, was du tatsächlich zu dir nimmst und wo möglicherweise deine Schwierigkeiten oder Schwachpunkte liegen. Auch wenn es um beispielsweise diffuse Verdauungsprobleme geht oder darum, ungünstige Gewohnheiten zu verändern, kann ein Ernährungstagebuch sehr hilfreich sein. Es kann Zusammenhänge aufzeigen und Muster sichtbar machen, die eine positive Veränderung leichter machen. Das genaue Notieren jedes Bissens ist zwar auch recht aufwendig, aber es lohnt sich.

## Tipp 4

Etabliere eine Routine. Versuche, regelmäßig zu essen und keine Mahlzeiten auszulassen. Denn das führt oftmals zu Heißhunger und dazu, dass man sich wahllos und unbewusst irgendetwas in den Mund schiebt. Hier kann es hilfreich sein, dein Essen für mehrere Tage im Voraus zu planen und vorzubereiten und immer einen gesunden Snack in der Tasche zu haben.

## Tipp 5

Besonders wichtig für ein gesundes Essverhalten: Nimm dir Zeit für deine Mahlzeiten. Iss langsam und bewusst und kaue gründlich – denn die Verdauung beginnt bereits in deinem Mund. Setze dich gemütlich an den Tisch und lasse dich nicht durch dein Handy, die Arbeit, den Fernseher oder Sonstiges ablenken.

## Tipp 6

Wenn du abnehmen möchtest, mach bitte keine Crash-Diäten mit einer zu geringen Kalorienzufuhr. Es ist nicht wichtig, möglichst schnell abzunehmen. Viel wichtiger ist, dass du langfristig und nachhaltig deine Ernährung und deine Gewohnheiten umstellst und dich in deinem Körper wohl fühlst.

## Tipp 7

Trinke ausreichend! Wasser ist für unseren Körper überlebenswichtig. Den ungefähren Wasserbedarf können wir ermitteln, indem wir das Körpergewicht in Kilogramm mit 30–40 ml multiplizieren. Bei einem Körpergewicht von beispielsweise 65 kg wären das 1.950–2.600 ml pro Tag. Achte also unbedingt auf eine ausreichende Versorgung mit Flüssigkeit: am besten und in erster Linie stilles Wasser oder ungesüßte Kräutertees, das unterstützt alle wichtigen Funktionen im Körper.

## Tipp 8

Eigne dir Basiswissen über Lebensmittel, deren Energiedichte und deren Zusammensetzung an. So wird es für dich leichter, hochwertige und nährstoffreiche Lebensmittel auszuwählen und die drei Makronährstoffe Kohlenhydrate, Fette und Proteine in einem ausgewogenen Verhältnis zu dir zu nehmen. Dazu erfährst du mehr im folgenden Kapitel.

# Makronährstoffe und Mikronährstoffe

Nahrungsmittel setzen sich aus unterschiedlichen Nährstoffen zusammen. Grob können wir dabei zwischen den Makro- und den Mikronährstoffen unterscheiden. Die verschiedenen Nährstoffgruppen haben zwar unterschiedliche Aufgaben im Körper, sind aber alle gleich wichtig für sein Funktionieren.

Makronährstoffe sind die Grundbausteine, aus denen sich die meisten Lebensmittel zusammensetzen: Kohlenhydrate, Fette und Protein. Daraus decken wir unseren Energiebedarf. Aus den zahlreichen Mikronährstoffen – dazu gehören Vitamine, Mineralstoffe und sekundäre Pflanzenstoffe – ziehen wir zwar keine Energie, sie sind aber dennoch lebensnotwendig. Mikronährstoffe steuern die Funktionen unseres gesamten Stoffwechsels sowie unseres Immunsystems, sie beeinflussen das Wachstum und die Energieproduktion positiv und sind Strukturbestandteil unserer Knochensubstanz. Kurz: Sie sind für die Funktionsfähigkeit unseres Körpers unentbehrlich.

An dieser Stelle möchte ich betonen, dass letztendlich nicht das Makronährstoffverhältnis den gesundheitlichen Wert der Ernährung bestimmt – also z.B. einfach proteinreich zu essen, ist noch nicht gesund. Vielmehr ist es vielfältige Zusammenstellung wertvoller, nährstoffreicher Lebensmittel, die eine gesunde Ernährung ausmacht.

## Kohlenhydrate

In erster Linie dienen Kohlenhydrate unserem Körper zur Energieversorgung. Vereinfacht gesagt sind Kohlenhydrate Zuckerverbindungen. Je nach Anzahl der Zuckerverbindungen unterscheiden wir Einfachzucker (z.B. Glukose und Fruktose), Zweifachzucker (z.B. Saccharose und Laktose) und Vielfachzucker (z.B. Stärke und Ballaststoffe), die im Körper unterschiedlich arbeiten. Glukose ist der kleinste Bestandteil, welcher in fast jedem Kohlenhydrat vorkommt. Ob in Haferflocken, Obst, Gemüse oder einem Keks. Um die Kohlenhydrate aus der Nahrung verdauen zu können, spaltet unser Körper sie in Glukosemoleküle auf. Diese Glukosemoleküle können dann als Energielieferanten schnell genutzt und im Körper gespeichert werden.

Durch die Aufnahme von Glukose erhöht sich auch unser Blutzucker. Als Reaktion darauf wird in der Bauchspeicheldrüse Insulin gebildet, ein Hormon, das dafür sorgt, dass der Blutzuckerspiegel auch wieder sinkt – ein konstant hoher Blutzuckerspiegel ist nämlich nicht gesund. Auf Dauer kann dadurch das Risiko für Diabetes mellitus Typ 2 sowie für Herz-Kreislauf-Erkrankungen ansteigen.

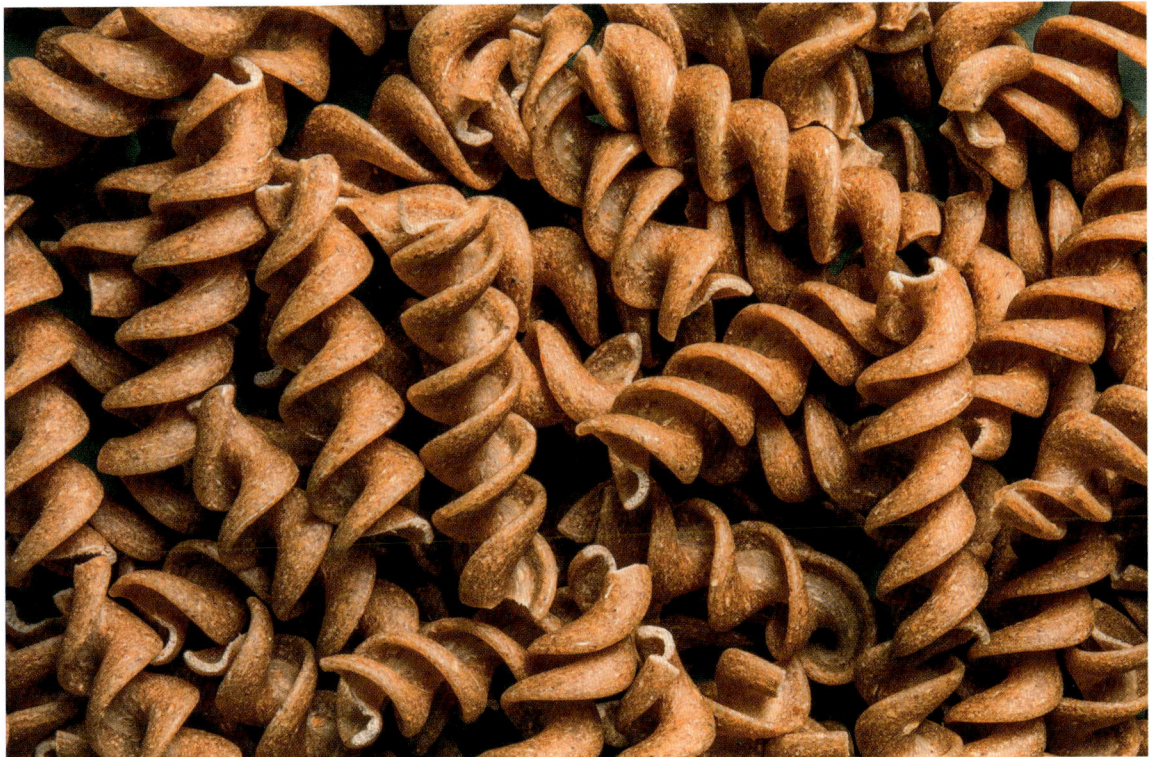

In ihrer Funktion als Energielieferant wirken die unterschiedlichen Kohlenhydrate allerdings nicht alle gleich auf den Körper und den Blutzuckerspiegel. Je nachdem, wie schnell oder langsam sie ins Blut gelangen, führen sie zu einem schnellen oder langsamen Ansteigen des Blutzuckerspiegels. Einfachzucker wie Glukose (Traubenzucker) oder Fruktose (Fruchtzucker), welche beispielsweise in Süßigkeiten und Obst enthalten sind, sowie Zweifachzucker wie Haushaltszucker oder Laktose (Milchzucker) gelangen schnell ins Blut. Sie sorgen dafür, dass der Blutzuckerspiegel schnell ansteigt und dann aber auch genauso schnell wieder abfällt. Das kann zu Heißhunger führen. Besser ist es, wenn der Blutzuckerspiegel langsam steigt und fällt und insgesamt nicht so stark schwankt.

Dazu kommt, dass diese „einfachen Kohlenhydrate" – Weißmehlprodukte, gezuckerte Getränke, Fertiggerichte und Süßigkeiten – nährstoffarm und kalorienreich sind. Problematisch ist also vor allem der dauerhafte Verzehr hoher Mengen dieser kurzkettigen Kohlenhydrate, erst recht in Kombination mit fehlender Bewegung. Für Obst gilt das allerdings so nicht, obwohl es in Form von Fruktose ebenfalls Einfachzucker enthält. Obst punktet aber auch mit jeder Menge wertvoller Mikronährstoffe und Ballaststoffen, die es natürlich keinesfalls per se „ungesund" machen (siehe dazu auch Seite 25).

Der Großteil der Kohlenhydrate in deiner Nahrung sollte also nicht aus einfachen, sondern besser aus komplexen Kohlenhydraten mit Mehrfachzucker bestehen, wie sie zum Beispiel in Gemüse, Hülsenfrüchte und Vollkornprodukten vorkommen. Sie lassen den Blutzuckerspiegel langsamer ansteigen, zudem enthalten diese Lebensmittel oft auch Ballaststoffe, welche den Blutzuckerspiegel ebenfalls stabil halten und länger satt machen.

**Ballaststoffe: Kohlenhydrate für eine gesunde Verdauung**

Die sogenannten Ballaststoffe sind Kohlenhydrate, die nicht wie Stärke oder Zucker in Glukose umgewandelt werden, sondern den Darm unverdaut passieren. Ein ausreichend hoher Verzehr von Ballaststoffen hat zahlreiche positive Effekte auf unsere Gesundheit: Sie können …

> … den Darm bei seinen Aufgaben unterstützen und die Darmflora stärken.
> … vor Bluthochdruck schützen.
> … die Cholesterinwerte verbessern.
> … entzündliche Prozesse reduzieren.
> … das Immunsystem stärken.
> … das Risiko für Diabetes senken.

Empfehlenswert sind mindestens 30 g Ballaststoffe pro Tag.

**Tipps für eine ausreichende Ballaststoffzufuhr:**
– Bei Getreide immer die Vollkornvariante wählen wie Vollkornmehl,
  Vollkornbrot oder Getreideflocken.
– Täglich ausreichend Obst und Gemüse verzehren.
  Vor allem grünes Blattgemüse enthält viele Ballaststoffe.
– Täglich eine Handvoll Nüsse und Kerne essen.
– Hülsenfrüchte in den Speiseplan integrieren.

Wenn du bisher eher wenig Ballaststoffe zu dir genommen hast, solltest du nicht von heute auf morgen
sehr viel davon essen, sondern die Menge nach und nach steigern. Sonst kann der Darm damit über-
fordert sein und es entstehen Blähungen oder Verstopfung.

## Protein

Protein (Eiweiß) ist der Grundbaustein unserer Zellen: Ein Protein ist eine Kette aus mehreren Molekülen, den sogenannten Aminosäuren, welche an zahlreichen Prozessen im Körper beteiligt sind:

- Aufbau von Körpergewebe
- Hormonbildung und -regulation
- Fett- und Sauerstofftransport
- Aufnahme von Eisen
- Muskelfunktion
- Immunabwehr
- Bestandteil von Haut und Haaren
- Herstellung von Bindegewebe und Knorpeln
- Energielieferant

**Exkurs: Aminosäuren**

Es gibt 20 Aminosäuren, welche sich in essenzielle und nicht-essenzielle Aminosäuren unterscheiden lassen. Die nicht-essenziellen kann der Körper selbst produzieren, die essenziellen aber müssen über die Nahrung zugeführt werden. 8 dieser 20 Aminosäuren sind essenziell und können also nicht vom Körper selbst gebildet werden – proteinreiche Lebensmittel sollten daher täglich auf dem Speiseplan stehen.

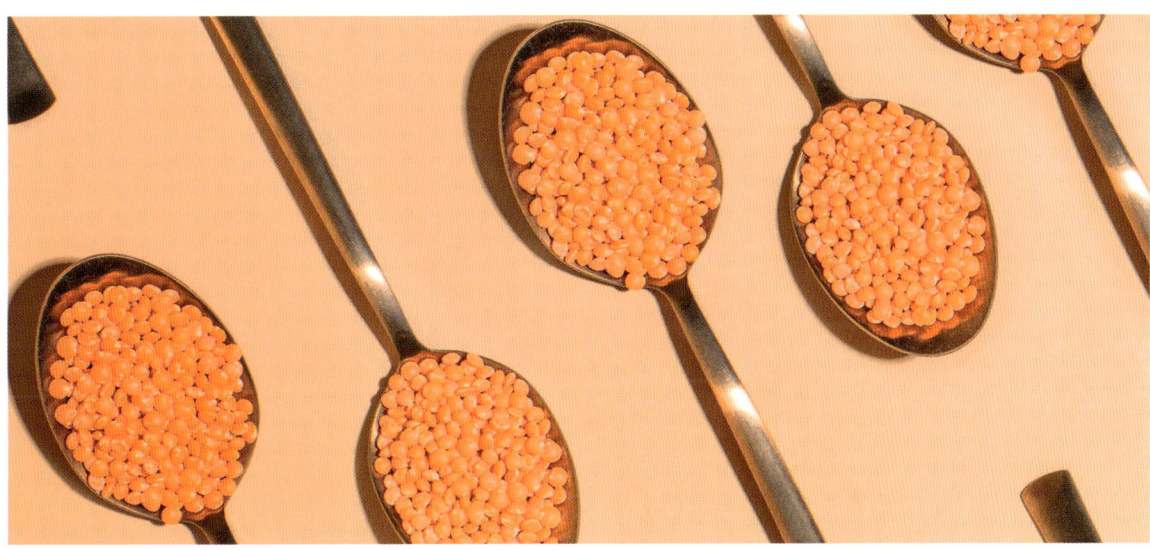

## Wie viel Protein pro Tag?

Die Deutsche Gesellschaft für Ernährung (DGE) empfiehlt 0,8 g Protein pro 1 kg Körpergewicht. Als Beispiel: Bei einem Körpergewicht von 65 kg wären das 52 g Protein pro Tag.

Die optimale Proteinzufuhr sollte immer individuell betrachtet werden und ist beispielsweise von Faktoren wie Alter, Geschlecht und Gewicht abhängig. Zudem spielt es auch eine Rolle, ob jemand Sportler ist, von Art und Dauer des Trainings, der individuellen Zielsetzung beim Training und der gesamten Kalorienzufuhr. Beim Abnehmen steigt der Proteinbedarf beispielsweise, da der Körper in einem Kaloriendefizit Protein aus den Muskeln zur Energiegewinnung verwendet. Es ist somit sinnvoll, während einer Diät die Proteinzufuhr zu erhöhen, damit keine fettfreie Masse abgebaut wird, die Muskelfunktion erhalten bleibt und das Immunsystem gut funktioniert. Ich persönlich halte mich an eine täglichen Proteinzufuhr von 1,5-2,0 g/kg Körpergewicht. Bei einem angenommenen Gewicht von 65 kg wären das somit 97,5-130 g Protein täglich. Wenn es dein Ziel ist, maximales Muskelwachstum zu erreichen, orientiere dich eher an der oberen Grenze. Wenn du zwar regelmäßig trainierst, dich aber eher als Hobbysportler einordnen würdest, richte dich nach der unteren Grenze.

### Exkurs: Schadet zu viel Protein den Nieren?

Im Urin werden alle möglichen Abfälle des Körpers ausgeschieden, mitunter auch Proteinbauteile, die während der Verdauung anfallen. Bei erhöhtem Proteinkonsum steigt diese Filtrationsrate an – die Nieren müssen also mehr arbeiten. Gesunden Nieren kann das aber nichts anhaben: Auch eine hohe Eiweißzufuhr von 4–5 g/kg Körpergewicht richtet laut aktuellem, wissenschaftlichem Stand bei einer Person mit einer funktionsfähigen, gesunden Niere – also ohne Entzündungen, enzymatische Störungen oder einer Organinsuffizienz – keinen Schaden an. Lediglich mit einer beeinträchtigten Nierenfunktion wird empfohlen, auf zu viel Eiweiß zu verzichten, um eine Überforderung der Nieren zu vermeiden.

**Pflanzliches vs. tierisches Protein**

Die Qualität von Proteinen für den menschlichen Organismus wird anhand der sogenannten biologischen Wertigkeit beurteilt. Diese gibt an, wie effizient der Körper aus den aus der Nahrung aufgenommenen Proteinen körpereigene Strukturen bilden kann. Tierisches Protein ist der menschlichen Proteinstruktur oftmals ähnlicher als pflanzliches Protein, seine biologische Wertigkeit ist damit also höher als das aus pflanzlichen Lebensmitteln.

Das bedeutet jedoch nicht, dass es automatisch „besser" ist. Bei den pflanzlichen Proteinen kommt es aber darauf an, sie sinnvoll zu kombinieren – dann kann unser Körper aus den verschiedenen Aminosäuren pflanzlicher Lebensmittel vollständige Proteine aufbauen, die ebenfalls eine hohe biologische Wertigkeit haben. Man sollte daher täglich Lebensmittel aus folgenden Gruppen zu sich nehmen:

- Hülsenfrüchte, z.B. Kichererbsen
- (Pseudo-)Getreide, z.B. Reis
- Nüsse und Samen, z.B. Mandeln

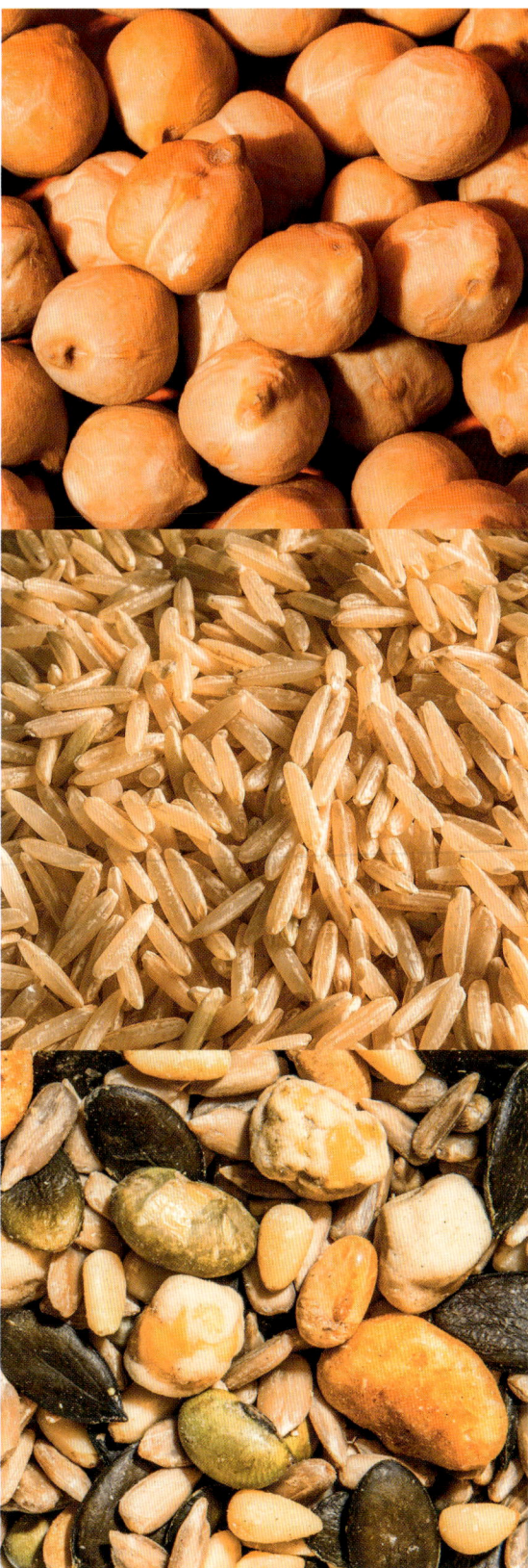

Diese Nahrungsmittel müssen nicht zwingend in einer Mahlzeit kombiniert werden – es reicht auch, wenn du sie über den Tag verteilt aufnimmst. In meinen Rezepten kombiniere ich diese Lebensmittel allerdings sehr gerne, weshalb sie oftmals alle essenziellen Aminosäuren enthalten.

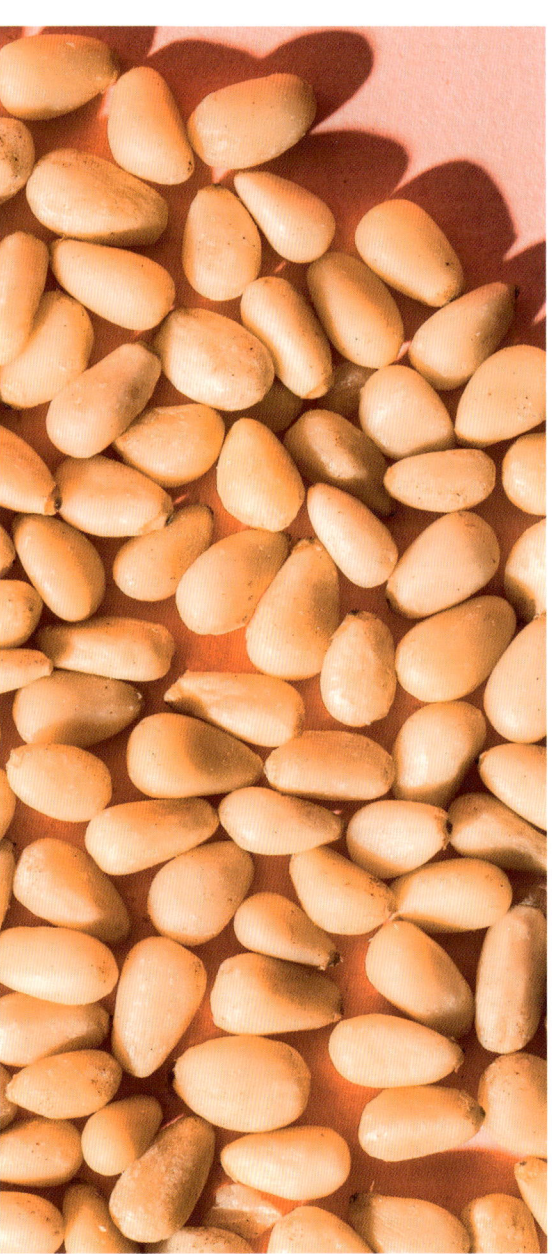

### Pflanzliche Proteinquellen – meine Favoriten:

- Tempeh
- Rote Linsen
- Erbsenprotein-Schnetzel
- Kichererbsen
- Quinoa
- Erdnüsse
- Hanfsamen
- Pflanzliches Proteinpulver

### Exkurs: Proteinpulver

Proteinpulver als Nahrungsergänzungsmittel kann sinnvoll und hilfreich sein, ist aber nicht zwingend notwendig. Auch über eine ausgewogene Ernährung können wir unseren Proteinbedarf decken. Orientiere dich dabei an den oben genannten Tipps und lasse dich von meinen Rezepten inspirieren.

# Fett

Fett ist ein essenzieller Nährstoff und muss somit über die Nahrung zugeführt werden. Es ist ein Energieträger und mit 9 Kalorien pro g doppelt so energiereich, wie die beiden anderen Makronährstoffe Protein und Kohlenhydrate, welche pro Gramm knapp 4 Kalorien liefern.

Das ist vermutlich auch der Grund dafür, dass so viele Menschen Fett direkt mit einer Gewichtszunahme in Verbindung bringen. Aber es stimmt nicht, dass Fett per se fett macht – vielmehr entscheidet die Gesamt-Kalorienbilanz darüber, ob wir zunehmen oder nicht, und nicht ein einzelnes Lebensmittel oder eine Lebensmittelgruppe. Was allerdings richtig ist: Um durch das energiereiche Fett die Kalorienbilanz nicht zu sehr in die Höhe zu treiben, sollte es nicht in zu großen Mengen in unserer Nahrung vorhanden sein. Und mindestens genauso wichtig sind die Quelle und die Qualität des Fettes, das wir zu uns nehmen.

Aus Angst vor einer Gewichtszunahme versuchen viele Menschen, Fett so weit wie möglich aus ihrer Ernährung zu streichen. Dabei können Fette ganz entscheidend zu unserer Gesundheit beitragen! Sie liefern nicht nur Energie, sondern sind auch an folgenden wichtigen Aufgaben im Körper beteiligt:
- Bildung zahlreicher Hormone, wie z.B. Östrogen oder Testosteron
- Aufbau der Zellwände
- Versorgung mit essenziellen Fettsäuren
- Aufnahme und Transport der fettlöslichen Vitamine A, D, E und K
- Unterstützung des Immun-, Nerven- und Herz-Kreislauf-Systems
- Schutzfunktion, Stofftransport und Wärmeisolation

Man unterscheidet zwischen folgenden Arten von Fettsäuren:

### Gesättigte Fettsäuren
Die gesättigten Fettsäuren sind überwiegend in tierischen Produkten enthalten, wie beispielsweise in Butter, Käse, Sahne, Fleisch und Wurst.

Häufig heißt es, die gesättigten Fettsäuren seien gesundheitlich problematisch. Dieser schlechte Ruf liegt in der Tatsache begründet, dass sie das sogenannte LDL-Cholesterin, das „schlechte" Cholesterin, erhöhen, was zu Gefäßverkalkungen und Herzerkrankungen führen kann. Doch bisher besteht keine Evidenz, dass eine Ernährung, die arm an gesättigten und reich an mehrfach ungesättigten Fettsäuren ist, das Risiko einer Herzerkrankung reduzieren könnte. Vielmehr spricht vieles dafür, dass im Rahmen einer ausgewogenen, mikronährstoffreichen Ernährung in Kombination mit sportlicher Aktivität und Beachtung der Kalorienbilanz gesättigte Fettsäuren kein Problem darstellen – solange sie in Maßen konsumiert werden! Das Problem ist nämlich nicht die Fettart an sich, sondern vielmehr die Menge an gesättigten Fettsäuren, die gerade bei unseren westlichen Ernährungsgewohnheiten aufgenommen wird. Sie lässt häufig ein ungünstiges Verhältnis von gesättigten zu ungesättigten Fettsäuren entstehen und das ist der Punkt, an dem du ansetzen solltest.

### Einfach ungesättigte Fettsäuren

Einfach ungesättigte Fettsäuren sind beispielsweise in Olivenöl, Nüssen, Samen oder Avocado enthalten. Diese werden mit positiven Auswirkungen auf unsere Gesundheit in Verbindung gebracht. Sie können dazu beitragen, den Blutdruck, den Cholesterinspiegel und das Risiko für Herzerkrankungen zu senken.

### Mehrfach ungesättigte Fettsäuren

Die Hauptvertreter der mehrfach ungesättigten Fettsäuren sind die Omega-3- und Omega-6-Fettsäuren. Diese gelten als essenziell für unseren Körper, d. h. wir können sie nicht selbst herstellen und müssen sie daher über die Nahrung aufnehmen. Das ist auch der Grund, warum sie als die „guten Fette" deklariert werden. Das Fettsäureverhältnis im Körper ist für unsere Gesundheit wesentlich. Sowohl Omega-3- als auch Omega-6-Fettsäuren erfüllen in unserem Organismus verschiedene, wichtige Funktionen. Aufgrund unseres heutigen Ernährungs- und Lebensstils hat sich das Verhältnis jedoch sehr zu Ungunsten der Omega-3-Fettsäuren verschoben. Das empfohlene Verhältnis der Omega-6- zu Omega-3-Fettsäuren beträgt 5:1 oder weniger. In unserer westlichen Ernährungsweise liegt das Verhältnis jedoch bei etwa 20:1! Unsere Ernährung enthält also einen viel zu geringen Omega-3-Anteil und dafür viel zu viel Omega-6-Fettsäuren, die beispielsweise durch billige Pflanzenöle, Milch, Fleisch, teilweise Getreide sowie durch industriell hergestellte Lebensmittel in unsere Körper gelangen. Das wiederum erhöht das Risiko für unterschiedlichste Entzündungen: Wir können dies bei chronischen Gelenkerkrankungen, Alzheimer, Demenz, Herzerkrankungen, Diabetes Typ 2 und Fettleibigkeit beobachten.

Die Lösung des Problems: auf der einen Seite die Omega-6-Fettsäuren reduzieren und auf der anderen Seite unbedingt die Aufnahme von Omega-3-Fettsäuren erhöhen. Allerdings ist es gar nicht so leicht, Omega-3-Fettsäuren ausreichend mit der Nahrung aufzunehmen. Samen wie Lein-, Hanf- und Chiasamen oder hochwertige Öle, wie z.B. Leinöl enthalten zwar eine Form von Omega-3, die Alpha-Linolensäure, kurz ALA. Damit ALA für unseren Körper nutzbar wird, müssen wir es aber zunächst in die längerkettigen ungesättigten Omega-3-Fettsäuren Eicosapentaensäure (EPA) und Docosahexaensäure (DHA) umwandeln. Leider ist die Umwandlungsrate nicht sehr effizient, sodass sehr große Mengen ALA nötig sind. Und fettreicher Seefisch wie Lachs oder Makrele enthält zwar bereits die beiden Fettsäuren EPA und DHA – doch auch davon müssten wir relativ viel essen, um von einer optimalen Versorgung sprechen zu können. Aus diesen Gründen halte ich es für sehr sinnvoll, Omega-3 in Form eines Supplements zusätzlich zur Ernährung einzunehmen.

### Transfettsäuren

Transfette entstehen zum Großteil durch starkes Erhitzen von Pflanzenfetten, wie es in verschiedenen Prozessen in der Lebensmitteltechnologie geschieht. Diese gehärteten Fette machen Produkte haltbar und sind in vielen Fertigprodukten beziehungsweise stark verarbeiteten Lebensmitteln wie z.B. Kuchen, Backwaren, Margarine, Fast Food und vor allem Frittiertem enthalten. Sie stehen in Zusammenhang mit einem erhöhten Krankheitsrisiko, besonders für koronare Herzkrankheiten und Arteriosklerose. Wenn du aber im Rahmen einer ausgewogenen, nährstoffreichen Ernährung ab und zu Fertigprodukte und stark verarbeitete Lebensmittel zu dir nimmst, ist das gesundheitlich gesehen kein Problem. Aus den genannten Gründen sollten die Transfette jedoch den kleinsten Teil deiner Ernährung ausmachen.

### Bedarf von Fett und gesunde Fettquellen

Dauerhaft sollte die Zufuhr von Fetten nicht unter 1 g pro 1 kg Körpergewicht liegen. Durch zu wenig Fett kann es nämlich zu Hormonstörungen, Störungen der Regeneration sowie Vitaminaufnahme und zu einer erhöhten Entzündungsneigung kommen. Auch die psychische Verfassung und die Hirnleistung können unter einem Mangel an essenziellen Fetten leiden.

Entscheidend hierbei sind, wie gesagt, die Art der Fettsäuren und die Qualität der Fettquelle. Es geht also nicht darum, Fett per se zu reduzieren, sondern darauf zu achten, dass der Fokus auf einer ausreichenden Zufuhr gesunder Fette liegt. Und diese sind mehr in pflanzlichen als in tierischen Lebensmitteln vorhanden.

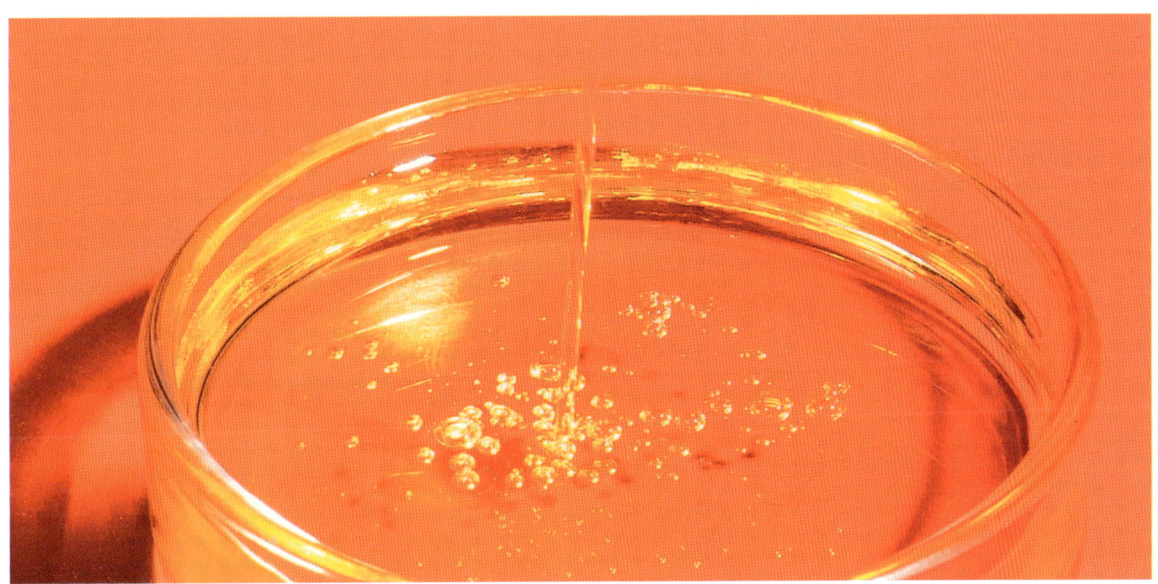

# Mikronährstoffe

Zu den Mikronährstoffen gehören Vitamine, Mineralstoffe und sekundäre Pflanzenstoffe. Sie sind für den Menschen lebensnotwendig und eine Unterversorgung kann schwere gesundheitliche Folgen mit sich bringen.

### Vitamine:
Sie werden für die unterschiedlichsten Prozesse im Körper benötigt. Wir differenzieren wasserlösliche Vitamine, wie z.B. Vitamin C, von fettlöslichen Vitaminen, wie Vitamin A, D, E und K. Sie unterscheiden sich darin, wie sie vom Körper aufgenommen, transportiert, gespeichert und ausgeschieden werden. Die fettlöslichen Vitamine kann unser Körper im Unterschied zu den wasserlöslichen einlagern.

Die verschiedenen Vitamine sind in unterschiedlicher Menge und Zusammensetzung in Obst, Gemüse und tierischen Produkten sowie in Nüssen, Kernen, Saaten und Körnern enthalten. Um eine möglichst breite Palette an Vitaminen aufzunehmen, ist es wichtig, sich vielseitig und „bunt" zu ernähren.

### Mineralstoffe:
Je nach ihrer Konzentration im Körper unterscheiden wir Mengen- bzw. Spurenelemente. Zu den Mengenelementen zählen beispielsweise Kalium, Kalzium, Magnesium, Natrium und Phosphor. Von diesen Mineralstoffen sollten etwa 50 mg pro 1 kg Körpergewicht in unserem Körper vorhanden sein. Bei den Spurenelementen genügt ein mengenmäßiger Anteil im Körper von weniger als 50 mg pro 1 kg Körpergewicht. Zu den Spurenelementen gehören u. a. Chrom, Zink, Eisen, Fluor, Jod, Selen und Kupfer. Eine Unterversorgung mit Mineralstoffen kann starke negative Auswirkungen auf die Gesundheit haben.

### Sekundäre Pflanzenstoffe:
Es gibt zehntausende sekundäre Pflanzenstoffe, jedoch sind uns nur sehr wenige bekannt. Sie sind Abwehrstoffe der Pflanzen gegen Bakterien- oder Pilzbefall, bestimmen aber auch Farbe, Aroma und Geruch der Pflanzen, die wir essen.

Sekundäre Pflanzenstoffe können antibakteriell, antientzündlich, antikanzerogen und blutdrucksenkend wirken. Zudem unterstützen sie das Immunsystem und haben eine antioxidative Wirkung.

## Exkurs: Antioxidantien

Wir benötigen Antioxidantien, um freie Radikale abwehren zu können. Diese freien Radikale sind Verbindungen in unserem Körper, welche durch Oxidation entstehen. Der Körper bildet sie bei verschiedenen Stoffwechselprozessen oder durch Entzündungen im Körper oder durch äußere schädliche Einflüsse, wie z.B. Umweltschadstoffe, Strahlung oder Zigarettenrauch. Diese freien Radikale können zu oxidativem Stress führen, welcher das Risiko für zahlreiche Krankheiten erhöht.

Ein Beispiel aus der Pflanzenwelt:
Radikale sind dafür verantwortlich, dass ein Apfel braun wird, wenn du ihn aufschneidest. Durch die Oxidation an der sauerstoffreichen Luft verfärbt er sich. Gibst du etwas Vitamin C in Form von Zitronensaft auf den aufgeschnittenen Apfel, dann bleibt er hell. Das Vitamin C fängt die freien Radikale ab und schützt die Zellen vor der Oxidation, also vor dem Zerplatzen.

Im Übermaß schaden freie Radikale unseren Zellen – und Antioxidantien helfen uns, vereinfacht gesagt, dabei, ein gesundes Gleichgewicht beizubehalten. Studien deuten darauf hin, dass Menschen, die über ihre Ernährung viele Antioxidantien und entzündungshemmende Bestandteile (u. a. die mehrfach ungesättigten Omega-3-Fettsäuren und blattreiches Gemüse) aufnehmen, im Alter seltener an neurodegenerativen Krankheiten wie Demenz und Alzheimer oder an Herz-Kreislauf-Erkrankungen leiden.

Pflanzen speichern viele Antioxidantien dort, wo sie unter Beteiligung von Sauerstoff Photosynthese betreiben: in den Blättern. Besonders reich an Antioxidantien sind Knoblauch, Rosenkohl, Rote Bete, Rotkohl, Spinat, Aubergine, Zwiebel, Grünkohl, Paprika oder auch Brokkoli. Unter den Obstsorten sind es Pflaumen, Schwarzbeeren, Himbeeren, Heidelbeeren, Granatapfelkerne, Erdbeeren, Äpfel und Datteln.

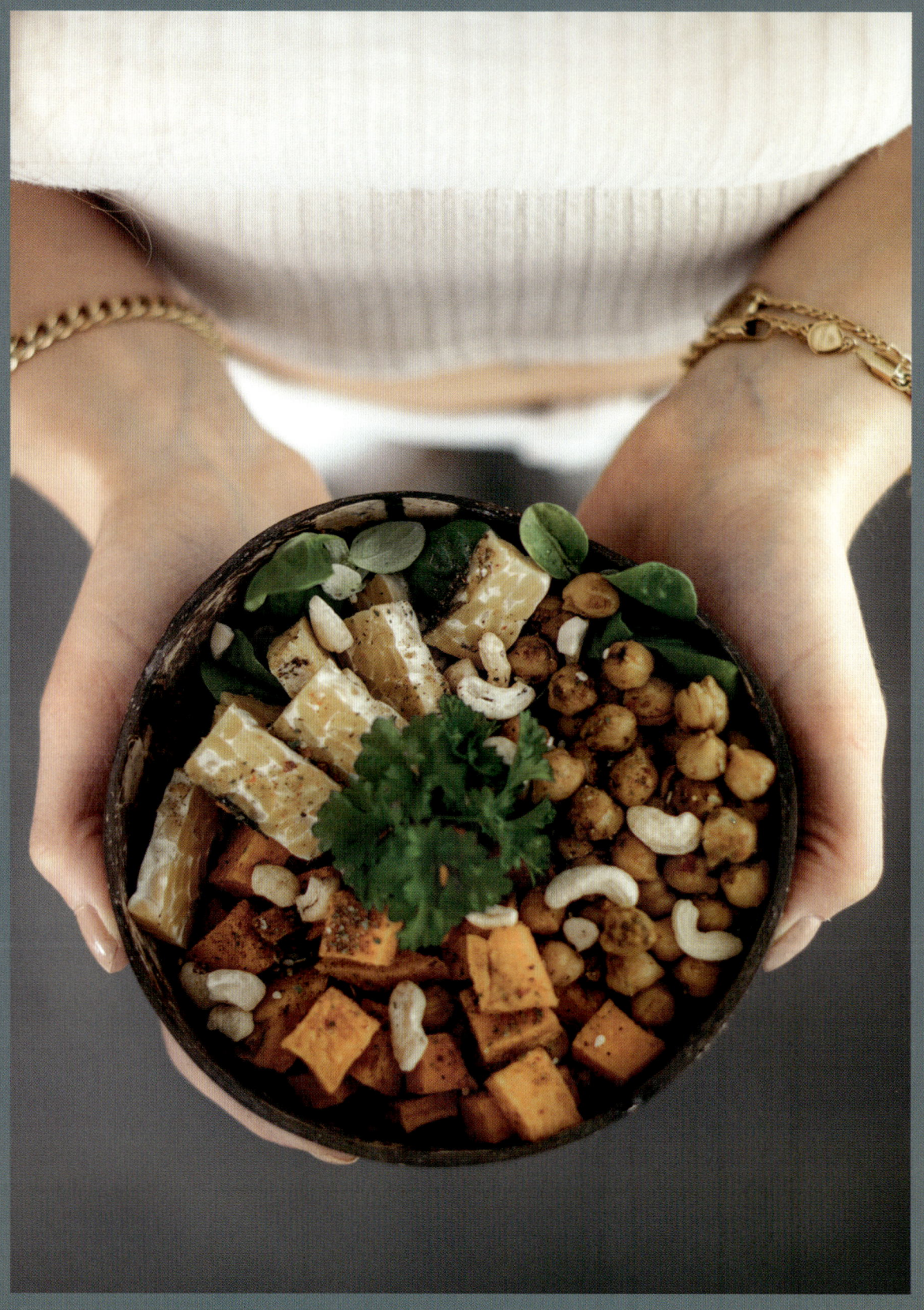

# lebensmittelwissen

Auf den folgenden Seiten möchte ich dir Basiswissen über ausgewählte Lebensmittel vermitteln. Diese Informationen sollen dir als Grundlage dienen, um deine Ernährung zu verstehen und somit optimal gestalten zu können.

## Gemüse und Obst

Als Gemüse bezeichnet man essbare Pflanzenteile. Je nachdem, welcher Teil einer Pflanze als Gemüse verwendet wird, unterscheiden wir beispielsweise Blattgemüse, Knollengemüse, Sprossengemüse, Stielgemüse, Wurzelgemüse oder Zwiebelgemüse.

Obst sind die Früchte und Samen von mehrjährigen Sträuchern und Bäumen.

*„An apple a day keeps the doctor away"* – das hast du sicherlich schon einmal gehört. Und da ist etwas dran: Sowohl Gemüse als auch Obst versorgen unseren Körper mit zahlreichen Vitaminen, Mineralstoffen, Ballaststoffen und sekundären Pflanzenstoffen. Diese haben viele positive Effekte auf die Gesundheit und können zahlreichen Krankheiten vorbeugen. Obst und Gemüse gehören also auf jeden Fall zu einer ausgewogenen Ernährung dazu und sollten täglich auf dem Speiseplan stehen. Die Deutsche Gesellschaft für Ernährung (DGE) empfiehlt „5 am Tag": 3 Portionen Gemüse, was ca. 400 g entspricht, und 2 Portionen Obst, ca. 250 g.

**So gelingt es dir, mehr Obst und Gemüse zu essen:**
- Zu jeder Mahlzeit etwas Grünes essen
- Immer einen Vorrat an Obst und Gemüse zu Hause haben
- Einen Green Smoothie zubereiten
- Immer etwas Obst griffbereit stehen haben
- Jede Woche eine neue Obst- oder Gemüsesorte ausprobieren
- So oft wie möglich frisch kochen
- Gedünstetes Gemüse pürieren und als Sauce zu Nudeln zubereiten

Mein Tipp: Mache dir zur Regel, etwa die Hälfte deines Tellers mit Gemüse zu füllen.

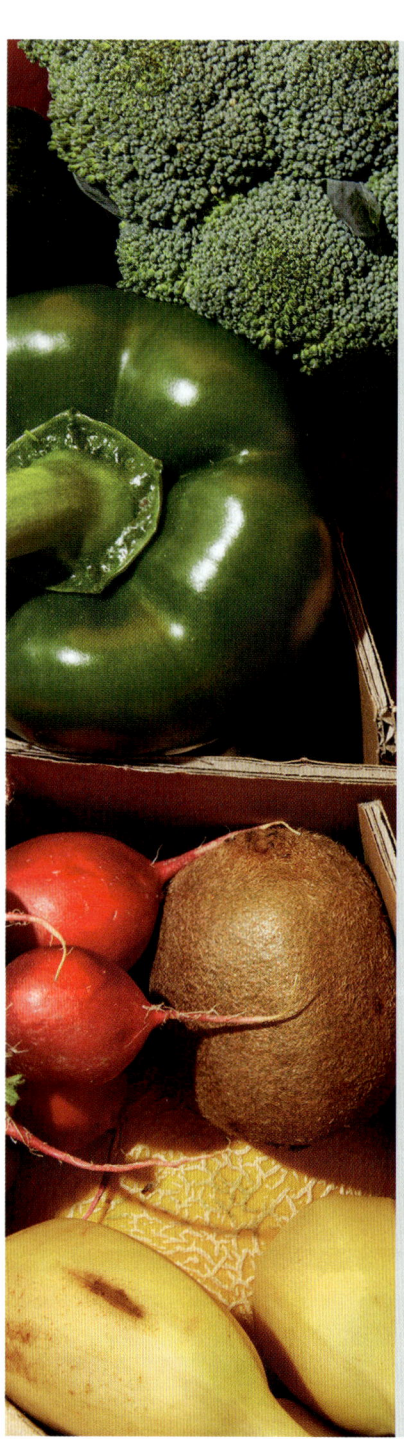

## Exkurs: Eat the Rainbow

Iss eine möglichst große Auswahl an verschiedenem Obst und Gemüse und nutze die farbige Vielfalt! Die Farben der Früchte lassen sie nämlich nicht nur unterschiedlich aussehen, sie stehen auch für unterschiedliche Wirkungsweisen, die jeweils bestimmte gesundheitliche Vorteile mit sich bringen. Je nach Farbe enthalten Obst und Gemüse unterschiedliche Vitamine, Mineralstoffe, Ballaststoffe, Bitterstoffe und sekundäre Pflanzenstoffe.

GRÜN: Chlorophyll sorgt für die Farbe von grünem Blattgemüse wie z.B. Spinat, Brokkoli, Rucola, Mangold, Grünkohl, Pak Choi oder Spitzkohl. Grüne Gemüsesorten enthalten viele sekundäre Pflanzenstoffe, meist einen hohen Anteil an Ballaststoffen und zum Teil auch Bitterstoffe. Bitterstoffe können unser allgemeines Wohlbefinden steigern, die Verdauung fördern und auch bei Süßhunger helfen.

ROT: Lycopin verleiht Paprika, Wassermelone, Tomaten oder Erdbeeren ihre rote Farbe. Rote Obst- und Gemüsesorten enthalten häufig viel Vitamin C, welches unter anderem unser Immunsystem stärkt.

GELB UND ORANGE: Beta-Carotin ist verantwortlich für das gelbe und orangefarbene Aussehen von z.B. Süßkartoffeln, Kürbis, Aprikosen oder Karotten. Im Körper wird das Beta-Carotin zu Vitamin A umgewandelt. Außerdem sind gelbe und orangefarbene Obst- und Gemüsesorten reich an Vitamin C und Antioxidantien.

LILA: Anthozyanin ist beispielsweise in Heidelbeeren, Brombeeren, schwarzen Johannisbeeren, Pflaumen, lila Karotten oder Rotkohl enthalten und sorgt für eine blau-violette Farbe. Je dunkler der Farbton, desto mehr Pflanzenstoffe sind enthalten! Lila Obst und Gemüse bringen jede Menge Antioxidantien mit.

**Tipps für die Lagerung von Obst und Gemüse:**

Damit Möhre, Apfel & Co. möglichst lange frisch, knackig und nährstoffhaltig bleiben, ist die richtige Lagerung und Aufbewahrung wichtig.

- Tomaten sollten an einem schattigen und luftigen Platz gelagert werden, denn Kühlschrank- temperaturen führen zu Geschmacks- und Aromaverlusten sowie vermehrter Schimmelbildung.
- Das Grün von Gemüse wie Karotten oder Radieschen am besten entfernen, denn die Blätter entziehen den Pflanzen Flüssigkeit und sie werden dann schneller welk.
- Manche Früchte und Gemüsesorten scheiden das Pflanzenhormon Ethylen aus. Dieses kann den Reifungsprozess anderer Früchte beschleunigen, was bei der Lagerung beachtet werden sollte. Ethylenhaltige Obstsorten sind z.B. Äpfel, Birnen, Aprikosen und Pflaumen. Bei den Gemüsesorten sind es die Tomaten, welche große Mengen Ethylen freisetzen.
- Knoblauch und Zwiebeln sollten bestenfalls offen, dunkel und trocken gelagert werden.
- Orangen und Zitronen bei Zimmertemperatur und nicht im Kühlschrank aufbewahren.

**Schonende Zubereitungsmethoden von Gemüse:**

Vitamin C ist hitzeempfindlich und wird beim Kochen teilweise zerstört. Andere Nährstoffe wiederum lassen sich durch das Kochen besser aufnehmen, z.B. das Vitamin A aus Karotten und Lycopin aus ge- kochten Tomaten.

Grundsätzlich kann ich empfehlen, nicht mit zu hohen Temperaturen zu kochen, damit die Näh- stoffe weitestgehend erhalten bleiben. Im Folgenden möchte ich auf zwei schonende Zubereitungs- methoden eingehen: dünsten und dämpfen.

Dünsten: Das Gemüse gart mit wenig Flüssigkeit im eigenen Saft. Diese Methode eignet sich gut für Blattgemüse wie Spinat oder Mangold, aber auch für Tomaten, Karotten oder Rote Bete. Je nachdem, wie bissfest das Gemüse sein soll bzw. ob es grundsätzlich eher kurz (Spinat) oder lange (Rote Bete) braucht, um gar zu werden, kannst du es 3–15 Minuten dünsten. Dabei reicht eine niedrige bis mittlere Temperaturstufe. Wichtig ist, dass du einen Deckel verwendest. Die Garflüssigkeit solltest du nicht ab- gießen, denn diese steckt voller Geschmacksstoffe und Vitamine. Du kannst sie beispielsweise für eine Sauce verwenden.

Dämpfen: Hierbei wird das Gemüse mit Wasserdampf gegart, z.B. in einem Dampfeinsatz über kochendem Wasser. Dämpfen eignet sich z.B. für Kartoffeln, Brokkoli, Blumenkohl, Karotten oder Zuckerschoten. Schneide das Gemüse in gleich große Stücke und decke auch hier den Topf mit einem Deckel ab.

Damit möglichst viele Nährstoffe erhalten bleiben, beachte außerdem:
- – Das Gemüse erst waschen und dann zerkleinern.
- – Gemüse nicht in kaltem Wasser ansetzen und dann zum Kochen bringen, sondern direkt ins kochende Wasser geben.

## Tiefkühlgemüse vs. frisches Gemüse

Die meisten Vitamine sind natürlich in Obst und Gemüse enthalten, welches direkt vom Bauern, Acker oder Baum kommt. Nach einem längeren Transportweg oder einer Lagerung über mehrere Tage gehen nämlich viele der enthaltenen Vitamine und Mineralstoffe verloren. In diesem Fall schlägt dann die Tiefkühlkost die vermeintlich frischen Produkte, denn Tiefkühlware wird oftmals direkt nach der Ernte eingefroren. Durch das schnelle Tiefgefrieren bleiben viele Vitamine und Mineralstoffe erhalten. Untersuchungen haben gezeigt, dass der Gehalt an antioxidativ wirkenden Vitaminen und sekundären Pflanzenstoffen in Tiefkühlprodukten vergleichbar ist mit dem von frischem Obst und Gemüse, welches einige Tage gelagert wurden.

### Exkurs: Fruchtzucker

Häufig heißt es, Fruktose (Fruchtzucker) sei „böse" und man solle ihn meiden. Aber ist Obst dann etwa „ungesund"? Nein, Obst ist eine gesunde Lebensmittelgruppe und sollte täglich auf dem Speiseplan stehen!

Denn: Der in Obst enthaltene Fruchtzucker ist nicht mit industriell hergestelltem, isoliertem Fruchtzucker vergleichbar. In Früchten, also in der Natur, kommt die Fruktose ja nicht allein vor, sondern zusammen mit vielen wertvollen Vitaminen, Mineralstoffen, sekundären Pflanzenstoffen sowie Ballaststoffen. Ist Fruchtzucker aber isoliert, bringt er keine gesundheitlichen Vorteile mehr mit sich und ist letztendlich nicht mehr als eine Kohlenhydrat- bzw. Kalorienquelle in Form von Zucker. Ein übermäßiger Konsum von Zucker führt schnell zu einer überkalorischen Ernährung und das wiederum zu Übergewicht sowie einer ganzen Reihe an Begleiterkrankungen.

## Getreide

Getreide gehört zu den pflanzlichen Grundnahrungsmitteln und ist reich an Kohlenhydraten (etwa 70 %), Proteinen (10–12 %) und in seiner vollwertigen Form auch an Ballaststoffen. Zudem enthalten vollwertige Getreidekörner zahlreiche Vitamine und Mineralstoffe.

Zu den Vollkorngetreidearten und -produkten zählen z.B.:
– brauner Reis
– Haferflocken
– Buchweizen
– Dinkel
– Mais
– Quinoa
– Reis
– Roggen
– Weizen
– Teff
– Wildreis
– Vollkornpasta
– Hirse

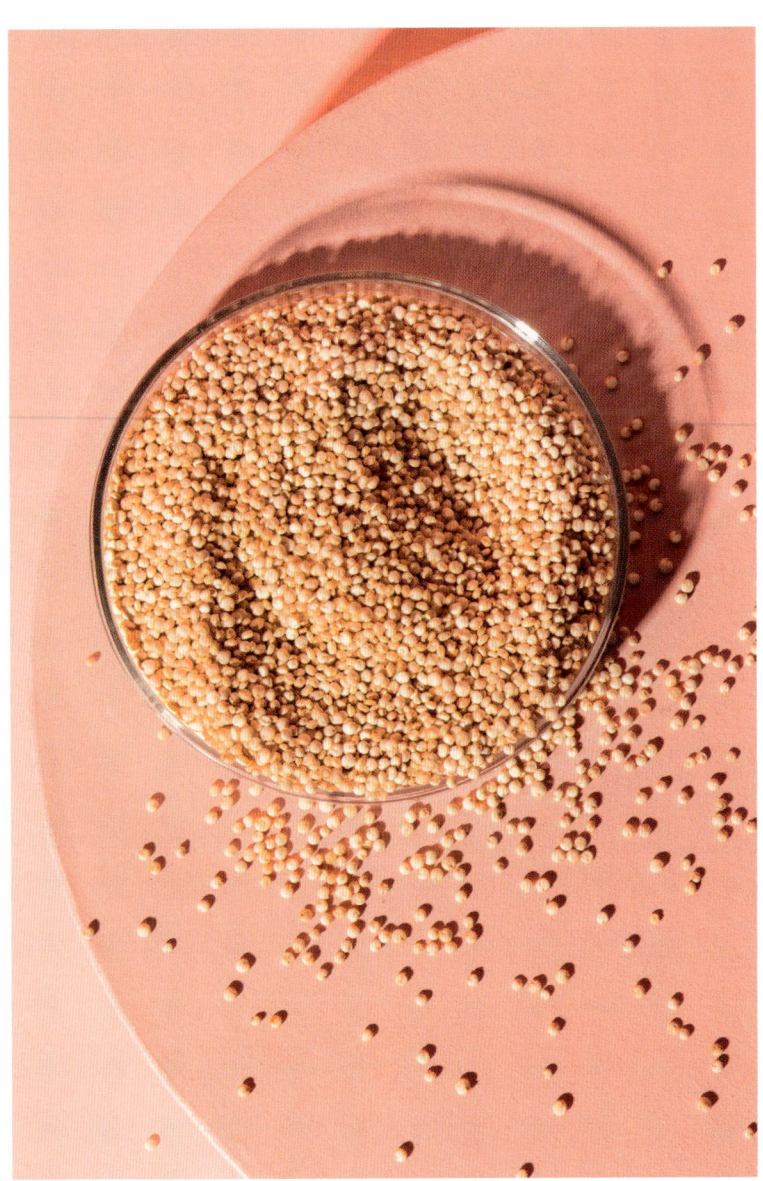

*„Kohlenhydrate sind ungesund und machen dick."*

Diesen Satz hört man immer wieder. Aber was ist dran? Eins ist klar: Eine so pauschale Aussage kann man nicht über eine komplette Makronährstoffgruppe treffen, die unzählige, ganz verschiedene Nahrungsmittel umfasst. Die Frage, die man sich stellen sollte, wenn man ein Lebensmittel als eher gesund oder ungesund einstufen möchte, sollte vielmehr lauten: Wie nahrhaft ist es?

Bei Getreide ist der Grad der Verarbeitung entscheidend. Vollkorn ist immer die bessere Wahl, denn darin sind die meisten Nährstoffe enthalten. Mehl ist ja nichts anderes als gemahlene Getreidekörner und die meisten Mineralstoffe befinden sich in der Schale. Wird also das volle Korn für das Mehl verwendet, so enthält es mehr Nährstoffe als weißes Mehl, für das die Schale nicht mit verarbeitet wird. Durch den regelmäßigen Verzehr von Vollkorngetreide kannst du das Risiko für zahlreiche Erkrankungen senken.

### Exkurs: Mehl

Je höher der Ausmahlungsgrad – also je mehr Teile des vollständigen Korns gemahlen werden – und damit die Typenbezeichnung eines Mehls, desto mehr Mineralstoffe enthält es. So bedeutet beispielsweise die Typenzahl 405 auf der Mehlpackung, dass dieses Mehl nur 405 mg Mineralstoffe auf 100 g Mehl aufweist und das ist nicht viel.

Weißmehl, auch Auszugsmehl genannt, enthält also nur wenige Nährstoffe, ist arm an Ballaststoffen und sättigt dementsprechend auch weniger als das volle Korn.

Übergewicht und die damit einhergehenden Krankheiten entstehen jedoch nicht alleine durch den Konsum von Weißmehlprodukten oder anderen einzelnen nährstoffarmen und dabei energiereichen Lebensmitteln – es kommt immer auf die Gesamtbilanz der Ernährung an. Wenn man viele nährstoffarme und kaloriendichte Lebensmittel zu sich nimmt, gerät man allerdings deutlich leichter und schneller in einen Kalorienüberschuss. Und letztendlich sind diese überschüssigen Kalorien entscheidend für eine Gewichtszunahme und nicht einzelne Lebensmittel oder Makronährstoffe.

**Exkurs: Gluten**

Es gibt Menschen, bei denen der Verzehr von glutenhaltigen Getreidesorten negative gesundheitliche Auswirkungen mit sich bringt. Bei wem eine solche Glutenallergie oder eine Glutenunverträglichkeit (Zöliakie) festgestellt wurde, sollte glutenreiche Lebensmittel stark einschränken
bzw. komplett darauf verzichten. Für alle anderen, gesunden Menschen gibt es nach dem heutigen
Kenntnisstand aber keine stichhaltigen Beweise, dass Gluten für sie schädlich ist.

**Wer sollte auf Weizen verzichten?**

Im Zusammenhang mit Weizen gibt es folgende Erkrankungen:

– Zöliakie ist eine Autoimmunerkrankung, die durch die Aufnahme von Gluten sowie ver-
  wandten Eiweißen anderer Getreide ausgelöst wird. Die gesundheitlichen Schäden können
  beträchtlich sein, daher müssen Menschen mit Zöliakie sehr konsequent alles Glutenhaltige
  aus ihrer Ernährung streichen.

– Weizenallergie ist eine Allergie gegen bestimmte Proteine, die in Weizen enthalten sind.
  Betroffene sollten auf Weizen sowie verwandte Getreidesorten verzichten.

– Weizensensitivität ist eine glutenunabhängige Reaktion auf Weizenbestandteile. Um
  Empfehlungen zur Therapie geben zu können, sind noch Studien und Untersuchungen nötig.

# Hülsenfrüchte

Hülsenfrüchte sind Samen von Pflanzen, welche in einer Hülse herangereift sind. Dazu gehören Kichererbsen, Sojabohnen, Linsen, Erbsen, Bohnen, Lupinen und aus botanischer Sicht auch Erdnüsse. Sie
spielen in einer ausgewogenen Ernährung eine wichtige Rolle, denn sie …

… enthalten 15 – 23 % Ballaststoffe.

… sind fettarm und liefern je nach Sorte 25 – 35 % Protein.

… enthalten überdurchschnittlich viel der essenziellen Aminosäure Lysin. Diese ist ein wichtiger Bau-
stein für die Proteinsynthese, der Neubildung von Proteinen in den Zellen.

… besitzen eine blutzuckerregulierende Wirkung. Sie haben zwar einen gewissen Anteil an Kohlenhydraten, aber einen niedrigen Glykämischen Index – das bedeutet, sie lassen den Blutzuckerspiegel
nach der Mahlzeit nur wenig ansteigen. Das macht Hülsenfrüchte auch für Diabetiker sehr inter-
essant. Verstärkt wird diese Wirkung durch den sogenannten „Second Meal Effect", der besagt,
dass diese blutzuckerregulierende Wirkung nicht nur direkt nach der Aufnahme zu beobachten ist,
sondern auch noch bei der darauffolgenden Mahlzeit.

… können bei regelmäßigem Verzehr das Risiko für Herzinfarkte, Schlaganfälle, Dickdarm- sowie
Prostatakrebs senken.

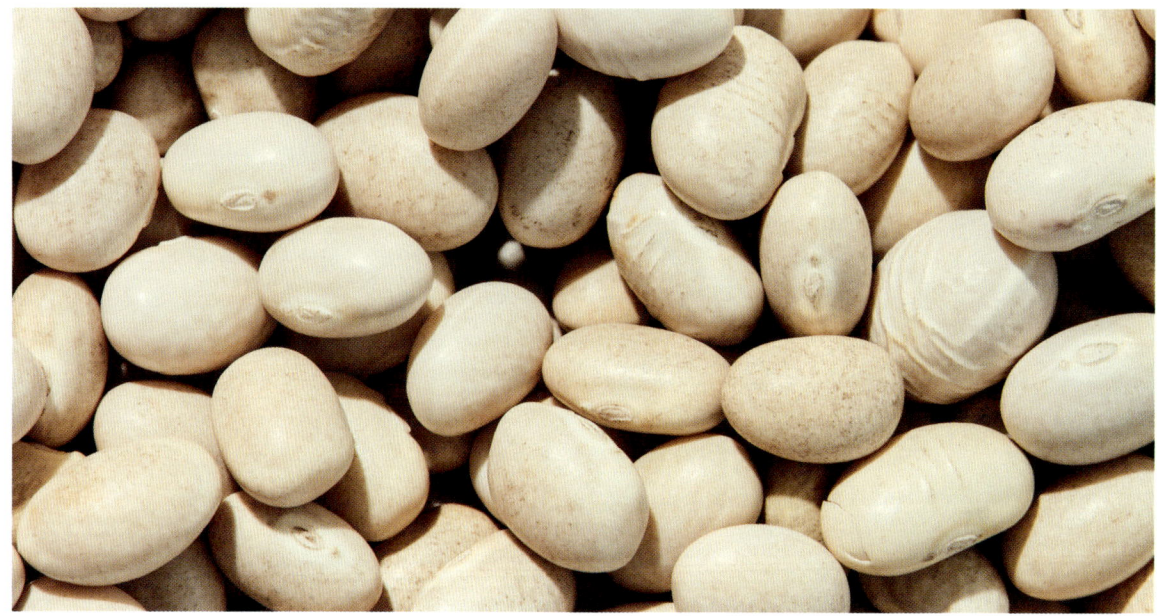

**„Jedes Böhnchen gibt ein Tönchen"**

Eine blähende Wirkung von Hülsenfrüchten wird vor allem bei Menschen beobachtet, die lange sehr ballaststoffarm gegessen und dann Hülsenfrüchte in ihre Ernährung aufgenommen. Bei regelmäßigem Verzehr lässt diese Wirkung aber bei den meisten Menschen nach ein paar Wochen nach.

Mit diesen Tipps werden Bohnen, Linsen & Co. besser verdaulich:
- Hülsenfrüchte vor dem Kochen einweichen.
- Fermentieren der gekochten Hülsenfrüchte durch Bakterien oder Edelschimmel, wie z.B. in Tempeh.
- Hülsenfrüchte vor dem Verwenden ankeimen lassen. Durch das Einweichen und Keimen werden die enthaltenen Nährstoffe besser für uns verfügbar gemacht. Zudem baut die Keimung Phytinsäure ab, was der Verdauung zugutekommt.
- Verdauungsfördernde Gewürze wie Kreuzkümmel, Zimt, Kurkuma, Ingwer, Bohnenkraut, Dill, Anis, Pfefferminze oder Fenchelsamen benutzen.
- Die Nahrung ausreichend kauen und einspeicheln , denn: Unsere Verdauung beginnt bereits im Mund!

**Exkurs: Soja**

Die Sojabohne ist eine Hülsenfrucht und weist unter allen pflanzlichen Proteinquellen die höchste biologische Wertigkeit auf. Außerdem enthält Soja eine Reihe von wertvollen Vitaminen und Mineralstoffen sowie Phytoöstrogenen, welche in der Sojabohne in Form von Isoflavonen vorkommen. Diese Phytoöstrogene sind unserem Hormon Östrogen strukturell ähnlich, weshalb sie an die Östrogenrezeptoren im Körper andocken und dort eine östrogenähnliche Wirkung erzielen können. Unter anderem deshalb steht Soja auch immer wieder in der Kritik. Verglichen mit unserem körpereigenen Hormon ist die Wirkung der Phytoöstrogene allerdings hundert- bis tausendfach schwächer.

Bei der Frage, ob Soja gesund oder ungesund ist, gehen die Meinungen oft auseinander. Die aktuelle Datenlage zeigt Folgendes:
- Die Studien, die sich auf die hormonelle Wirkung von Soja bzw. Phytoöstrogenen beziehen, wurden nicht am Menschen, sondern in der Petrischale durchgeführt. Zudem wurden dabei isolierte Phytoöstrogene statt Soja in der Lebensmittelform verwendet.
- Die aktuellen Studien an Menschen weisen keinen negativen Einfluss von in Soja enthaltenen Phytoöstrogenen nach.
- Studien kommen zu dem klaren Ergebnis, dass Männer durch Phytoöstrogene nicht verweiblichen.
- Bei gesunden Menschen mit normaler Schilddrüsenfunktion und ausreichender Jod-Zufuhr konnten in mehreren Studien keine nennenswerten negativen Auswirkungen von Soja auf die Schilddrüsengesundheit festgestellt werden.

Meiner Ansicht nach spricht daher nichts dagegen, Sojaprodukte zu konsumieren. Lediglich eine sehr kleine Gruppe von Menschen sollte auf Soja verzichten und zwar diejenigen, die allergisch darauf reagieren.

Auch einen weiteren Kritikpunkt, der häufig gegen Soja angeführt wird, möchte ich gerne entkräften. Und zwar den, dass wir durch unseren Sojakonsum den Regenwald zerstören. Es ist nämlich so, dass etwa 80 % der globalen Sojaernte in die Futtermittelindustrie gehen und nur ein sehr geringer Teil direkt von uns in Form von Tofu, Sojamilch & Co. konsumiert wird. Auf der sicheren Seite bist du außerdem, wenn du Bioprodukte wählst und auf Regionalität achtest.

## Nüsse, Samen und Kerne

Aus einer gesunden, ausgewogenen Ernährung sind Nüsse, Samen und Kerne nicht wegzudenken. Sie versorgen uns mit vielen wertvollen Nährstoffen, lassen sich vielseitig in der Küche einsetzen und sollten regelmäßig auf den Tisch kommen.

### Machen Nüsse dick?

Es stimmt, aufgrund ihres hohen Fettgehaltes sind Nüsse, Samen und Kerne sehr kalorienreich. Aber auch hier gilt: Nicht einzelne Lebensmittel sind isoliert für eine Gewichtszunahme verantwortlich, sondern es geht immer um die Gesamt-Kalorienbilanz. Im richtigen Maße haben Nüsse, Samen und Kerne also auf jeden Fall einen Platz auf unserem Teller verdient – vor allem, wenn man die zahlreichen gesundheitsfördernden Nährstoffe betrachtet! Nüsse, Samen und Kerne enthalten:

- einen hohen Proteinanteil
- gesunde einfach und mehrfach gesättigte Fettsäuren
- viele Ballaststoffe
- Vitamine wie Niacin, Vitamin B6, Vitamin E und Folat
- Mineralstoffe wie Kalium, Eisen, Magnesium, Zink, Kupfer und viele mehr
- eine Reihe sekundärer Pflanzenstoffe

Aufgrund der Nährstoffdichte und des hohen Ballaststoffgehalts sättigen Nüsse, Kerne und Samen nachhaltig, wirken sich positiv auf die Verdauung und den Blutzuckerspiegel aus und können somit auch hilfreich sein, Heißhungerattacken zu vermeiden.

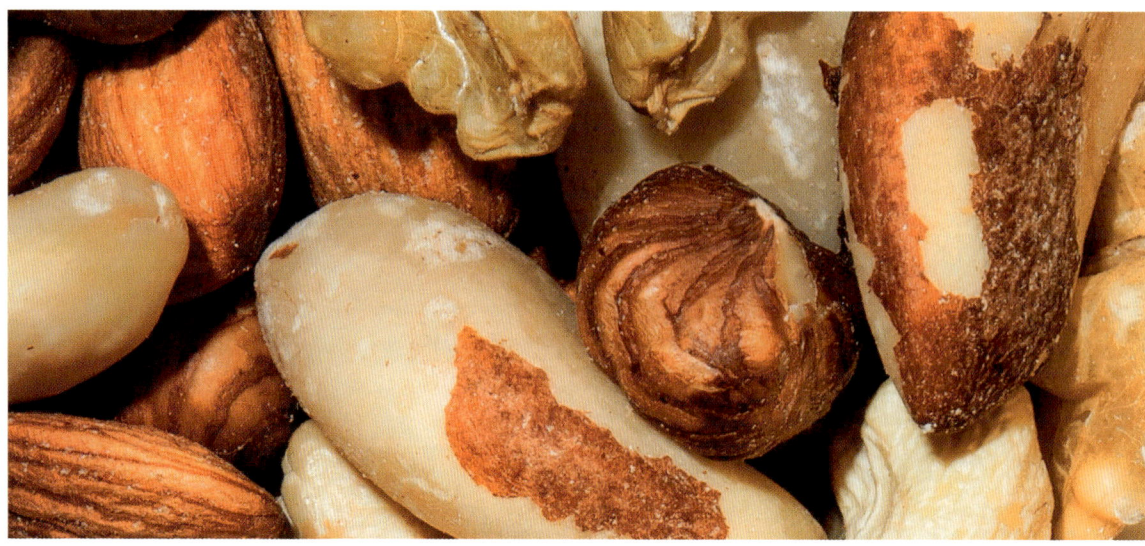

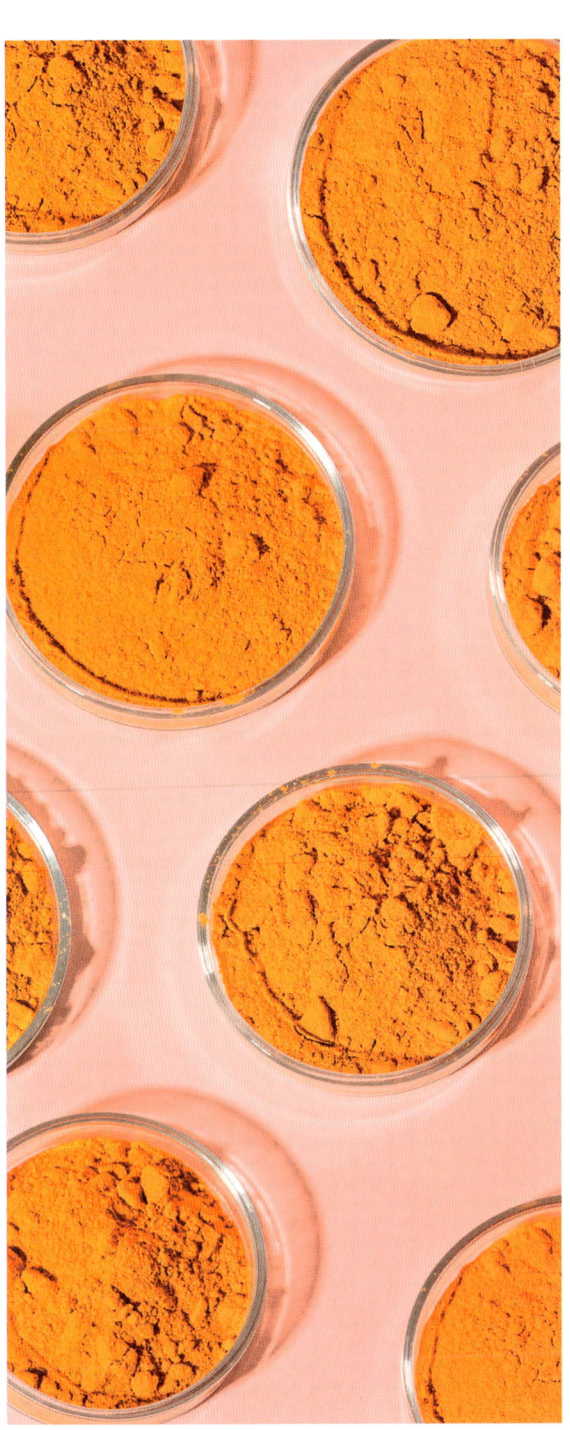

## Kräuter und Gewürze

Nicht nur geschmacklich, sondern auch gesundheitlich können Gewürze und Kräuter deine Speisen aufwerten.

### Ingwer

Ingwer kann positiv bei Migräne, Menstruationsbeschwerden und Übelkeit wirken. Das Anbraten intensiviert das Aroma. Ingwer kann aber auch am Schluss fein gerieben oder als Saft zu einer Speise hinzugegeben werden.

### Kreuzkümmel

Kreuzkümmel, auch als Cumin bekannt, stammt aus dem östlichen Mittelmeerraum. Er wirkt antioxidativ, blutzuckerregulierend und kann die Blutfettwerte verbessern. Er schmeckt ganz anders als der bei uns bekannte Kümmel und passt hervorragend z.B. zu Currys, Dal, Chili, Geflügel, Couscous oder Hirse.

### Kurkuma

Studien zeigen, dass Kurkuma eine Reihe von entzündlichen Krankheiten wie Arthritis, Morbus Chron, Reizdarmsyndrom und vielen weitere lindern kann. Das enthaltene Curcumin verleiht der Kurkumawurzel ihre kräftige gelbe Farbe. Kurkuma sollte gemeinsam mit schwarzem Pfeffer eingenommen werden, denn der darin enthaltene Wirkstoff Piperin erhöht die Konzentration der medizinischen Bestandteile von Curcumin. Weiterhin wird die Einnahme mit etwas Nahrungsfett wie z.B. in Avocado, Nüssen oder Samen empfohlen, um die Bioverfügbarkeit von Curcumin zu optimieren.

Kurkuma ist frisch oder als Pulver erhältlich. Ob im Smoothie, in der goldenen Milch, in einem Curry oder frisch gerieben über einer Mahlzeit – es gibt viele Einsatzmöglichkeiten für diese gesunde Knolle.

## Zimt

Zimt besteht aus der getrockneten Rinde unterschiedlicher Zimtbäume. Dabei unterscheidet man:
– Cassia-Zimt = Chinesischer Zimt
– Ceylon-Zimt = Sri-Lanka-Zimt bzw. „echten" Zimt

Cassia-Zimt ist zwar günstiger, enthält aber Cumarin, welches in höheren Dosen giftig für die Leber sein kann. Daher wird empfohlen, überwiegend Ceylon-Zimt zu verwenden. Zimt hemmt Bakterien und Pilze, wirkt wundheilend, antioxidativ, unterstützt die Verdauung und kann das Krebsrisiko reduzieren. Er kann gemahlen, als ganze Stange oder in Stücke gebrochen verwendet werden und passt zu zahlreichen Süßspeisen, Gebäck, Tee und Glühwein. Und auch in manche herzhaften Speisen, wie z.B. Quinoasalat, Karottensuppe oder Fleischgerichte passt Zimt hervorragend.

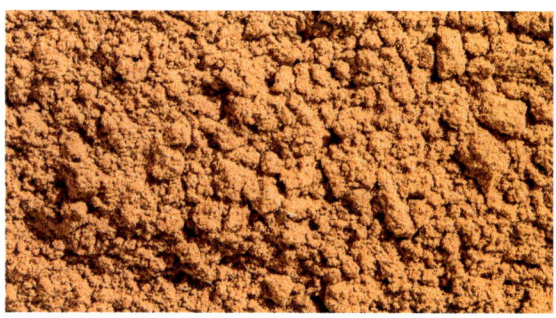

## Nelken

Von allen gängigen Gewürzen haben Nelken den höchsten Gehalt an Antioxidantien. Sie wirken stark entzündungshemmend, blutgerinnungshemmend sowie antiviral und antimikrobiell. Sie eignen sich für deftige Speisen wie Kohlgerichte, z.B. Sauerkraut oder Rotkohl, aber auch für süße Gerichte wie Gewürzkuchen, Pflaumenmus oder Bratäpfel.

## Paprikapulver

Wirkt blutfett- und blutdrucksendend sowie entzündungshemmend und ist immer eine gute Wahl, um etwas Umami, Würze und Deftigkeit in ein Gericht zu bringen.

## Pfeffer

Fördert die Absorption einer ganzen Reihe von sekundären Pflanzenstoffen sowie Mikronährstoffen und wirkt antioxidativ, entzündungshemmend sowie chemopräventiv, also krebsvorbeugend. Pfeffer ist ein Universalgewürz und kann mit jedem anderen gängigen Gewürz kombiniert werden und so zu beinahe jeder Speise hinzugegeben werden – am besten frisch in der Mühle gemahlen.

## Pfefferminze

Verantwortlich für die medizinische Wirkung der Minze ist ihr Öl, das Menthol. Pfefferminze wirkt krampflösend und kann beispielsweise gegen Kopfschmerzen, bei Erkältungen oder bei Magen- und Darmbeschwerden eingesetzt werden.

Ob als Tee, im grünen Smoothie, zum Dessert oder in herzhaften Speisen und Salaten – Pfefferminze lässt sich vielseitig in der Küche einsetzen.

## Fette und Öle

Neben Gewürzen und Kräutern gelten auch Fett und Öl als Geschmacksgeber. Sie sind natürlich ausgesprochen energiereich und einige Fette wirken sich auch gesundheitlich ungünstig aus. Daher ist es entscheidend, die Qualität, die Art und die Menge der Fettzufuhr im Auge zu haben. Außerdem sollte beachtet werden, dass sich für bestimmte Zubereitungsarten bestimmte Öle und Fette besonders gut bzw. eher weniger eignen.

Ich verwende Öl sehr sparsam. Es enthält zwar Nährstoffe, es ist aber immer besser, das „ganze Lebensmittel" zu verzehren. Denn im Vergleich zur ganzen Frucht, aus welcher das Öl hergestellt wird, sind die Kalorien, die wir über Öle zu uns nehmen, relativ „leer".

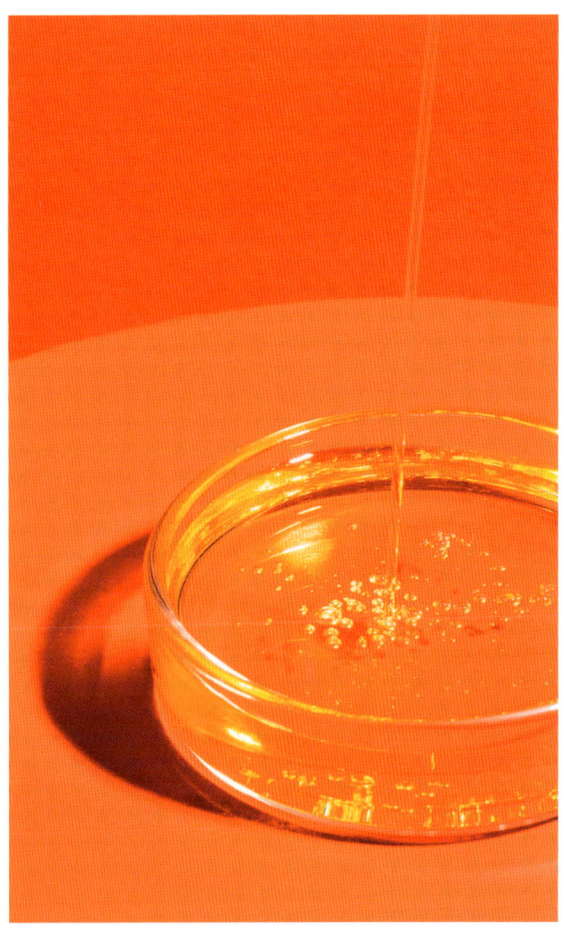

**Exkurs: Der Rauchpunkt**
Der Rauchpunkt ist die niedrigste Temperatur, bei welcher eine sichtbare Rauchentwicklung über einem erhitzten Speisefett oder Speiseöl beginnt. Der Rauchpunkt sollte bei der Speisenzubereitung nicht überschritten werden, denn sonst entstehen schnell gesundheitsschädigende Verbindungen.

## Öl ist nicht gleich Öl

- **Speiseöle mit überwiegend gesättigten oder einfach ungesättigten Fettsäuren.**
  Sie eignen sich zum Kochen, Braten oder Dünsten. Dazu gehören z.B. Kokosöl, Ghee und Olivenöl.
- **Speiseöle mit einem hohen Anteil mehrfach ungesättigter Fettsäuren.**
  Diese Öle sollten ausschließlich für die kalte Küche verwendet und nicht erhitzt werden. Dazu zählen beispielsweise Lein- oder Hanföl, ihr Rauchpunkt liegt bei etwa 100–120°C. Die typische Brattemperatur beträgt in der Regel zwischen 130 und 140°C, weshalb diese Speiseöle hierfür nicht geeignet sind.
- **Raffinierte Speiseöle.**
  Sie werden aus zuvor mit Lösungsmitteln extrahierten Ölen hergestellt. Bei der Herstellung durchlaufen sie die zusätzlichen Prozesse der Entschleimung, Entsäuerung, Bleichung und Deodorierung. Hierdurch wird eine längere Haltbarkeit erzielt. Jedoch leiden darunter Qualität und gesundheitliche Wirkung: Raffinierte Öle enthalten keine fettlöslichen Vitamine und sekundäre Pflanzenstoffe mehr. Zudem sind sie geschmacksneutral, was sie natürlich sehr universell einsetzbar macht. Außerdem lassen sie sich sehr hoch erhitzen.

### Avocadoöl

Avocadoöl enthält viele ungesättigte Fettsäuren und kann ähnlich wie natives Olivenöl zum Braten bei moderaten Temperaturen verwendet werden.

### Ghee

Ghee bzw. Butterschmalz kommt aus der ayurvedischen Ernährung und ist hochkonzentriertes Butterreinfett ohne Restwasser und Milcheiweißbestandteile. Es besteht zu knapp 70% aus gesättigten Fettsäuren und kann daher sehr hoch erhitzt werden. Gegenüber Butter sind die gesundheitlichen Vorteile aufgrund einer sehr ähnlichen Nährstoffzusammensetzung gering, jedoch ist Ghee für viele bekömmlicher und hält höheren Koch- und Brattemperaturen stand.

### Kokosöl

Kokosöl ist weder besonders gesund noch besonders ungesund und auch kein Superfood, als welches es oft bezeichnet wird. Es ist eher nährstoffarm, aufgrund des hohen Anteils an gesättigten Fettsäuren aber besonders hitzestabil, was es gut geeignet für hohe Temperaturen macht.

Gesättigte Fettsäuren haben keinen guten Ruf – sie sind aber auch nicht per se „schlecht" und im Rahmen einer ausgewogenen, vollwertigen Kost sowie bei moderater Zufuhr schaden sie niemandem.

### Leinöl

Leinöl ist aufgrund seines hohen Anteils an Omega-3-Fettsäuren bekannt für seine entzündungshemmende Wirkung.

### Olivenöl

Olivenöl besteht hauptsächlich aus einfach ungesättigten Fettsäuren. Kaltgepresstes, natives Olivenöl ist zum Braten und Backen bei moderaten Temperaturen bis zu 180°C geeignet. Für das Anbraten bei höheren Temperaturen eignet sich am besten raffiniertes Olivenöl – dieses besitzt jedoch durch seine Verarbeitung kaum noch Nährstoffe.

Gutes kalt gepresstes, natives Olivenöl erkennst du an einer fruchtigen, leicht bitteren Note.

### Rapsöl

Kalt gepresstes, natives Rapsöl enthält Mineralstoffe und sekundäre Pflanzenstoffe. Zudem hat Rapsöl ein gutes Verhältnis von Omega-6- zu Omega-3-Fettsäuren. Bei falscher Verwendung – das heißt Erhitzen – gehen die wertvollen Inhaltsstoffe des Öls jedoch verloren. Daher sollte kalt gepresstes, natives Rapsöl nur für die kalte Küche verwendet werden.

Raffiniertes Rapsöl dagegen ist industriell stark verarbeitet und eignet sich zum Braten, enthält aber keine nennenswerten Nährstoffe mehr.

### Sonnenblumenöl

Sonnenblumenöl ist ein sehr verbreitetes Öl, welches jedoch in der Regel stark verarbeitet ist. Ich persönlich verwende es nicht, denn es enthält einen sehr hohen Anteil an Omega-6-Fettsäuren, die nicht in zu großen Mengen aufgenommen werden sollten. Wie bereits weiter oben angesprochen, ist der Anteil an Omega-6-Fettsäuren in unserer Ernährung allerdings sowieso schon deutlich zu hoch, daher ist es sinnvoll, die Zufuhr einzuschränken.

# Fleisch

Fleisch stellt in unserer Ernährung eine beliebte Proteinquelle dar. Hähnchenbrustfilet beispielsweise enthält etwa 23 g Protein pro 100 g. Zudem hat Fleisch eine hohe Bioverfügbarkeit, da es unserem Aminosäureprofil sehr ähnlich ist.

Die Problematik der Massentierhaltung, des Ressourcenverbrauches und der Umweltbelastung in Zusammenhang mit dem hohen Fleischkonsum ist allerdings schon lange kein Geheimnis mehr. Das Thema „Fleisch" steht daher immer mehr im Fokus der Diskussionen.

Ich persönlich ernähre mich zu einem sehr großen Anteil pflanzlich. Denn es gibt zahlreiche Alternativen zu Fleisch, welche ebenfalls wertvolle Proteine liefern und zudem auch ressourcenschonender und umweltfreundlicher sind. Wenn ich Fleisch kaufe oder verzehre, achte ich auf eine unverarbeitete Form und hochwertige Bio-Qualität bzw. kaufe es bei einem regionalen Metzger.

Natürlich hat diese Entscheidung ihren Preis – ich bin jedoch der Meinung, dass dies die falsche Stelle ist, um zu sparen. Ich sehe darin sogar positive Effekte: So kann sich die eigene Sichtweise ändern und Fleisch erhält wieder eine höhere Wertigkeit. Es wird dann eben nicht mehr täglich, sondern nur zu besonderen Anlässen konsumiert.

# Fisch

Fische enthalten viele wertvolle Nährstoffe und gelten daher als sehr gesund. Fisch ist reich an Protein und enthält viele gesunde Fettsäuren wie z.B. die EPA- und DHA-Säuren. Weiterhin können Fische mit großen Mengen Jod, Selen und B-Vitaminen punkten.

Demgegenüber stehen jedoch die Überfischung der Bestände, Rückstände von Pflanzenschutzmitteln, verunreinigtes Fischfutter sowie die Plastikverschmutzung der Meere aufgrund der Fischerei-Industrie. Diese Argumente sprechen nicht für den Verzehr von Fisch. Beim Einkauf sollten also unbedingt ökologische Aspekte wie die Überfischung berücksichtigt werden. Die Siegel für nachhaltigen Fischfang oder ein Bio-Siegel können als Orientierung dienen.

# Milch

Ähnlich wie bei Fleisch und Fisch steht auch das Thema Milch stark in der Diskussion, sowohl aus Umwelt- als auch aus gesundheitlichen Gründen. Und diese Diskussion ist berechtigt: Kuhmilch liefert Protein, Fett und Kohlenhydrate sowie Vitamine und Mineralstoffe, insbesondere Calcium. Gleichzeitig gilt sie aber auch als Risikofaktor für die Entstehung von diversen Zivilisationskrankheiten und wird nicht von allen gut vertragen:
- 10–15 % der Deutschen leiden an Laktoseintoleranz – die Folgen sind Blähungen und Durchfall.
- 1 % der Erwachsenen in Deutschland leidet an einer Kuhmilchallergie.
- Bei der Frage, ob Milch Entzündungen begünstigt, ist die Datenlage noch nicht eindeutig. Bei einigen entzündlichen Krankheiten wie Rheuma, Rosazea oder Neurodermitis kann ein Weglassen jedoch sinnvoll sein, um zu beobachten, ob sich Verbesserungen einstellen.

Weiterhin heißt es, Milch würde das Krebsrisiko erhöhen, denn Kuhmilch enthält Hormone und Wachstumshormone. Diese haben jedoch keinen Effekt auf den Menschen, denn sie werden bereits im Magen zersetzt. Laut aktueller Datenlage gibt es bisher keine belastbaren Hinweise, dass Milchverzehr die Entstehung von Brustkrebs fördert.

Milch und Milchprodukte sind nicht zwingend für unsere Gesundheit notwendig. Der tägliche Bedarf an Protein, Calcium oder Zink kann ebenso über andere Lebensmittel gedeckt werden. Für die Deckung wichtiger Nährstoffe ist vielmehr eine insgesamt ausgewogene und vielseitige Ernährung entscheidend. Grünes Blattgemüse, Grünkohl, Brokkoli oder Petersilie sind beispielsweise calciumreich und auch Sesam oder Pseudogetreide, wie Amaranth und Quinoa, enthalten Calcium.

Die Auswirkungen der Milchindustrie auf unsere Umwelt und auf das Tierwohl sind unumstritten. Die Massentierhaltung mit all dem, was damit in Zusammenhang steht, stellt eine große Belastung für das Klima, genauso wie für die betroffenen Tiere dar.

Aus all diesen Gründen konsumiere ich kaum noch Milch und Milchprodukte. Auch in den Rezepten in diesem Buch verwende ich vorwiegend pflanzliche Alternativen. Es gibt mittlerweile zahlreiche Milchersatzprodukte, beispielsweise aus Reis, Hafer, Soja oder Erbse. Diese sind oft nicht so nährstoffreich, aber laktose- und milcheiweißfrei. Ich persönlich mag diese Alternativen meist auch geschmacklich einfach lieber.

**Übrigens:** Innerhalb der Europäischen Union darf nur die Milch von Kühen einfach als „Milch" bezeichnet werden. Die Milch anderer Säugetiere (z.B. Ziegenmilch oder Schafmilch) muss zusätzlich durch die Tierart angegeben werden. Und milchähnliche Getränke aus Soja, Hafer, Mandel usw. dürfen diesen Begriff gar nicht tragen, sie werden in der Regel als „Drink" bezeichnet.

# Zucker

*„Unser Gehirn braucht Zucker."*

Es stimmt, unser Gehirn und auch andere Organe benötigen für ihre Funktion Glukose, also im Prinzip Zucker. Allerdings kann unser Körper diese aus zahlreichen Nahrungsmitteln selbst produzieren, z.B. aus Kartoffeln oder Getreide. Zucker in seiner Form als weißer Haushaltszucker ist daher absolut kein zwingendes Grundnahrungsmittel für uns, im Gegenteil. Reiner Zucker und auch isolierter Frucht-zucker (nicht der Fruchtzucker, der als Obst aufgenommen wird!) hat eine sehr hohe Energiedichte, liefert keine Nährstoffe, keine Ballaststoffe und sättigt somit kaum. Daher neigen wir gerade bei Süß-speisen oft dazu, uns zu überessen.

Aus diesem Grund wird empfohlen, zugesetzten Zucker, wie er beispielsweise in Softdrinks, Süßspeisen oder auch versteckt in zahlreichen Snacks, Fertiggerichten und Saucen steckt, so weit wie möglich zu reduzieren. Das bedeutet nicht, dass du komplett verzichten musst – es geht darum, Zucker bewusst und in Maßen zu konsumieren und insgesamt den Anteil von Zucker in der Ernährung zu reduzieren. So kannst du deinen Zuckerkonsum reduzieren:

– Wirf öfter einen Blick auf die Verpackungen der Lebensmittel und sieh dir die Zutatenliste genauer an. Es ist leider nicht immer direkt zu erkennen, ob in einem Produkt Zucker enthalten ist – Lebensmittelhersteller dürfen mehr als 60 Bezeichnungen benutzen, hinter denen sich letztendlich Zucker versteckt. Dazu zählen beispielsweise Saccharose, Glukose, Fruktose, Laktose, Maltodextrin, Glukosesirup oder auch Honig.
– Sensibilisiere deinen Geschmack: Unsere Geschmacksknospen können sich an Süßes gewöhnen, aber auch entwöhnt werden. Versuche, Schritt für Schritt weniger zu süßen und passe so mit der Zeit dein Geschmacksempfinden an.
– Heißhunger auf Süßes: Um Heißhungerattacken zu reduzieren, ist zunächst einmal wichtig, regel-mäßig zu essen und auf eine vollwertige und nahrhafte Lebensmittelauswahl zu achten. Denn das Verlangen nach Süßem ist oftmals ein Zeichen des Körpers, dass ihm Energie oder gewisse Nähr-stoffe fehlen.

Natürlich ist es absolut okay, ab und zu Lust auf Süßes zu haben. Hier solltest du auch nicht schwarz-weiß denken und dir sämtliche abgepackte Süßigkeiten verbieten. Versuche vielmehr, sie bewusst und in Maßen zu genießen. Außerdem ist es sehr hilfreich, immer einen gesunden Snack parat zu haben. Im Rezeptteil dieses Buches findest du dafür einige Ideen und Rezepte.

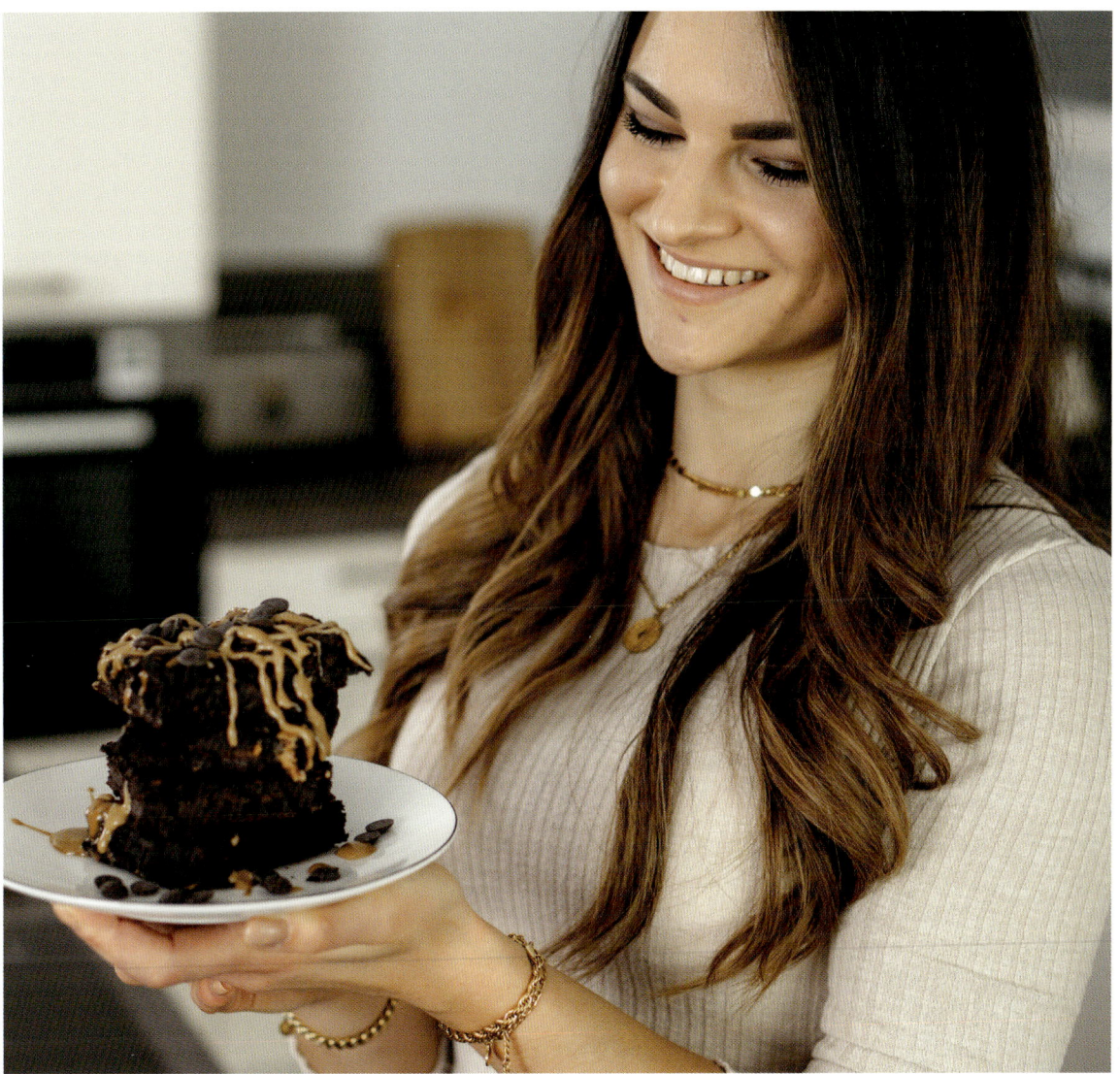

**Zuckerersatz:**
Es gibt zahlreiche Alternativen zu Zucker. Diese werden unterteilt in Zuckeraustauschstoffe und künstliche Süßstoffe. Zuckerersatzprodukte liefern wenige Kalorien und haben keinen oder wenig Einfluss auf den Blutzucker.

**Zuckeraustauschstoffe:**
Chemisch gesehen sind Zuckeraustauschstoffe sogenannte Zuckeralkohole. Dazu zählen beispielsweise Erythrit, Sorbit, Xylit, Maltit oder Isomalt. Sie haben folgende Vorteile gegenüber Zucker:
- Sie werden insulinunabhängig verstoffwechselt und lassen den Blutzuckerspiegel nur minimal ansteigen.
- Sie enthalten deutlich weniger Kalorien als Zucker, haben oft aber auch eine geringere Süßkraft.
- Zucker kann Karies verursachen, Zuckeraustauschstoffe haben diese Wirkung kaum bis gar nicht.
- Bei einem Konsum von mehr als 20–30 g pro Tag können Zuckeraustauschstoffe abführend wirken. Bei manchen Personen können bereits geringere Mengen Blähungen und Durchfälle verursachen.

Erythrit und Xylit sind laut aktuellem Wissensstand am verträglichsten. Erythrit kommt in natürlicher Weise in Käse und Früchten wie Weintrauben, Melonen oder Birnen vor. Industriell wird Erythrit meist durch die Gärung von Mais gewonnen. Es ist mit 20 Kalorien pro 100 g sehr kalorienarm, die Süßkraft ist allerdings auch nur halb so stark wie die von herkömmlichem Zucker.

Xylit ähnelt, sowohl was das Aussehen als auch die Konsistenz betrifft, dem üblichen Haushaltszucker. Xylit süßt ähnlich stark wie Zucker, enthält aber nur 50 % der Kalorien. Er besteht aus Resten von Birkenholz, anderen Hölzern, von Maiskolben oder auch Stroh. In einem komplexen Verfahren wird daraus der Süßstoff gewonnen. (Achtung, Hundebesitzer! Für Hunde können bereits wenige Gramm tödlich sein.)

**Künstliche Süßstoffe:**
Künstliche Süßstoffe liefern praktisch keine Kalorien. Aktuell gibt es 11 zugelassene Süßstoffe: Acesulfam K, Advantam, Aspartam, Aspartam-Acesulfam-Salz, Cyclamat, Saccarin, Sucralose, Thaumatin, Neohesperidin DC, Stevia und Neotam.

Süßstoffe haben keine Auswirkung auf den Blutzucker und führen nicht zur Insulinausschüttung. Sie werden sozusagen unverändert ausgeschieden und liefern keine relevanten Kalorien.

Sie sind allerdings auch nicht unumstritten, was ihre Wirkung im Körper anbelangt. Wenn man die empfohlene Höchstmenge nicht übersteigt, gibt es für die zugelassenen Süßstoffe laut aktuellem Wissensstand zwar bisher keine Hinweise für Giftigkeit oder Gesundheitsrisiken. Die wissenschaftliche Datenlage ist aber bisher noch nicht aussagekräftig genug, um genau zu sagen, welche Effekte die Zuckerersatzstoffe im menschlichen Körper auslösen können, insbesondere, was den langfristigen und regelmäßigen Konsum betrifft.

**Exkurs „Stevia":**

Stevia wird aus der gleichnamigen Pflanze gewonnen, welche vor allem in Südamerika wächst. Der Rohstoff wird intensiv behandelt, um daraus den Süßstoff Stevioglykosid zu gewinnen. Es ist somit kein „Naturprodukt" im herkömmlichen Sinne. Stevia ist süßer als Zucker, enthält jedoch nahezu keine Kalorien und wirkt sich kaum auf unseren Blutzucker aus. Weiterhin scheint Stevia auch keine negativen Auswirkungen auf unsere Darmbakterien zu haben. Bei einigen Stevia-produkten ist ein lakritzartiger, leicht bitterer Beigeschmack zu erkennen. Je nach Sorte und Dosierung kann dieser jedoch verringert oder ganz vermieden werden.

Grundsätzlich halte ich es für sinnvoller, seine Ernährungsgewohnheiten insgesamt zu überdenken, anstatt einfach auf Zuckerersatzstoffe umzusteigen. Versuche, nach und nach weniger zu süßen sowie auf Nahrungsmittel mit natürlicher Süßkraft zurückzugreifen. Hierfür eignen sich beispielsweise folgende Alternativen:

- frisches Obst, wie z.B. reife Bananen oder Apfelmark
- Trockenobst, wie z.B. Datteln oder Feigen
- Dattelzucker: Dattelzucker besteht ausschließlich aus Datteln und ist somit sehr nährstoffreich. Durch den hohen Anteil an Nährstoffen und Ballaststoffen sättigt er auch gut. Zudem wirkt Dattel-zucker stark antioxidativ.
- Dattelpaste: Diese kannst du ganz einfach selbst herstellen, indem du Datteln entkernst und ein paar Stunden in Wasser einweichst. Anschließend mit etwas Einweichwasser pürieren und in einem verschlossenen Glas im Kühlschrank lagern.

# Meine Einkaufs- und Vorratsliste

Im Folgenden liste ich die Lebensmittel auf, welche bei mir häufig im Einkaufswagen landen bzw. die ich in der Regel vorrätig zu Hause habe. Das bedeutet natürlich nicht, dass du all diese Nahrungsmittel auf einmal kaufen musst! Die Liste soll dir vielmehr als kleine Inspiration dienen.

## Gemüse

- Tomaten
- Kürbis
- Rotkohl
- Rote Bete
- Karotten
- Zucchini
- Lauchzwiebel
- Zwiebel

- Knoblauch
- rote Paprika
- Avocado
- Baby-Blattspinat
- Feldsalat
- Grünkohl
- Rucola
- Kartoffeln
- Süßkartoffeln

## Obst

- Bananen
- Äpfel
- Beeren
- Birnen
- Pflaumen
- Kiwi
- Zitronen
- Orangen

**Notiz:**

*„Eat the Rainbow!"* Nutzt die Vielfalt und die bunte Auswahl verschiedener Obst- und Gemüse-sorten. Jede Farbe hat ihre Bedeutung und Wirkungsweise und es macht Spaß, auch mal neue Sorten zu testen!

## Tiefkühlware

- ○ Brokkoli
- ○ Spinat
- ○ Erbsen
- ○ Beeren
- ○ Gemüsemix
(ohne Zusatzstoffe;
achte darauf, dass es
bestenfalls „nur" das
Gemüse ist)

## Getreideprodukte

- ○ Haferflocken und/
oder Hirseflocken,
Buchweizenflocken,
Dinkelflocken usw.
- ○ Dinkelmehl
- ○ Dinkelvollkornmehl
- ○ Mandelmehl
- ○ Nudeln
(Vollkorn oder aus
Hülsenfrüchten)
- ○ Gnocchi
- ○ Naturreis
- ○ Quinoa
- ○ Hirse
- ○ Maisgrieß
(Polenta)

## Hülsenfrüchte (getrocknet)

- ○ Rote Linsen
- ○ Lupinen
- ○ Kichererbsen
- ○ Kidneybohnen
- ○ Mungbohnen

**Notiz:**

Ich habe immer einen kleinen Vorrat an Gläsern bzw. Dosen mit gegarten Kichererbsen und Kidneybohnen zu Hause, das ist sehr praktisch, wenn ich wenig Zeit habe. Allerdings keime ich Hülsenfrüchte auch regelmäßig. Dafür eignen sich z.B. Mungbohnen, Kichererbsen oder Linsen super. Durch das Keimen steigt der Nährstoffgehalt, die Nährstoffe werden besser für uns verfügbar und die Hülsenfrüchte zudem verträglicher.

## Sonstiges

○ Trockenfrüchte, v.a. Datteln und Feigen
○ Mais (Dose)
○ Nüsse
○ Samen und Kerne
○ Backpulver
○ Kakaopulver
○ Nussmus
○ Kokosöl
○ Olivenöl
○ Apfelessig
○ Balsamico-Essig
○ Passierte Tomaten
○ Apfelmark
○ Kokosmilch
○ Tomatenmark
○ Senf
○ Eier

## Gewürze und Kräuter

○ Zimt
○ Paprikapulver
○ Knoblauchpulver
○ Curry
○ gemahlener Kreuzkümmel
○ asiatische Gewürzmischung
○ mexikanische Gewürzmischung
○ italienische Gewürzmischungen
○ Kartoffelgewürz
○ Gemüsegewürz
○ Fleischgewürz (hiermit würze ich auch vegane/ vegetarische Alter- nativen wie z.B. Erbsenprotein- oder Sojaschnetzel)

○ Fischgewürz
○ Basilikum, Petersilie, Schnitt- lauch — je nach Saison frisch oder tiefgekühlt

## Süßungsmittel

○ Erythrit
○ Stevia
○ Reissirup
○ Ahornsirup
○ Dattelzucker
○ Süßstoffe

## Kühltheke

○ Pflanzendrink
○ Joghurt und Quark
bzw. pflanzliche
Alternativen
○ Feta
○ Frischkäse
(ich nutze meist die
fettarme Variante
oder kaufe oftmals
auch pflanzliche
Alternativen)
○ fermentiertes
Gemüse/Sauerkraut

## Fisch, Fleisch und Alternativen

○ Hähnchenbrust-
oder Putenbrustfilet
○ Rinderhackfleisch
○ Fisch, zB. Lachs
○ Garnelen
○ Tempeh
(auf Basis von Soja
oder Lupine)
○ Soja-Produkte,
zB. Tofuschnetzel
○ Erbsenprotein-
Schnetzel

**Notiz:**

Bei allen tierischen Produkten achte ich auf die Herkunft und eine gute (Bio-)Qualität. Ich konsumiere mittlerweile nur noch selten und sehr bewusst tierische Produkte und habe nicht das Gefühl, auf etwas verzichten zu müssen – es gibt so viele tolle pflanzliche Alternativen!

# Anmerkungen
## zu meinen Rezepten

Die **Zutatenmenge** bezieht sich in der Regel auf eine Portion, wenn ich es nicht anders angegeben habe. Entsprechend gelten auch die **Nährwertangaben** jeweils für eine Portion. Toppings sind dabei einberechnet, optionale Zutaten nicht. Wenn du die Rezepte für 2 oder mehr Personen zubereiten möchtest, kannst du die Zutatenmenge einfach entsprechend erhöhen.

Die angegebene **Zubereitungszeit** umfasst die Vorbereitungs-, Ruhe-, Back- und Kochzeit.

Bei der **Zubereitung im Ofen** verwende ich, wenn nicht anders angegeben, Umluft.

**Mengenangaben** von Trockenprodukten wie Quinoa, Reis, Nudeln usw. beziehen sich auf das **Trockengewicht,** sofern es nicht anders im Rezept vermerkt ist.

Bei Rezepten mit **Fleisch** ist es grundsätzlich immer möglich, das Fleisch durch eine **pflanzliche Alternative** zu ersetzen. Mittlerweile gibt es zahlreiche leckere Austauschprodukte, beispielsweise für Hackfleisch oder Hähnchen. Diese werden auf der Basis von z.B. Soja oder Erbsenprotein hergestellt. Ich selbst habe beim Nudelauflauf (S. 190) und sowie beim Süßkartoffelauflauf (S. 185) Alternativen verwendet.

Statt Kuhmilch verwende ich **Pflanzendrinks,** also die pflanzliche Alternative. Du kannst aber genauso gut Kuhmilch nehmen. Ich mag am liebsten Mandel- oder Erbsendrink. Probiere am besten einfach verschiedene Sorten und Marken aus – es gibt mittlerweile eine sehr große Auswahl und Geschmäcker sind ja oftmals sehr unterschiedlich.

Wenn du auf der Zutatenliste **Joghurt** oder **Quark** findest, dann ist dir auch hier überlassen, welche Sorte du verwendest. Es ändert nichts daran, ob dir das Rezept gelingt. Ich persönlich greife meistens auf die pflanzlichen Alternativen zurück. Die Nährwerte meiner Rezepte habe ich mit Soja-Joghurt und -Magerquark berechnet. Je nachdem, was du verwendest, können die Werte also etwas abweichen.

Bei manchen Rezepten ist auf der Zutatenliste **Proteinpulver** aufgeführt. Du kannst selbst entscheiden, ob du ein Proteinpulver auf Basis von Molke oder lieber ein veganes verwenden möchtest. Wenn du kein Proteinpulver zur Hand hast oder grundsätzlich keines verarbeiten möchtest, kannst du es in der Regel durch Mehl ersetzen. Auch Mandelmehl bietet sich sehr gut als Ersatz an, weil es ebenfalls einen hohen Proteinanteil hat. Wenn du das Proteinpulver weglässt, ist es bei manchen Rezepten eventuell nötig, etwas zusätzliche Süße hinzuzufügen. Probiere es einfach aus.

Bei den Gewürzen findest du häufig keine Mengenangaben – ich finde einfach, das ist Geschmackssache. Jeder hat individuelle Vorlieben und ich lasse euch hier gerne die Freiheit zum Ausprobieren.

# Erklärung der Icons

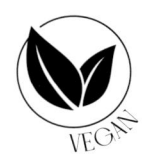

### vegan
Bei diesen Rezepten kannst du dir sicher sein, dass auf Zutaten tierischer Herkunft sowie Lebensmittel, welche Inhaltsstoffe tierischen Ursprungs oder tierische Verarbeitungshilfsstoffe enthalten, verzichtet werden und es sich um rein pflanzlichen Genuss handelt.

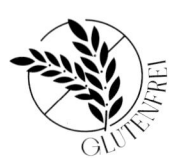

### glutenfrei
Genuss trotz Glutenunverträglichkeit und Zöliakie? Mit diesen Rezepten kein Problem! Hier gibt es keine Zutaten mit Gluten (auch Klebereiweiß) und / oder ersetzt sie durch eine bekömmliche Alternative.

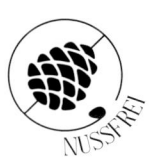

### nussfrei
Einige der für dich entworfenen Rezepte sind als nussfrei gekennzeichnet, um auch bei einer Unverträglichkeit leckere Snacks und Mahlzeiten voll und ganz genießen zu können.

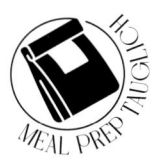

### meal prep-tauglich
Du möchtest lecker, gesund und möglichst zeitsparend genießen? Dann sind die Meal Prep-Rezeptideen genau das Richtige für dich, um deinen Weg zu einer ausgewogenen und vielfältigen Ernährung gut strukturiert anzugehen und deine Lieblingsgerichte auch bequem To Go dabei zu haben.

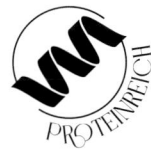

### proteinreich
Diese Gerichte liefern eine Extraportion Protein und eignen sich gewiss nicht nur für eine sportlich aktive Lebensweise. Zudem schmecken sie auch noch unsagbar lecker!

# FRÜHSTÜCKSREZEPTE
## FÜR JEDEN TAG

Diese Rezepte sind schnell und einfach gemacht, lassen sich teilweise bereits am Vorabend zubereiten. Somit steht einem leckeren, gesunden Start in den Tag nichts mehr im Weg.

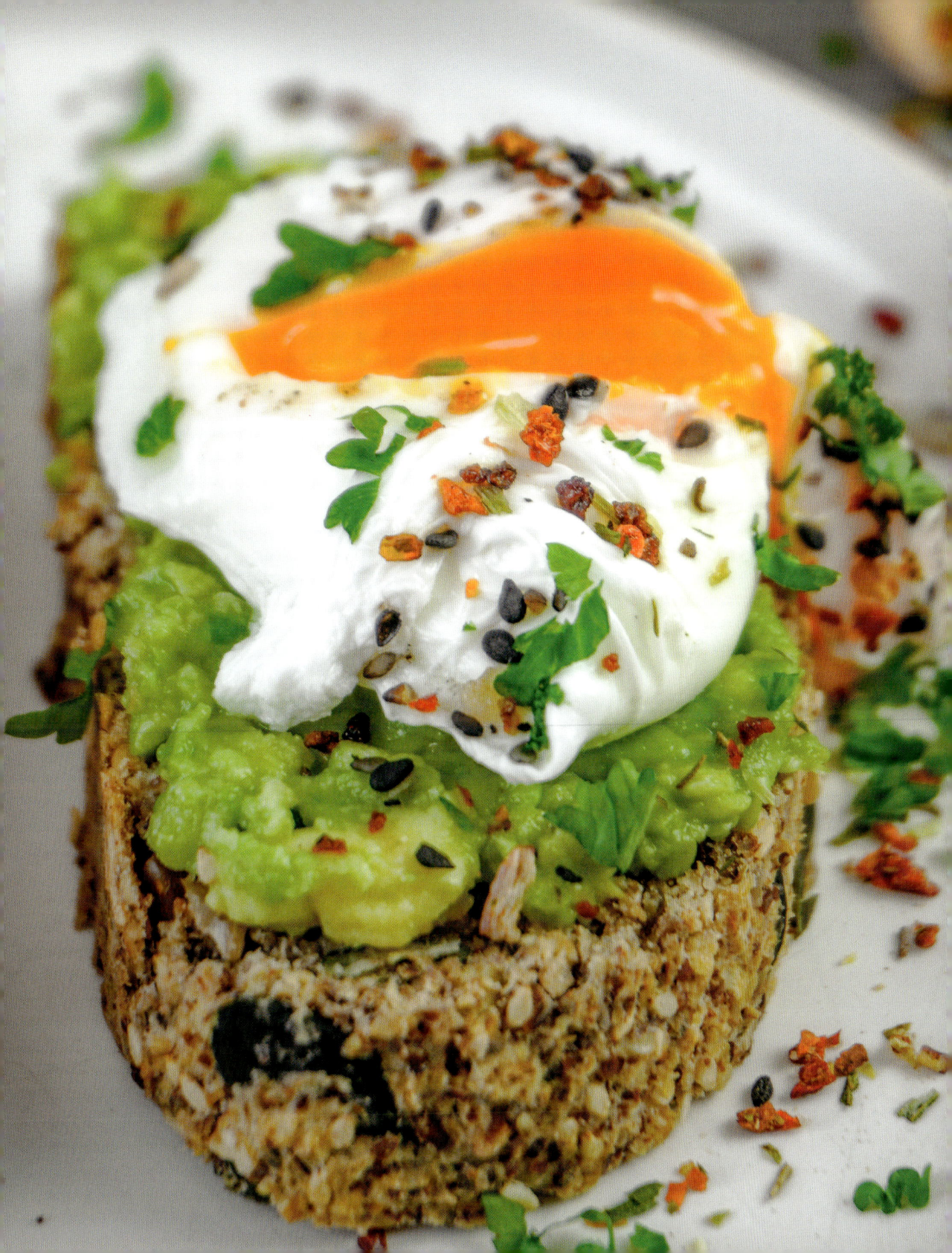

# Buchweizen-Porridge
## mit karamellisierter Banane und Birne

**Zubereitungszeit: 20 Minuten**

## Zutaten:

200 ml Wasser
60 g Buchweizenflocken
25 g Vanille-Proteinpulver
100 ml Pflanzendrink
Zimt
Vanille-Extrakt
1 Prise Salz
optional: zusätzliche Süße,
    z.B. 1 EL Dattelsirup oder
    Erythrit

## Toppings:

½ Birne
½ Banane
1 TL Kokosöl
Zimt

1. Das Wasser zum Kochen bringen. Buchweizenflocken und Proteinpulver einrühren und bei niedriger bis mittlerer Temperatur 5–10 Minuten leicht köcheln lassen. Dabei schrittweise den Pflanzendrink dazugeben und immer wieder umrühren.

2. Zimt, gemahlene Vanille und Salz unterrühren. Nach Wunsch zusätzliche Süße hinzufügen.

3. Die Birne waschen, vom Kerngehäuse befreien und in Scheiben oder Stücke schneiden. Die Banane schälen und in Scheiben schneiden. Das Kokosöl in einer Pfanne erhitzen und das Obst darin anbraten, abschließend mit etwas Zimt verfeinern.

4. Das Porridge in eine Schale füllen und mit dem Obst anrichten.

## Nährwerte:

471 Kalorien · 33 g Protein
61 g Kohlenhydrate · 11 g Fett

## Notiz:

*Alternativ kannst du jede beliebige andere Sorte Flocken verwenden, z.B. Hafer- oder Hirseflocken – ich variiere hier sehr gerne.*

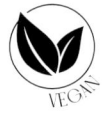 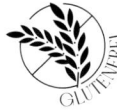  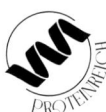

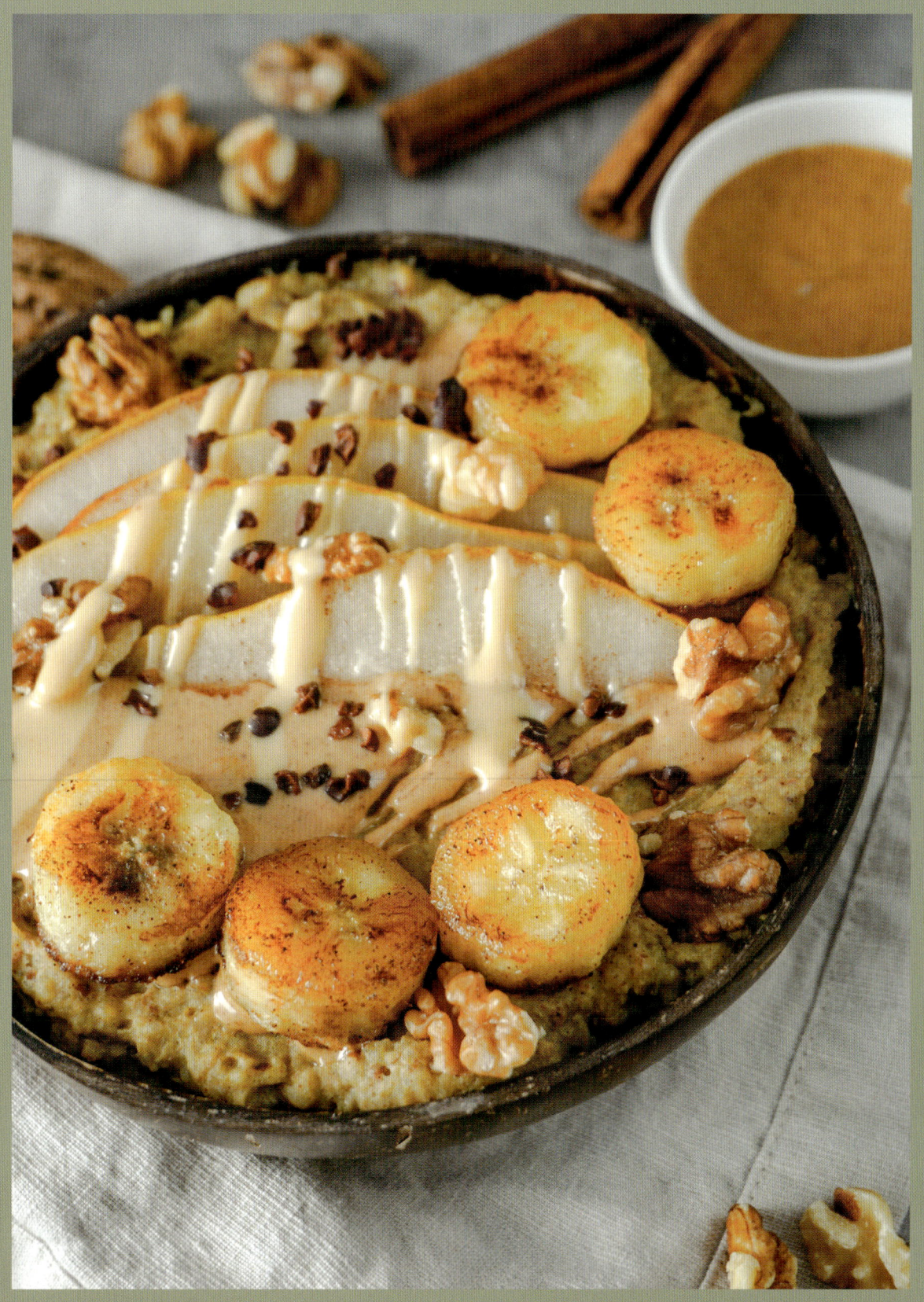

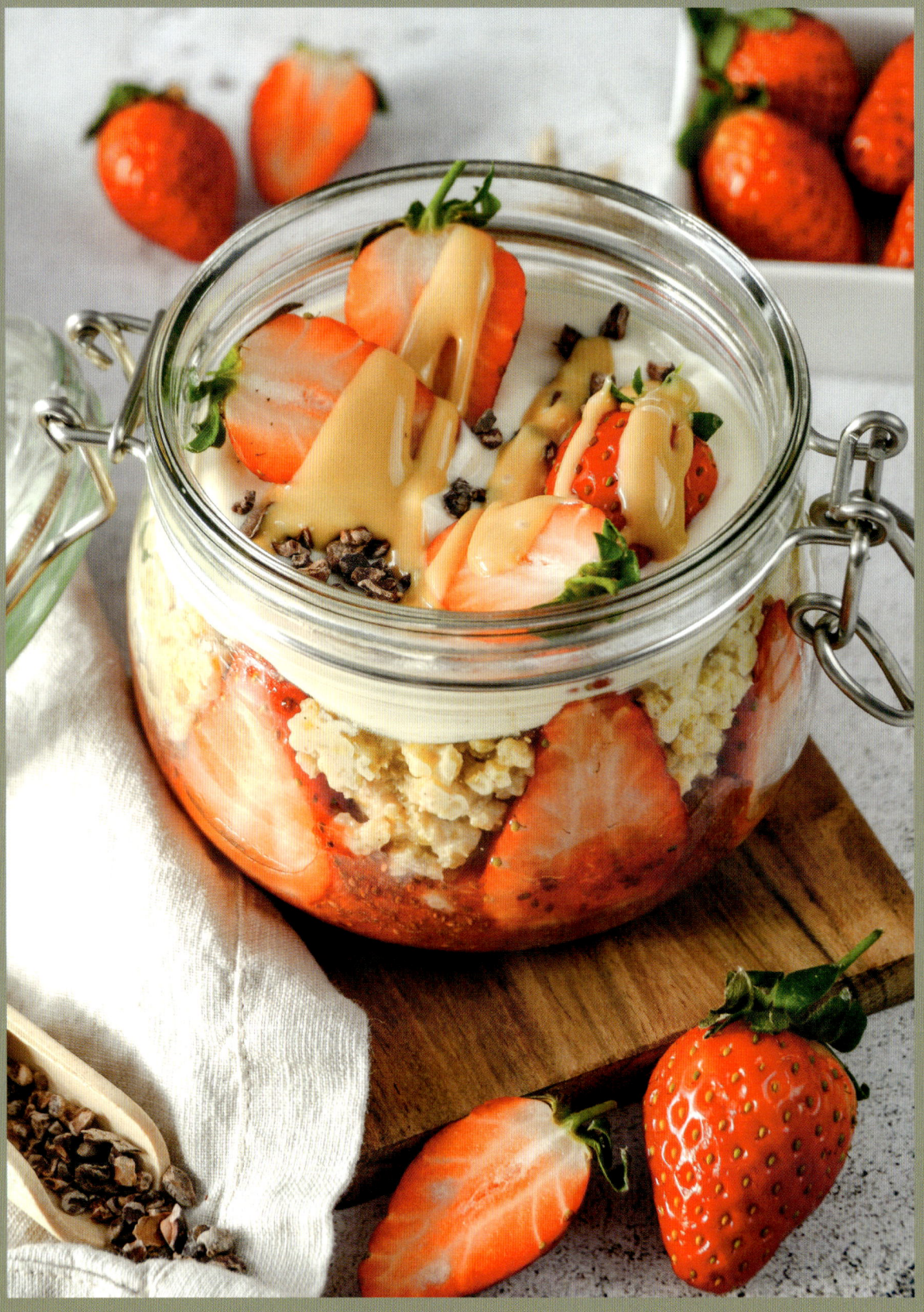

# Süßer Hirsebrei
## mit Erdbeer-Smoothie und Vanillecreme

**Zubereitungszeit: 20 Minuten**

1. Hirse in einem Sieb waschen, abtropfen lassen und zusammen mit dem Pflanzendrink in einen Topf geben.

2. Die restlichen Zutaten unterrühren und alles einmal aufkochen lassen. Auf eine niedrige Stufe stellen und mit geschlossenem Deckel 10 – 15 Minuten köcheln lassen. Dabei gelegentlich umrühren.

3. In der Zwischenzeit für den Erdbeer-Smoothie die Erdbeeren mit einem Schuss Pflanzendrink deiner Wahl, z.B. Mandeldrink, in einem hohen Gefäß pürieren.

4. Für die Vanillecreme alle Zutaten in eine kleine Schale geben und verrühren.

5. Den Hirsebrei mit Erdbeer-Smoothie, Vanillecreme und Toppings nach Wahl in eine Schale oder in ein Glas schichten und servieren.

### Zutaten:
50 g Hirse
150 ml Pflanzendrink
2 EL Süße, z.B. Erythrit
Vanille-Extrakt
1 Prise Salz

### Erdbeer-Smoothie:
200 g Erdbeeren
2 – 3 EL Pflanzendrink

### Vanillecreme:
100 g Quark
1 EL weißes Mandelmus
Vanille-Extrakt
1 EL Reissirup oder Süßungsmittel nach Wahl

### Toppings:
1 Handvoll Erdbeeren
optional: Nüsse, Nussmus
oder Kakao-Nibs

### Notiz:
*Wenn du die Hirse vorher über Nacht einweichst, benötigt sie weniger Kochzeit.*

### Nährwerte:
472 Kalorien · 23 g Protein
53 g Kohlenhydrate · 17 g Fett

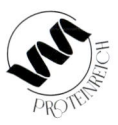
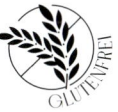

# Green Smoothie Bowl

## Zubereitungszeit: 10 Minuten

### Zutaten:

½ Avocado
1 möglichst reife Banane
50 g Mangofruchtfleisch,
    frisch oder TK
100 g Baby-Blattspinat
75 g Zucchini
30 g Proteinpulver,
    z.B. Vanille-Geschmack
100 ml Pflanzendrink

### Toppings:

optional: Hanfsamen,
    Kokosflocken, Beeren

1. Die Avocado aufschneiden, den Kern entfernen und aus der einen Hälfte das Fruchtfleisch mit einem Löffel herauslösen. Die Banane schälen, Baby-Blattspinat und Zucchini waschen. Banane und Zucchini grob in Stücke schneiden.

2. Alle Zutaten in einem Hochleistungsmixer oder in einem hohen Gefäß mit dem Pürierstab zu einer homogenen Masse pürieren.

3. In eine Schale füllen und nach Belieben mit Toppings wie Hanfsamen, Kokosflocken und Beeren servieren.

### Nährwerte:

428 Kalorien · 30 g Protein
41 g Kohlenhydrate · 18 g Fett

### Notiz:

*Wenn du kein Proteinpulver zur Hand hast oder verwenden möchtest, kannst du stattdessen 150 g Quark für den Proteinanteil und 2–3 Datteln für die Süße verwenden.*

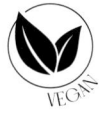 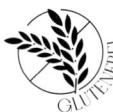 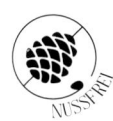 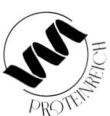

VEGAN · GLUTENFREI · NUSSFREI · PROTEINREICH

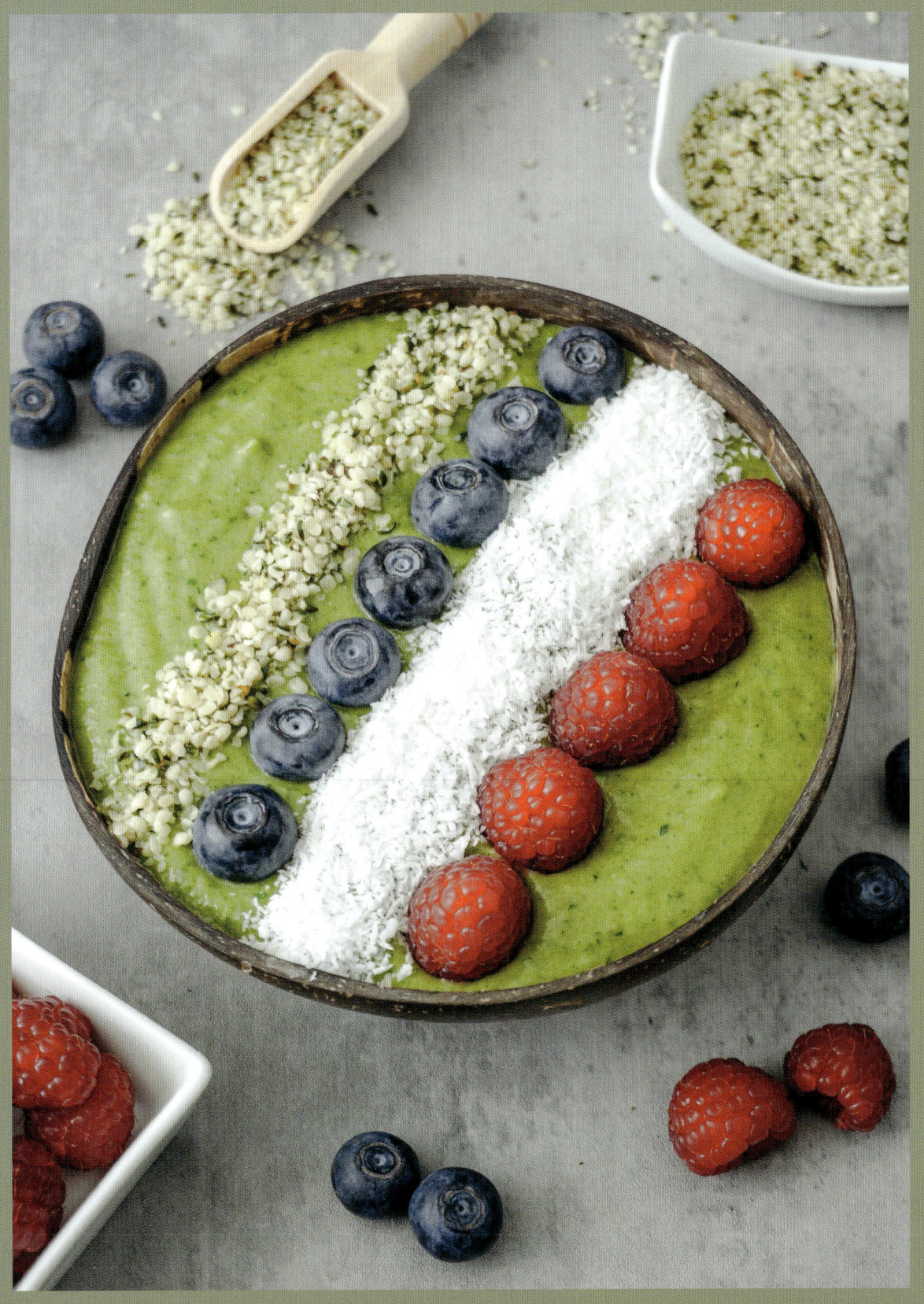

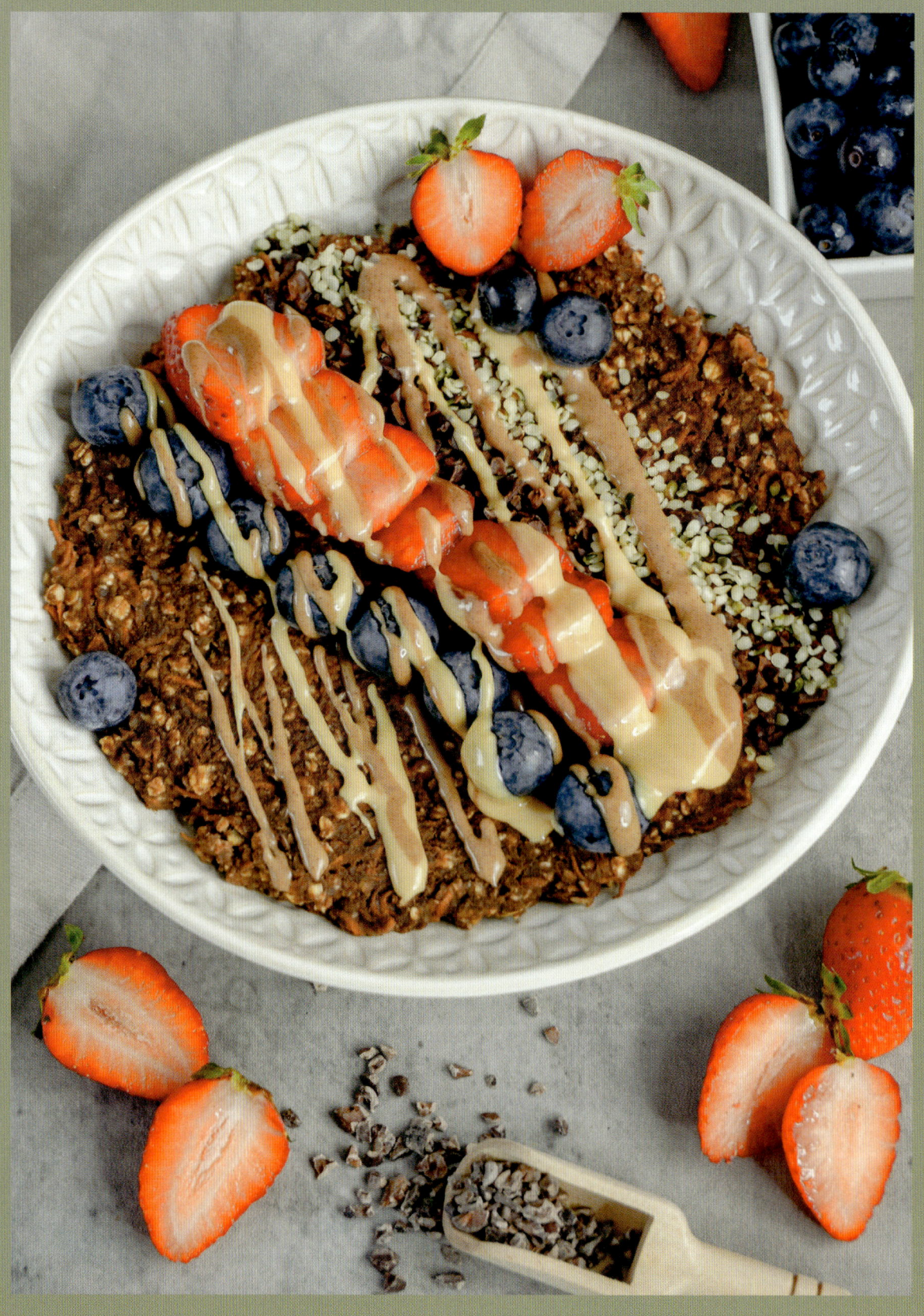

# Schoko Mugcake Bowl

**Zubereitungszeit: 10 Minuten**

1. Das Gemüse waschen, trocknen, mit einer Küchenreibe fein reiben und beiseitestellen.

2. Die trockenen Zutaten in einer Schale vermengen und das geriebene Gemüse sowie einen Schuss Wasser dazugeben. Mit einem Löffel oder einer Gabel verrühren, sodass ein zäh-klebriger Teig entsteht. Ggf. vorsichtig etwas mehr Wasser hinzufügen. Der Teig sollte allerdings weder zu flüssig noch zu trocken sein.

3. Den Teig in eine mikrowellengeeignete Schale füllen und bei höchster Leistung für 2 Minuten erhitzen. Solltest du keine Mikrowelle besitzen, kannst du die Mugcake-Bowl alternativ bei etwa 180°C für 15 Minuten im Backofen backen.

4. Die fertige Bowl mit Beeren, Nussmus und Kakao-Nibs garnieren und servieren.

## Zutaten:
70 g Karotte oder Zucchini
60 g Haferflocken
30 g Schoko-Proteinpulver, alternativ 30 g Mandelmehl + 20 g Erythrit
1 TL geschrotete Leinsamen
1 EL Backkakao
ca. 100 ml Wasser

## Toppings:
50 g Beeren
1 EL Mandelmus
1 TL Kakao-Nibs

## Notiz:
*Das Rezept ist gluten- und nussfrei möglich. Verwende dafür einfach glutenfreie Haferflocken oder Buchweizenflocken und lasse bei den Toppings das Mandelmus weg.*

## Nährwerte:
536 Kalorien · 35 g Protein
46 g Kohlenhydrate · 20 g Fett

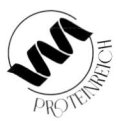
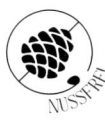
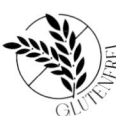
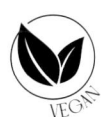
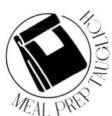

# Laura's Bircher Müsli

## Zubereitungszeit: ca. 10 Minuten (plus Zeit zum Quellen)

### Zutaten:

40 g Haferflocken
1 TL geschrotete Leinsamen
150 g Quark
100 ml Pflanzendrink
    oder Wasser
10 g Nüsse nach Wahl
1 TL Kürbiskerne
1 TL Sonnenblumenkerne
1 Apfel
1 Spritzer Zitronensaft
2 – 3 Datteln, entsteint
optional: 1 EL Süße,
    z.B. Erythrit
Zimt
1 Prise Salz

1. Haferflocken und Leinsamen mit Quark sowie Pflanzendrink oder Wasser verrühren und einige Stunden oder über Nacht quellen lassen.

2. Am nächsten Morgen die Nüsse und Kerne grob hacken. Den Apfel waschen, ggf. schälen, vom Kerngehäuse befreien und in Spalten schneiden. Mit Zitronensaft beträufeln. Die Datteln in kleine Stücke schneiden.

3. Alles miteinander verrühren, evtl. nachsüßen und mit Zimt und 1 Prise Salz abschmecken.

### Lebensmittel-ABC:

*Leinsamen enthalten jede Menge Ballaststoffe, essenzielle Omega-3-Fettsäuren und sekundäre Pflanzenstoffe. Damit dein Körper die Nährstoffe optimal aufnehmen kann, solltest du die Leinsamen vor dem Verzehr schroten. Das klappt super mit einem handelsüblichen Mixer. Sie können dann bis zu 4 Monate bei Zimmertemperatur gelagert werden.*

### Nährwerte:

549 Kalorien · 32 g Protein
56 g Kohlenhydrate · 21 g Fett

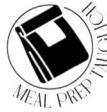
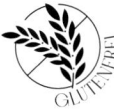
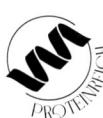

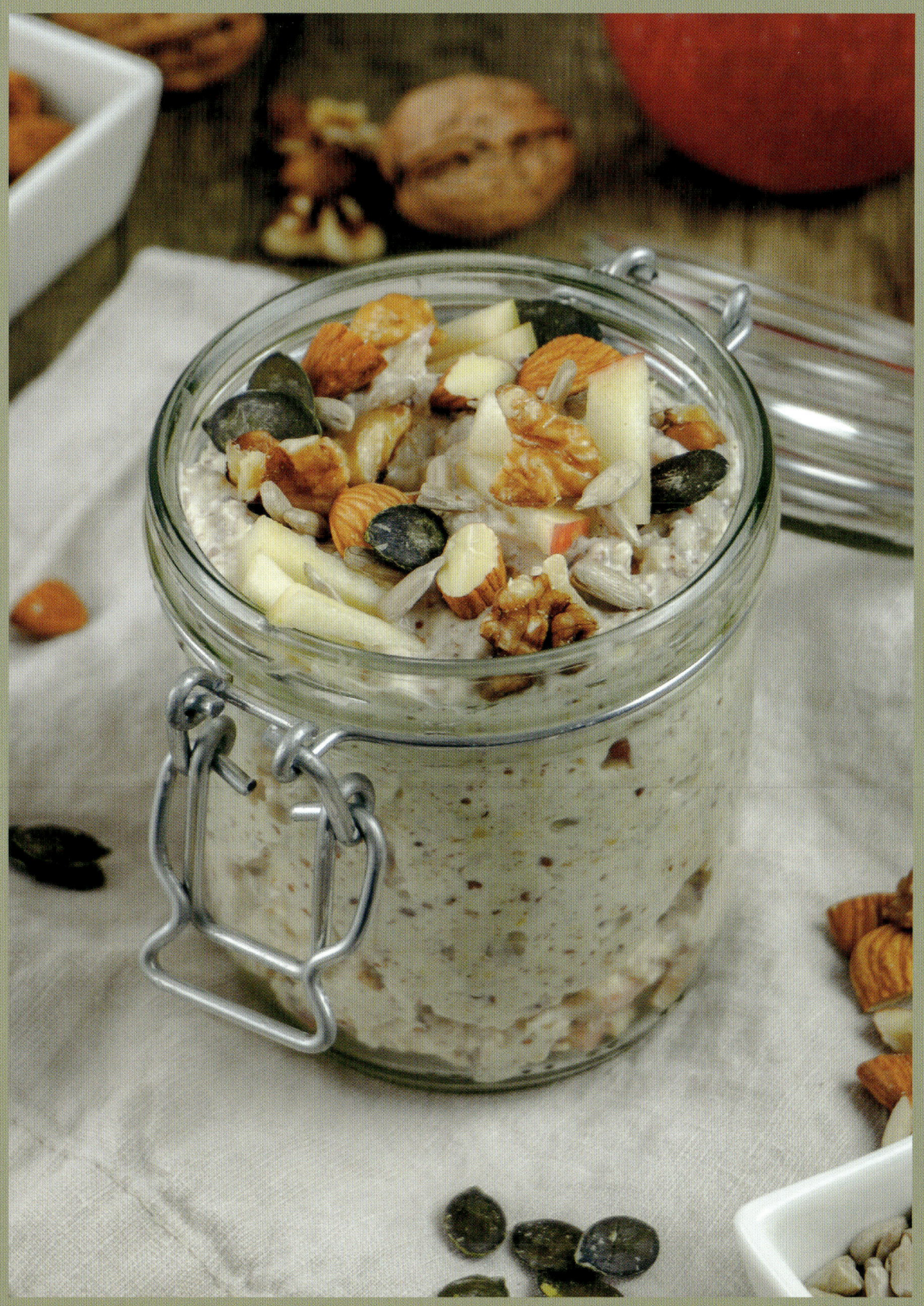

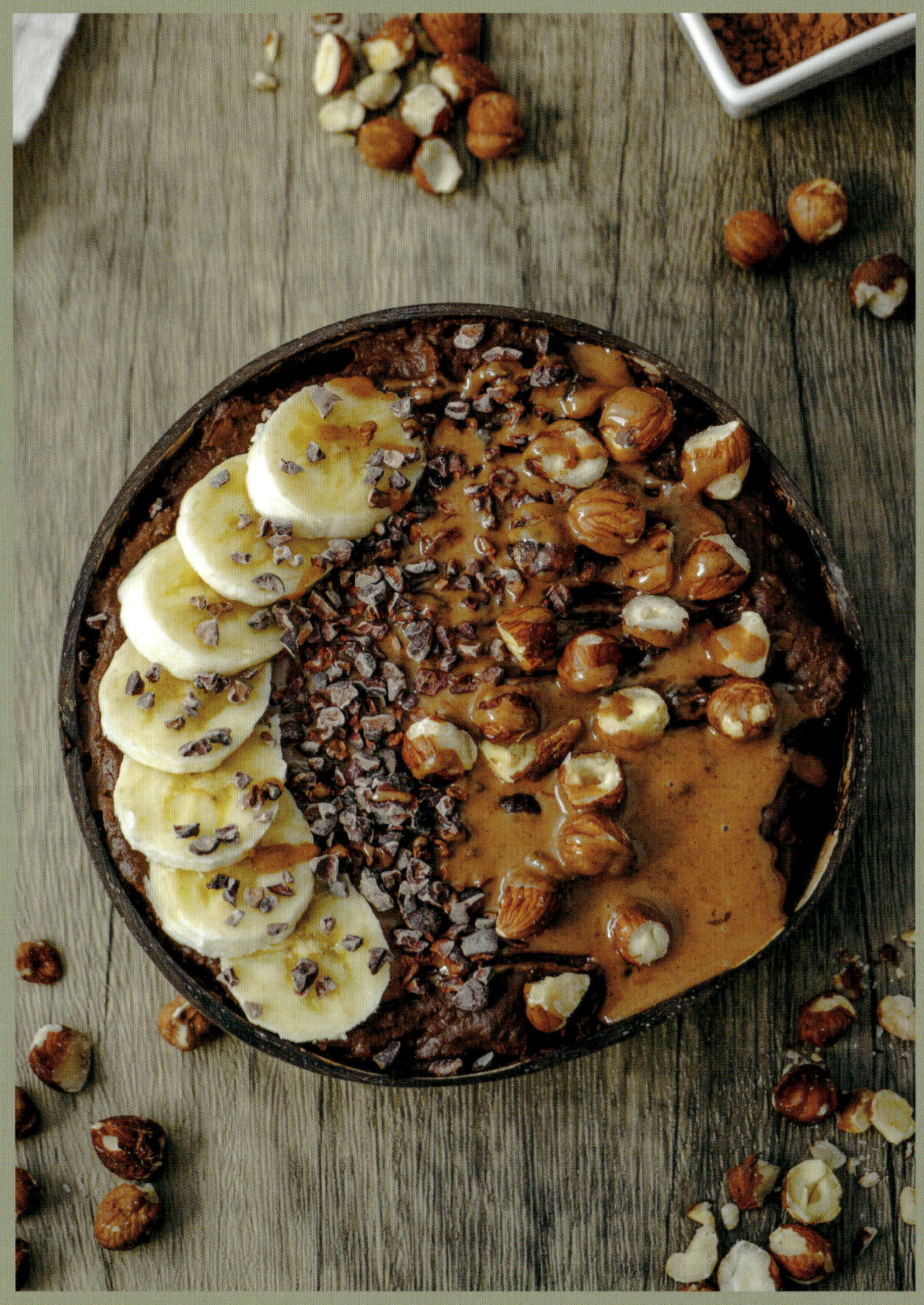

# Schoko-Haselnuss-Bowl

**Zubereitungszeit: 15 Minuten**

**1.** Die Süßkartoffel waschen, putzen, halbieren oder vierteln und auf einen Teller legen. Mit einer Gabel ein paar Löcher in die Schale stechen. Die Süßkartoffelstücke bei voller Leistung in der Mikrowelle für 6–7 Minuten erhitzen. Alternativ im Backofen bei 180°C für 30 Minuten backen, bis sie weich ist.

**2.** Kurz abkühlen lassen und, wenn gewünscht, die Haut abziehen. Die Süßkartoffel mit Pflanzendrink, Datteln und dem Haselnussmus im Mixer zu einer glatten Masse pürieren.

**3.** Anschließend Backkakao und Proteinpulver hinzugeben, nochmals verrühren und mit 1 Prise Salz abschmecken. Wer es süßer mag, kann zusätzlich etwas Süße, wie z.B. Erythrit, hinzufügen.

**4.** Mit Kakao-Nibs, Bananenscheiben, Haselnussmus sowie gehackten Haselnüssen garnieren und genießen.

## Zutaten:
250 g Süßkartoffel
150 ml Pflanzendrink
2 Datteln, entsteint
1 EL Haselnussmus
10 g Backkakao
25 g Schoko-Proteinpulver
1 Prise Salz

## Toppings:
1 TL Kakao-Nibs
½ Banane, in Scheiben geschnitten
1 TL Haselnussmus
1 TL gehackte Haselnüsse

## Lebensmittel-ABC:
*Kakao ist proteinreich und enthält zudem viele weitere, wertvolle Nährstoffe wie Ballaststoffe, sekundäre Pflanzenstoffe, Antioxidantien und Mineralstoffe. Kakao kann außerdem entspannend wirken, denn es enthält viel Magnesium, welches dafür bekannt ist, Verkrampfungen und Spannungen zu lösen.*

## Nährwerte:
657 Kalorien · 35 g Protein
79 g Kohlenhydrate · 21 g Fett

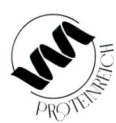
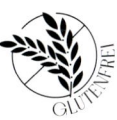
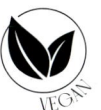

# Kokos-Chia-Pudding
## mit Blaubeer-Smoothie

**Zubereitungszeit: 20 Minuten**

### Zutaten:
20 g Chiasamen
100 ml Pflanzendrink
50 ml Kokosmilch
Zimt
1 EL Süße, z.B. Dattelpaste
      oder Reissirup

### Blaubeer-Smoothie:
100 g Blaubeeren
150 g Quark
evtl. etwas Süße

### Topping:
1 Handvoll Blaubeeren

1. Chiasamen mit Pflanzendrink sowie Kokosmilch in einem Glas oder einer kleinen Schale vermengen, Zimt und Süße unterrühren und für ca. 10 Minuten quellen lassen.

2. Für den Smoothie die Blaubeeren waschen und anschließend mit dem Quark pürieren. Nach Wunsch zusätzliche Süße hinzugeben.

3. Chiapudding und den Beeren-Smoothie in einem Glas anrichten, mit ein paar Blaubeeren toppen und genießen.

### Nährwerte:
365 Kalorien · 18 g Protein
20 g Kohlenhydrate · 17 g Fett

### Notiz:
*Werden Chiasamen mit Flüssigkeit vermengt, quellen sie stark auf und bilden eine gelartige Masse. Durch diese Quell- und Bindefähigkeit eignen sie sich super für einen Chia-Pudding, Marmelade oder auch als Ei-Ersatz beim Backen.*

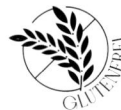 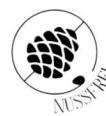 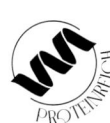

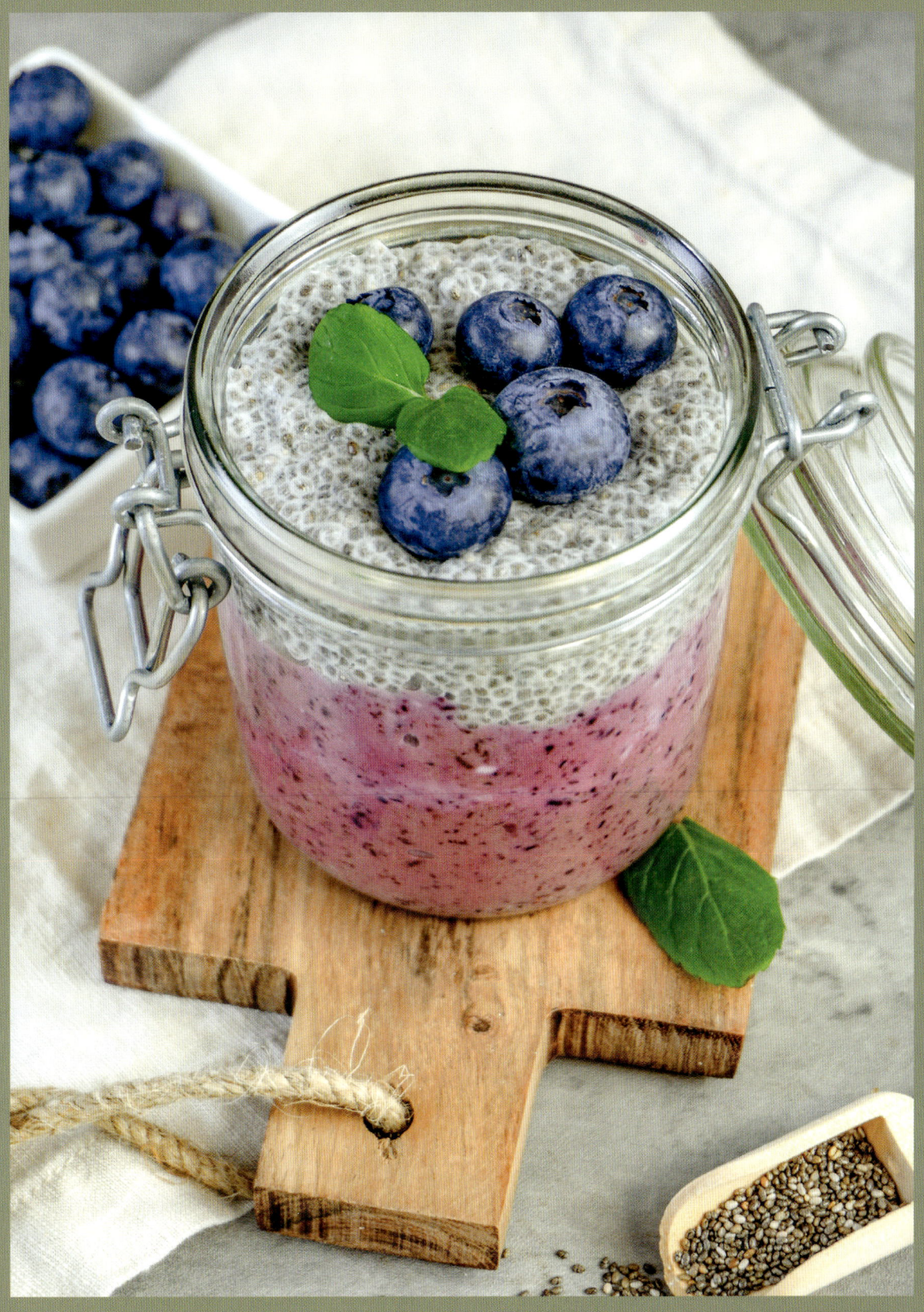

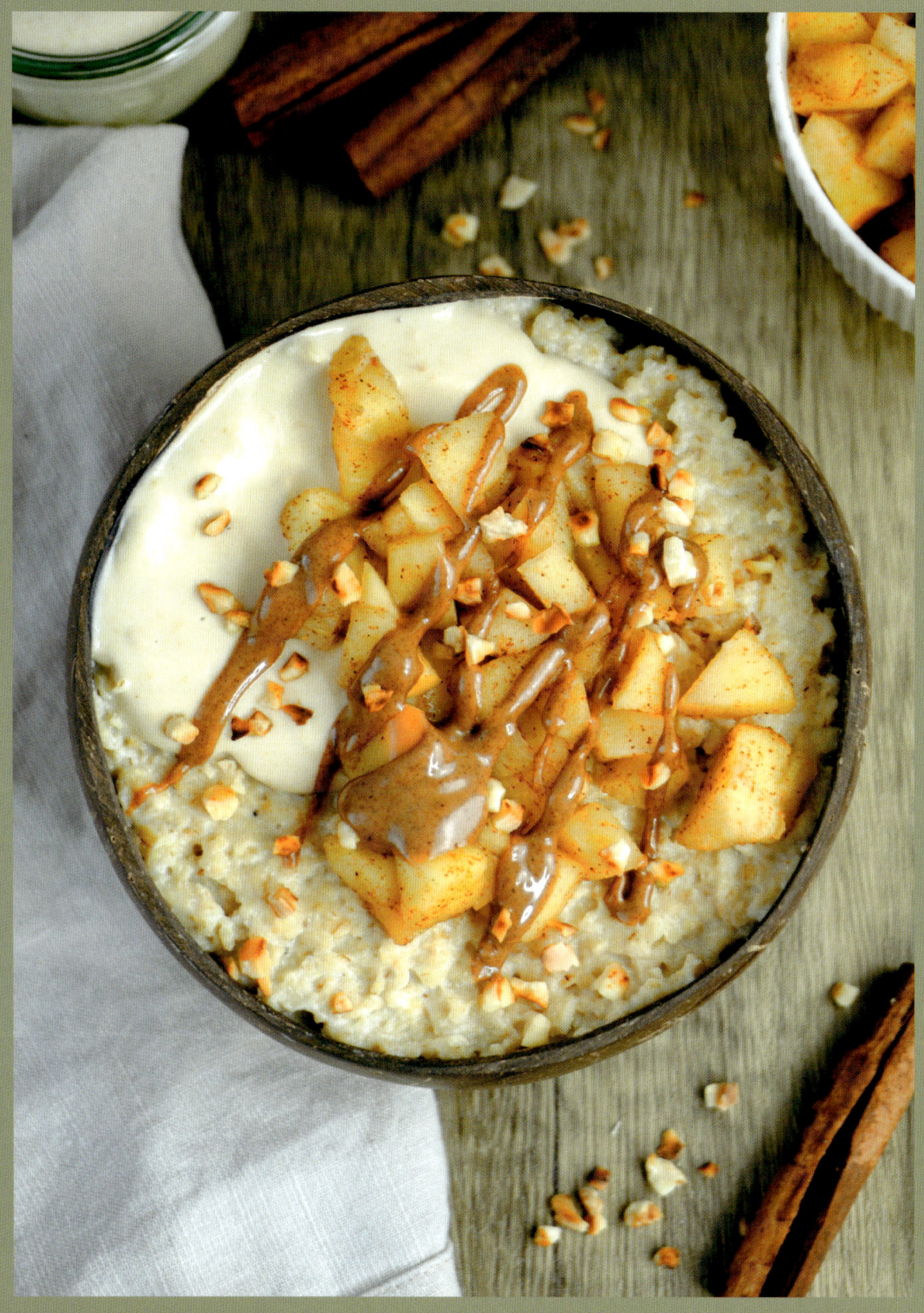

# Bratapfel-Porridge-Bowl
## mit Vanillesauce

**Zubereitungszeit: 20 Minuten**

1. Pflanzendrink in einem Topf aufkochen. Die Haferflocken, 1 Prise Zimt, Vanille-Extrakt und Proteinpulver mit einem Schneebesen einrühren. Alles bei schwacher Hitze ca. 5 Minuten köcheln lassen. Anschließend den Topf vom Herd ziehen und das Porridge 5–10 Minuten quellen lassen.

2. Währenddessen den Apfel waschen, nach Wunsch schälen, vom Kerngehäuse befreien und in kleine Würfel schneiden. Mit einem Schuss Wasser und etwas Zimt in einer Pfanne bei mittlerer Hitze braten, bis er weich wird.

3. Alle Zutaten für die Vanillesauce miteinander verrühren.

4. Das Porridge in eine Schüssel geben, mit den Äpfeln und der Vanillesauce sowie optional ein paar gehackten Mandeln toppen.

## Zutaten:
250 ml Pflanzendrink,
    z.B. Mandeldrink
60 g Haferflocken
Zimt
Vanille-Extrakt
20 g Vanille-Proteinpulver

## Bratapfel:
1 Apfel
Zimt
1–2 EL Wasser

## Vanillesauce:
2–3 EL Joghurt oder
    pflanzliche Alternative
1 EL Süße nach Wahl,
    z.B. Reissirup
1 EL Mandelmus
1–2 EL Wasser
Vanille-Extrakt

## Topping:
optional: 1 EL gehackte Mandeln

## Lebensmittel-ABC:
*Ich verwende nur Ceylon-Zimt, denn dieser enthält weniger Cumarin als der Cassia-Zimt. Cumarin kann in höheren Mengen eine toxische Wirkung haben.*

## Nährwerte:
565 Kalorien · 27 g Protein
64 g Kohlenhydrate · 21 g Fett

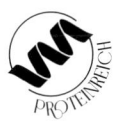 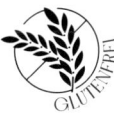 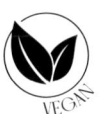

# Saftiger Rübli-Frühstückskuchen

## Zubereitungszeit: 10 Minuten

### Zutaten:
50 g Hafermehl
    (gemahlene Haferflocken)
15 g Mandelmehl, alternativ
    gemahlene Mandeln
30 g Erythrit
1 TL geschrotete Leinsamen
1 TL Backpulver
Zimt
1 mittelgroße Karotte
1 Ei
200 ml Wasser

### Vanillecreme:
70 g Quark
1 TL Mandelmus
1 TL Reissirup
Vanille-Extrakt
1–2 EL Wasser

### Toppings:
optional: frische Himbeeren
    und gehackte Pistazien

### Nährwerte:
539 Kalorien · 35 g Protein
44 g Kohlenhydrate · 22 g Fett

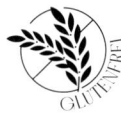 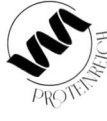

1. Alle trockenen Zutaten miteinander vermengen. Die Karotte schälen, mit einer Küchenreibe fein reiben und gemeinsam mit dem Ei und Wasser hinzugeben. Alles zu einem zäh-cremigen Teig vermengen.

2. Den Teig in eine mikrowellengeeignete Form füllen und bei voller Leistung für etwa 4 Minuten backen. Alternativ kannst du ihn auch bei 180° C für 10 – 12 Minuten im Backofen backen.

3. Währenddessen die Vanillecreme anrühren.

4. Den fertigen Frühstückskuchen auf einen Teller stürzen und mit der Vanillecreme sowie optional mit Himbeeren und Pistazien servieren.

### Notiz:
*Gemüse im Kuchen – das klingt für viele vermutlich etwas ungewöhnlich. Allerdings wird das Gebäck dadurch nicht nur gesünder, sondern auch besonders saftig. Probiere es also unbedingt mal aus! Ich bin mir sicher, du wirst begeistert sein und das Gemüse nicht herausschmecken.*

### Lebensmittel-ABC:
*Mandelmehl ist nicht zu verwechseln mit gemahlenen Mandeln. Mandelmehl entsteht durch das Pressen, Entölen und Mahlen von ungerösteten Mandeln. Darum enthält es viel weniger Fett und weniger Kohlenhydrate als gemahlene Mandeln, außerdem ist auch die Struktur viel feiner.*

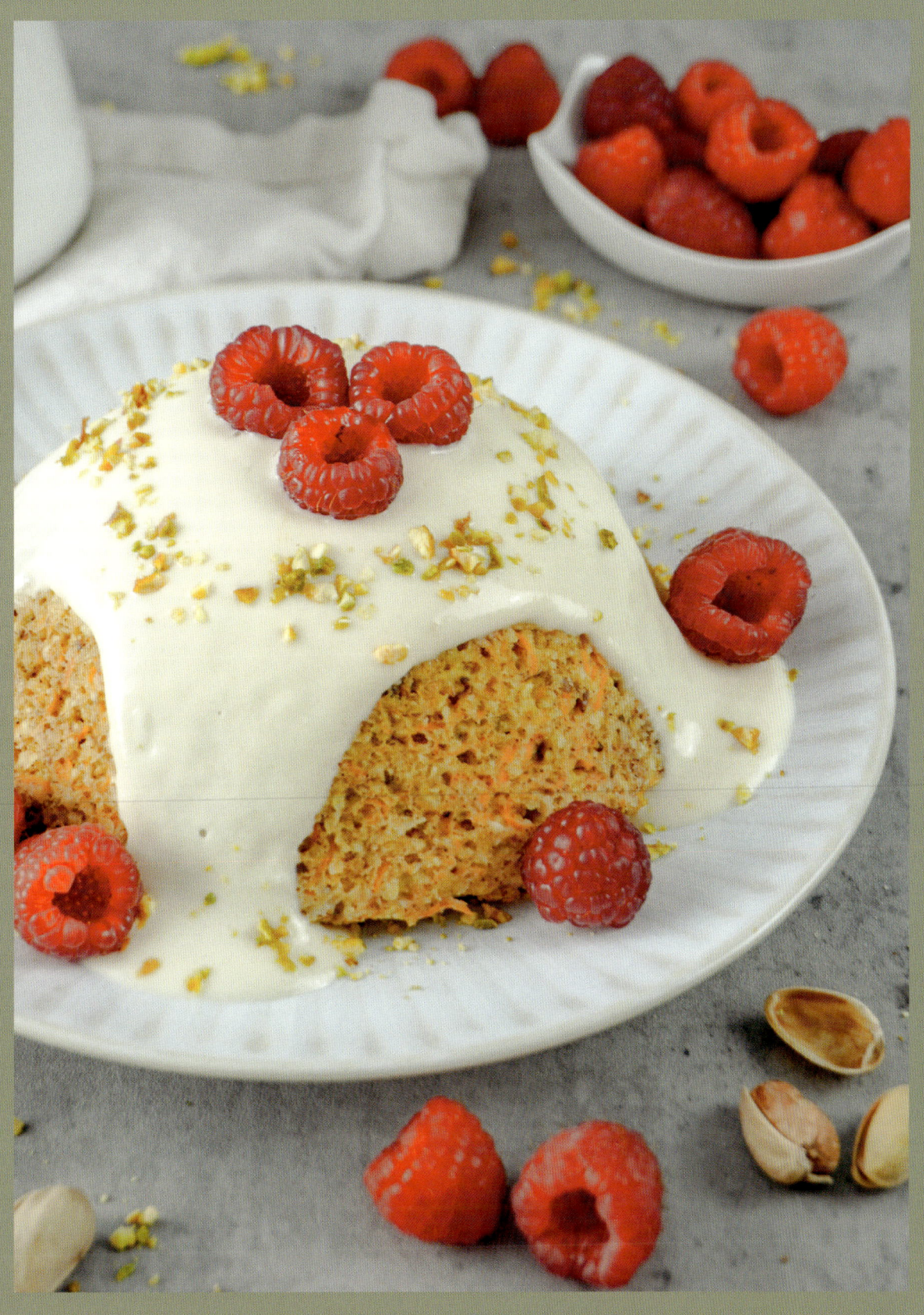

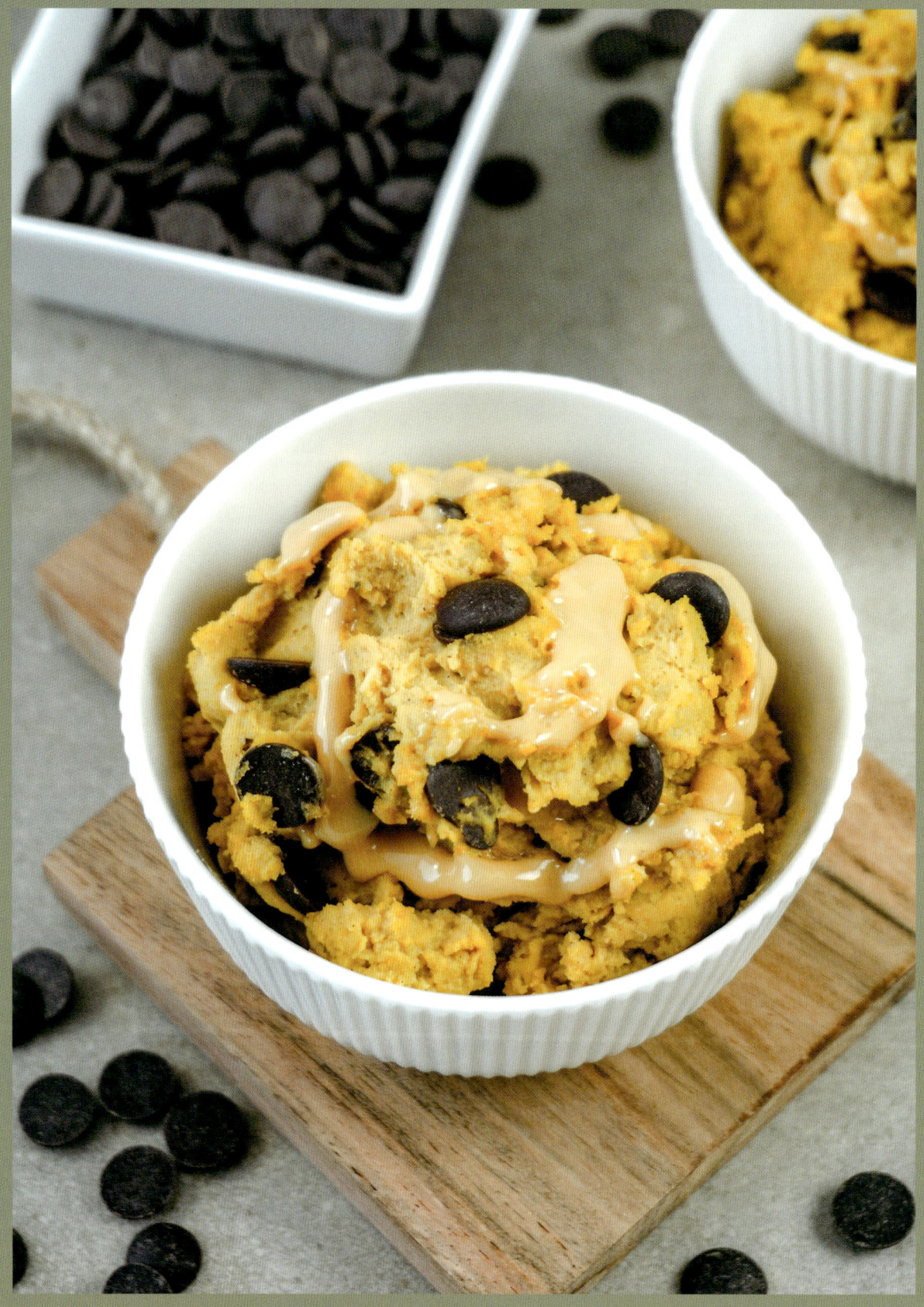

# Cookie Dough
## — der gesunde Keksteig zum Löffeln

**Zubereitungszeit: 10 Minuten**

**1.** Die Kichererbsen in einem Sieb unter fließendem Wasser abspülen und abtropfen lassen. Mit der Banane, dem Mandelmus sowie 1 Schuss Pflanzendrink in den Mixer geben und so lange pürieren, bis eine homogene Masse entsteht.

**2.** Anschließend das Proteinpulver (bzw. Mandelmehl oder gemahlene Mandeln) dazugeben und nochmals verrühren, die Mischung sollte eine cremige Konsistenz haben. Die Creme mit Salz und Vanille abschmecken. Wem die Süße nicht intensiv genug ist, der kann zusätzlich etwas Ahornsirup oder Erythrit hinzugeben.

**3.** Die Creme in eine Schüssel füllen und mit Schokoladenstückchen bestreut servieren.

**Zutaten:**
150 g Kichererbsen, aus der Dose oder dem Glas
1 möglichst reife Banane
1 TL Mandelmus
50 ml Pflanzendrink
2 EL Vanille-Proteinpulver, alternativ Mandelmehl oder gemahlene Mandeln
1 Prise Salz
Vanille-Extrakt
2 EL gehackte Zartbitterschokolade
optional: Ahornsirup oder Erythrit für zusätzliche Süße

**Notiz:**
*Naschst du auch so gerne rohen Teig? Der klassische Keksteig besteht meist aus Mehl, Zucker und Butter. Das ist weder nährstoffreich noch gut bekömmlich. Diese Variante ist eine leckere, gesunde Alternative, welche du direkt roh löffeln kannst. Kichererbsen mit ihrem hohen Protein- und Ballaststoffgehalt, sowie einigen weiteren wertvollen Nährstoffen, machen schnell und lange satt.*

**Nährwerte:**
548 Kalorien · 34 g Protein
52 g Kohlenhydrate · 19 g Fett

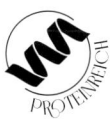
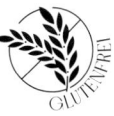

# Peanutbutter & Jelly Overnight Oats

## Zubereitungszeit: 10 Minuten

### Zutaten:

30 g Haferflocken

15 g Chiasamen

1 TL Erdnussmus

2 EL Reissirup oder Erythrit

1 Prise Salz

150 ml Pflanzendrink

100 g Quark oder
      pflanzliche Alternative

150 g Himbeeren

1 TL Erdnussmus

1 EL Erdnüsse

1. Haferflocken, Chiasamen, Erdnussmus, Süße nach Wahl und Salz mit Pflanzendrink und Quark vermengen. Über Nacht im Kühlschrank quellen lassen.

2. Am nächsten Morgen mit Himbeeren, Erdnussmus und Erdnüssen servieren.

### Notiz:

*Overnight Oats – das sind an sich nichts anderes als über Nacht gequollene Haferflocken. Aus meiner Sicht ein wirklich tolles Frühstück! Der Großteil kann bereits innerhalb weniger Minuten am Vorabend zubereitet werden, daher ist es ideal für ein schnelles und zugleich leckeres, sättigendes Frühstück. Auch für unterwegs eignen sich Overnight Oats perfekt – einfach in einem verschließbaren Glas zubereiten und mitnehmen.*

### Nährwerte:

555 Kalorien · 37 g Protein

34 g Kohlenhydrate · 25 g Fett

### Lebensmittel-ABC:

*Erdnussmus ist nicht zu verwechseln mit Erdnussbutter – denn diese steckt meist voller Palmöl und Zucker. Daher mein Tipp: Immer auf die Zutatenliste schauen – Nussmus besteht in der Regel aus 100 % Nüssen.*

  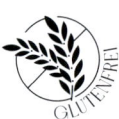 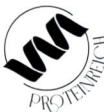

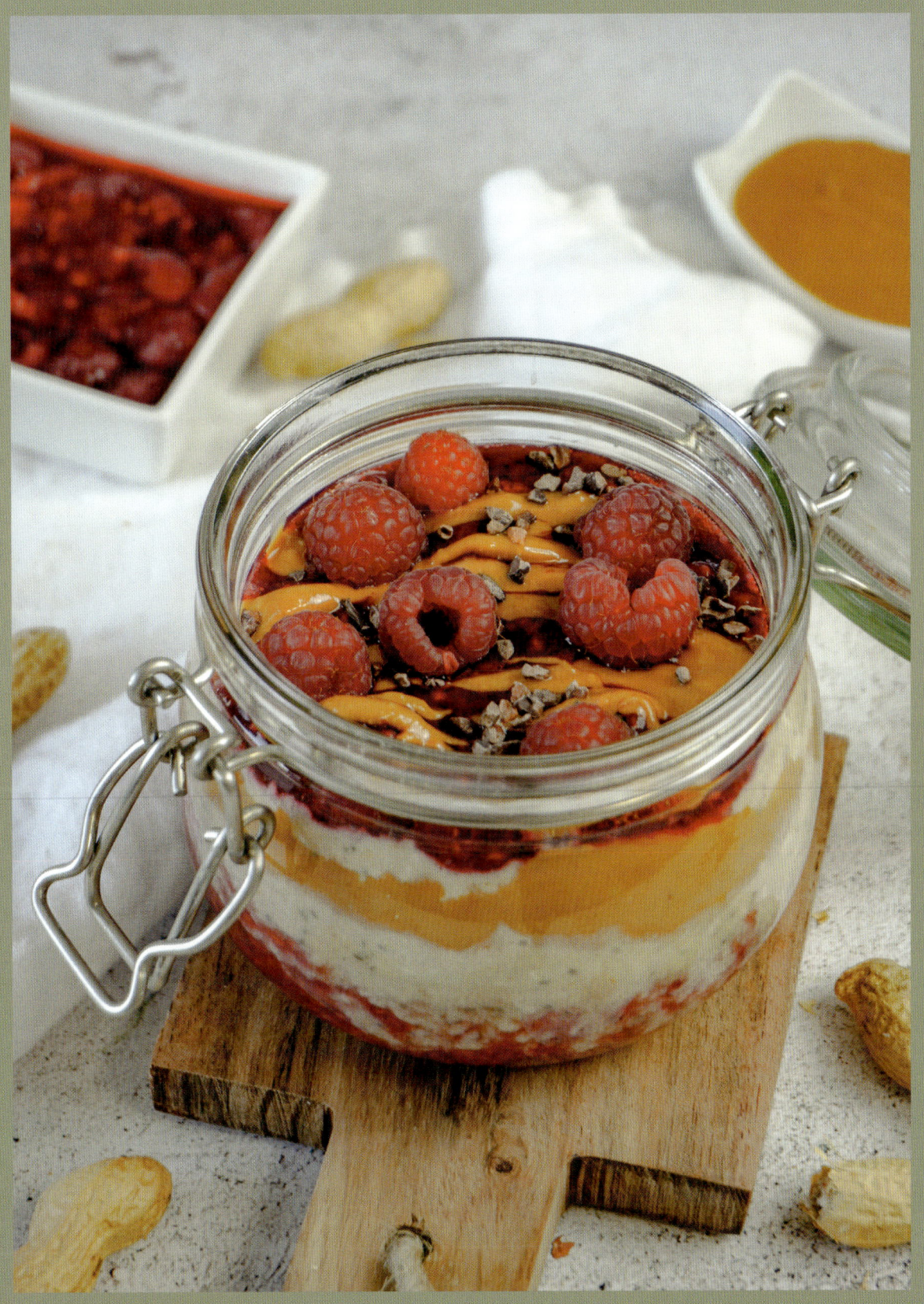

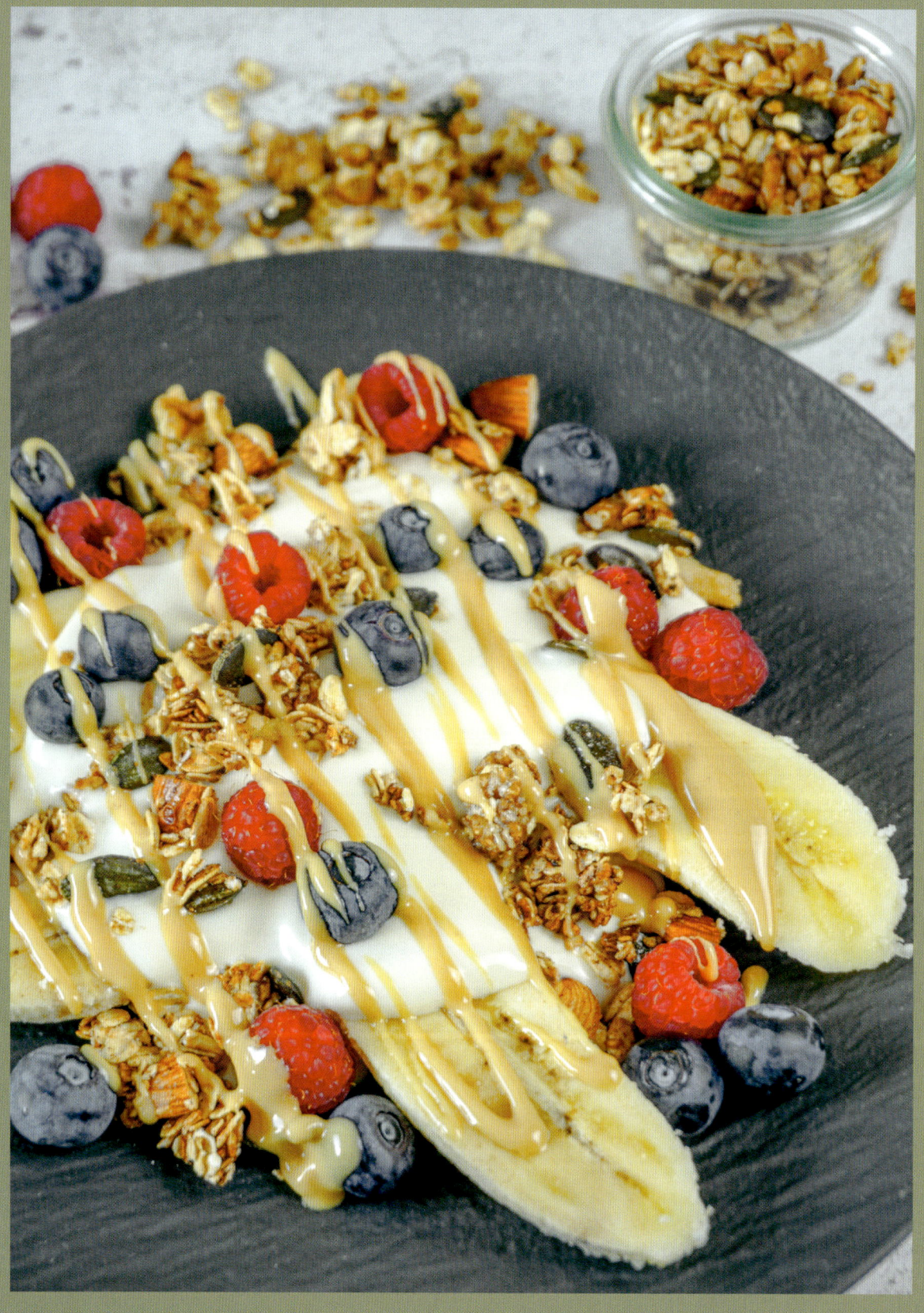

# Frühstücks-Bananensplit

**Zubereitungszeit: 5 Minuten**

**1.** Die Banane schälen, längs halbieren und auf einen Teller legen.

**2.** Den Quark nach Belieben ein wenig süßen und mit etwas Wasser cremig anrühren. Auf den Bananenhälften verteilen.

**3.** Mit Beeren, Granola und Nussmus anrichten.

## Zutaten:

1 Banane
100 g Quark oder
　　pflanzliche Alternative
optional: Erythrit zum Süßen
1 – 2 EL Wasser
50 g Blaubeeren
50 g Himbeeren
3 EL Granola (Rezept S. 81)
1 EL Nussmus

## Nährwerte:

407 Kalorien · 18 g Protein
50 g Kohlenhydrate · 14 g Fett

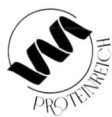
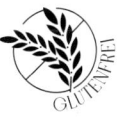
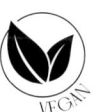

# Chocolate-Chip & Blueberry
# Baked Oatmeal

## Zubereitungszeit: 20 Minuten

### Zutaten:

50 g Haferflocken

15 g Proteinpulver, z.B. mit
    Vanille-Geschmack

optional: zusätzliche Süße,
    z.B. Erythrit

1 TL Backpulver

Zimt

1 Prise Salz

130 ml Pflanzendrink

1 Handvoll Blaubeeren

1 EL Schoko-Drops oder
    gehackte Zartbitter-
    schokolade

### Mandel-Streusel:

1 EL grobe Haferflocken

2 EL Mandelsplitter

1 EL Dattelsirup oder Reissirup

1 EL Mandelmus

Zimt

1. Den Backofen auf 180°C vorheizen.

2. Haferflocken, Proteinpulver, optional Süße, Backpulver, Zimt und Salz vermengen. Mit dem Pflanzendrink vermengen und ggf. die Menge anpassen, sodass eine cremige Masse entsteht.

3. Vorsichtig die Beeren und Schokodrops unterheben. Den Teig in eine ofenfeste Form füllen.

4. In einer separaten Schale Haferflocken, Mandeln, Dattelsirup und Mandelmus vermengen. Zu Streuseln verkneten und diese über dem Oatmeal verteilen.

5. Für 10–12 Minuten im Backofen backen und anschließend genießen.

### Nährwerte:

575 Kalorien · 32 g Protein
51 g Kohlenhydrate · 25 g Fett

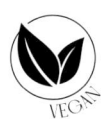 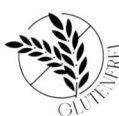 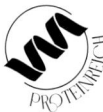

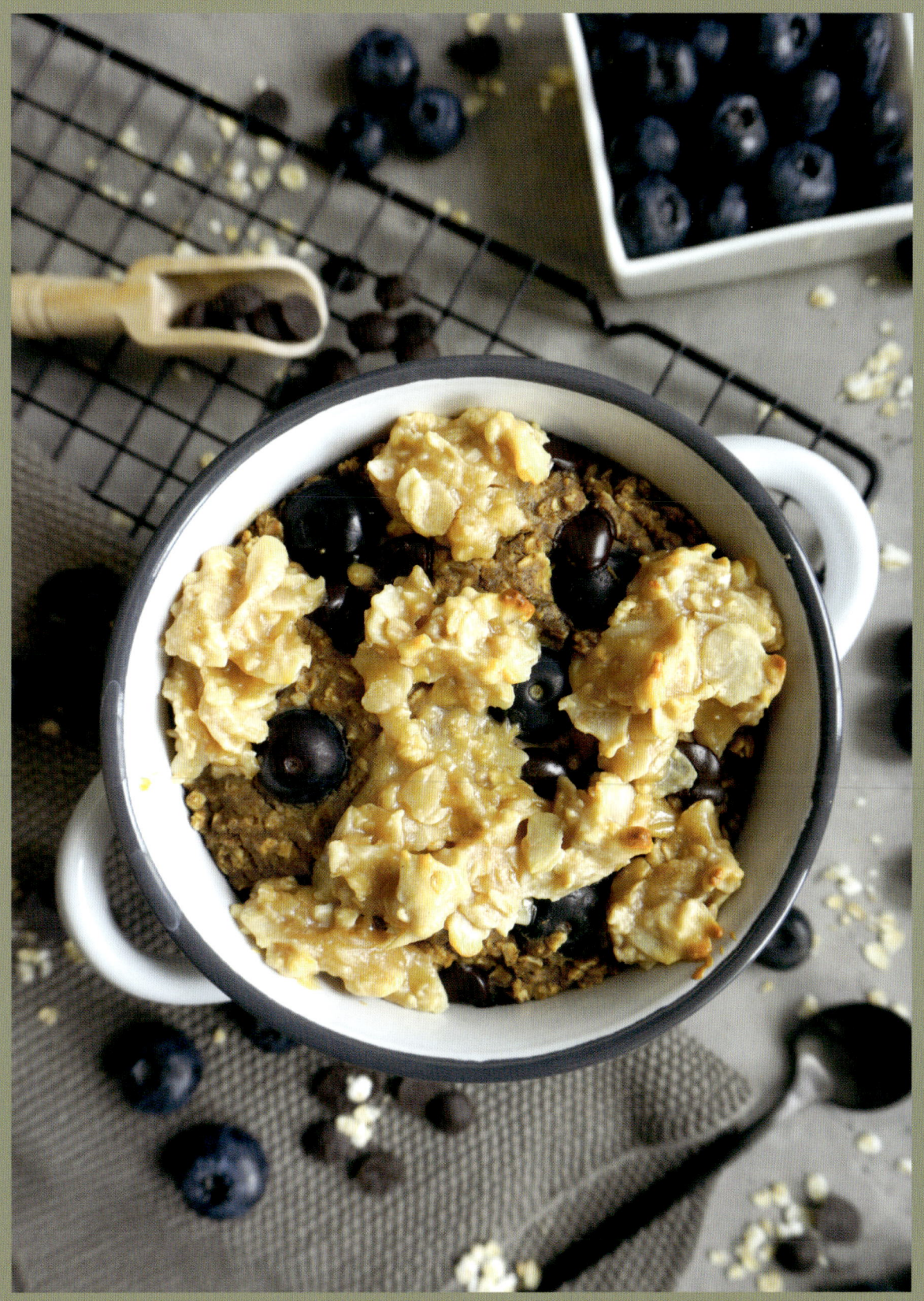

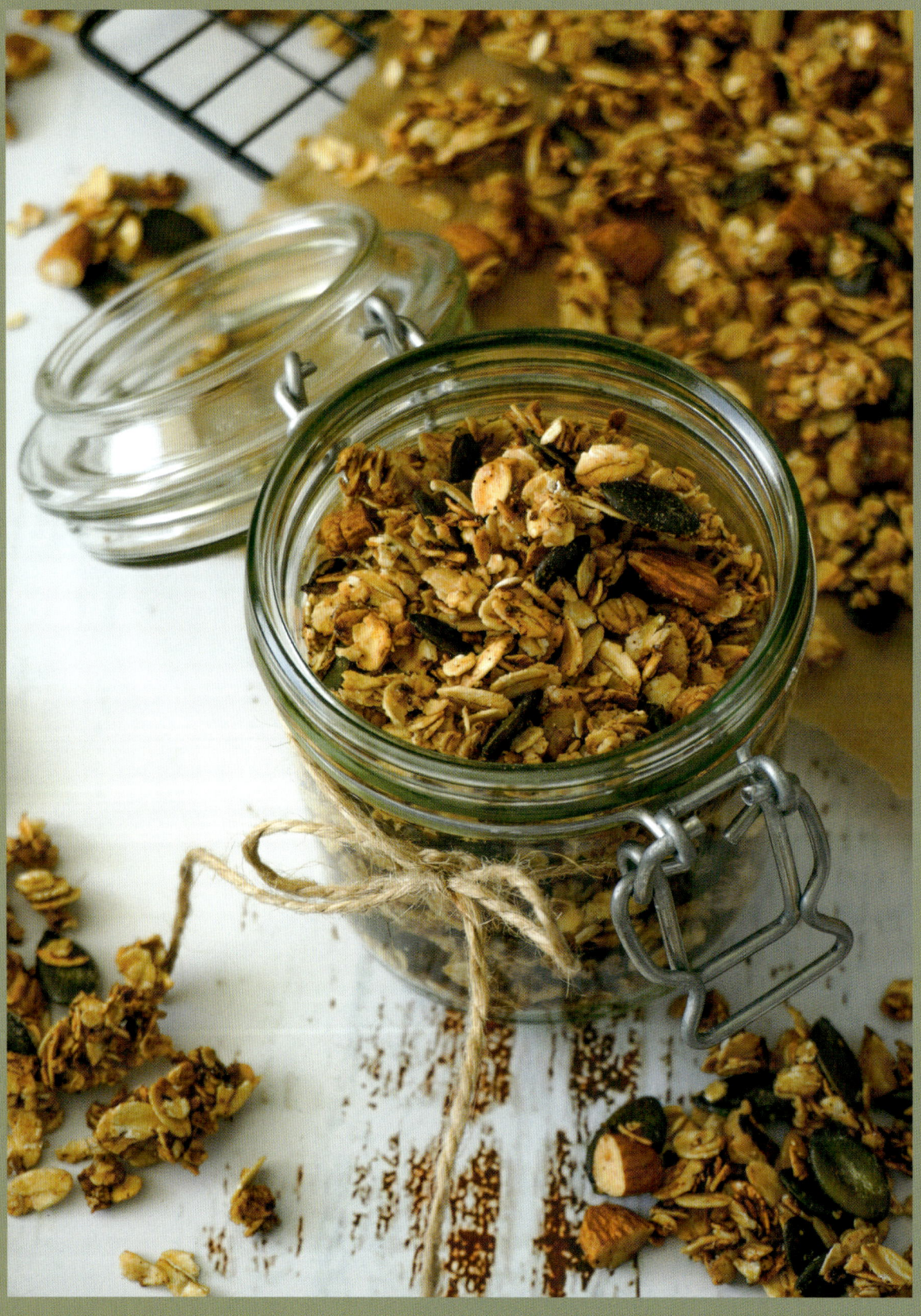

# Knusper-Granola
## mit Nüssen

**Zubereitungszeit: 30 Minuten**

1. Die Haferflocken zusammen mit Nüssen, Kernen, Leinsamen, Zimt, Salz sowie Vanille oder Tonkabohne in eine Schüssel geben und vermischen. Die flüssige Süße dazugeben und nochmals alles vermengen.

2. Die Mischung in einer Pfanne bei mittlerer Temperatur anrösten, dann das Erythrit dazugeben und alles gut verrühren. Das Erythrit schmilzt relativ schnell und kurz danach kannst du die Pfanne bereits beiseitestellen.

3. Das Müsli auf einem Backblech verteilen und dort auskühlen lassen.

## Zutaten
### (ergibt 6 Portionen):

100 g zarte Haferflocken
100 g grobe Haferflocken
50 g Nüsse (Mandeln, Cashews, Haselnüsse, Walnüsse)
25 g Kerne (Kürbiskerne, Sonnenblumenkerne)
30 g geschrotete Leinsamen
1 Prise Zimt
1 Prise Salz
Vanille-Extrakt oder gemahlene Tonkabohne
30 g flüssige Süße, z.B. Reissirup oder Dattelpaste
50 g Erythrit

## Notiz:

*Du kannst hier jede beliebige Sorte Flocken verwenden, das Rezept klappt auch super mit Buchweizen- oder Dinkelflocken. Du kannst das Granola deinem Geschmack entsprechend oder darauf abgestimmt, was du gerade vorrätig hast, abwandeln – z.B. mit Kokoschips, Kakao, Trockenfrüchten oder gehackter Schokolade. Luftdicht verschlossen, trocken und kühl gelagert hält das Granola mindestens 2–3 Wochen.*

*Verwende glutenfreie Haferflocken, wenn du das Granola glutenfrei zubereiten möchtest.*

## Nährwerte:

243 Kalorien · 9 g Protein
23 g Kohlenhydrate · 11 g Fett

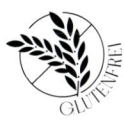
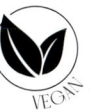

# Good Morning Bowl
## mit Hirse, Rührei und Avocado

**Zubereitungszeit: 25 Minuten**

## Zutaten:

35 g Hirse
100 g Zucchini
1 Frühlingszwiebel
Salz, Pfeffer
2 EL frisch gehackte Petersilie
2 Eier
2 EL Milch
1 TL Öl
½ Avocado
80 g Frischkäse
1 Spritzer Zitronensaft
1 Handvoll Blattspinat
3–4 Tomaten

1. Die Hirse abspülen (ggf. vorher einweichen, das verkürzt die Kochzeit) und nach Packungsanweisung kochen. Währenddessen Zucchini und Frühlingszwiebel waschen und in feine Scheiben schneiden. Kurz mit ganz wenig Wasser in einem Topf andünsten, dann unter die gegarte Hirse rühren. Mit Salz, Pfeffer und einem Teil der Petersilie vermengen.

2. Eier mit etwas Milch und der restlichen gehackten Petersilie verquirlen, dann salzen und pfeffern. Etwas Öl in einer Pfanne erhitzen und die Eiermasse hineingeben. Etwa 15 Sekunden stocken lassen, dann mit einem Pfannenwender etwa 2 Minuten rühren, bis das Rührei nicht mehr flüssig ist.

3. Das Fruchtfleisch einer halben Avocado mit der Gabel zerdrücken und mit Frischkäse, Salz, Pfeffer sowie 1 Spritzer Zitronensaft verrühren.

4. Den Spinat waschen und trocken schütteln, die Tomaten waschen und halbieren oder vierteln.

5. Alle Zutaten in einer Schüssel anrichten und nach Belieben mit Salz und Pfeffer oder optional einer Gewürzmischung für Rührei o.ä. abschmecken.

## Nährwerte:

559 Kalorien · 34 g Protein
46 g Kohlenhydrate · 27 g Fett

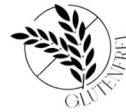
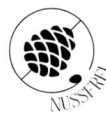
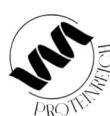

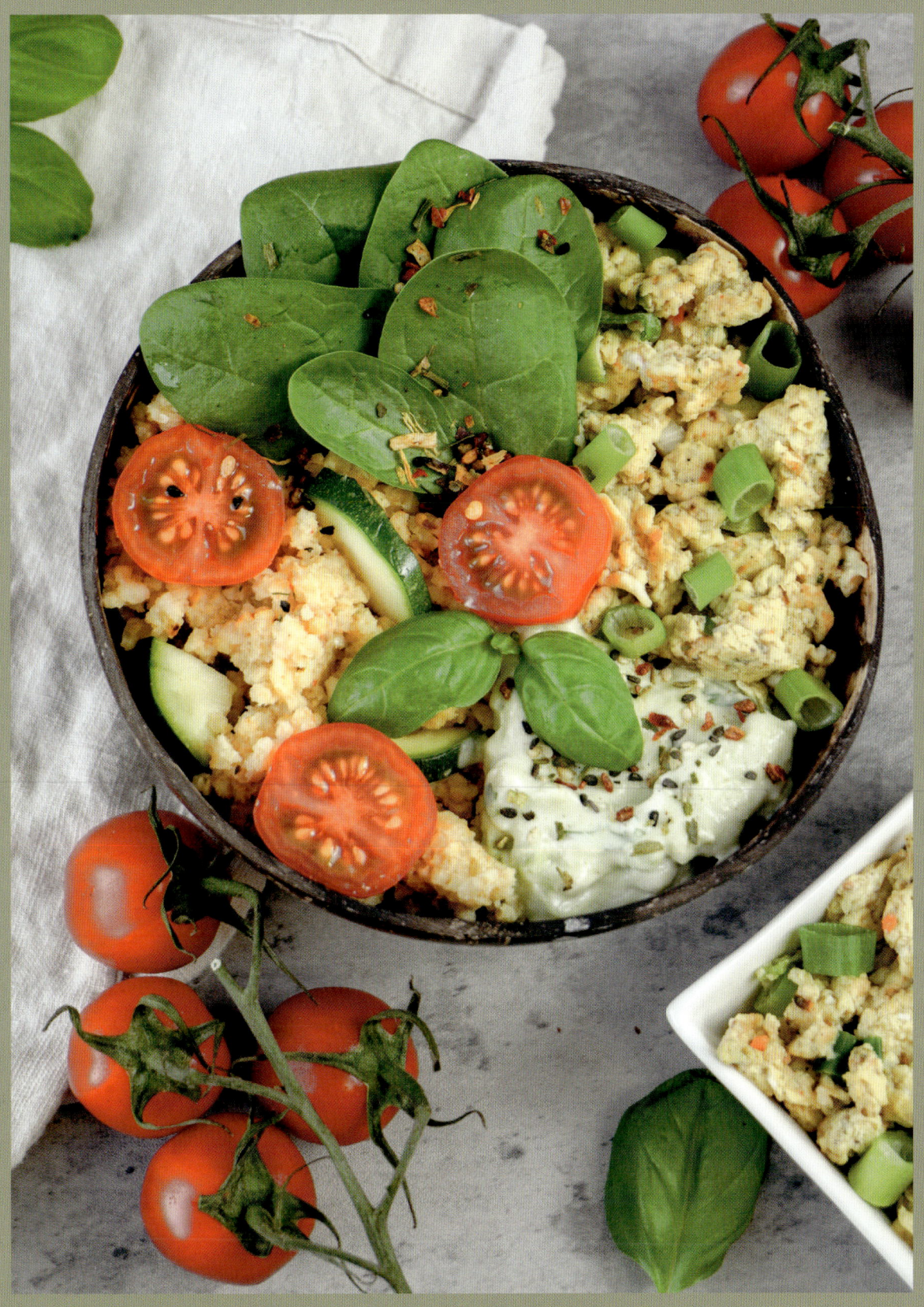

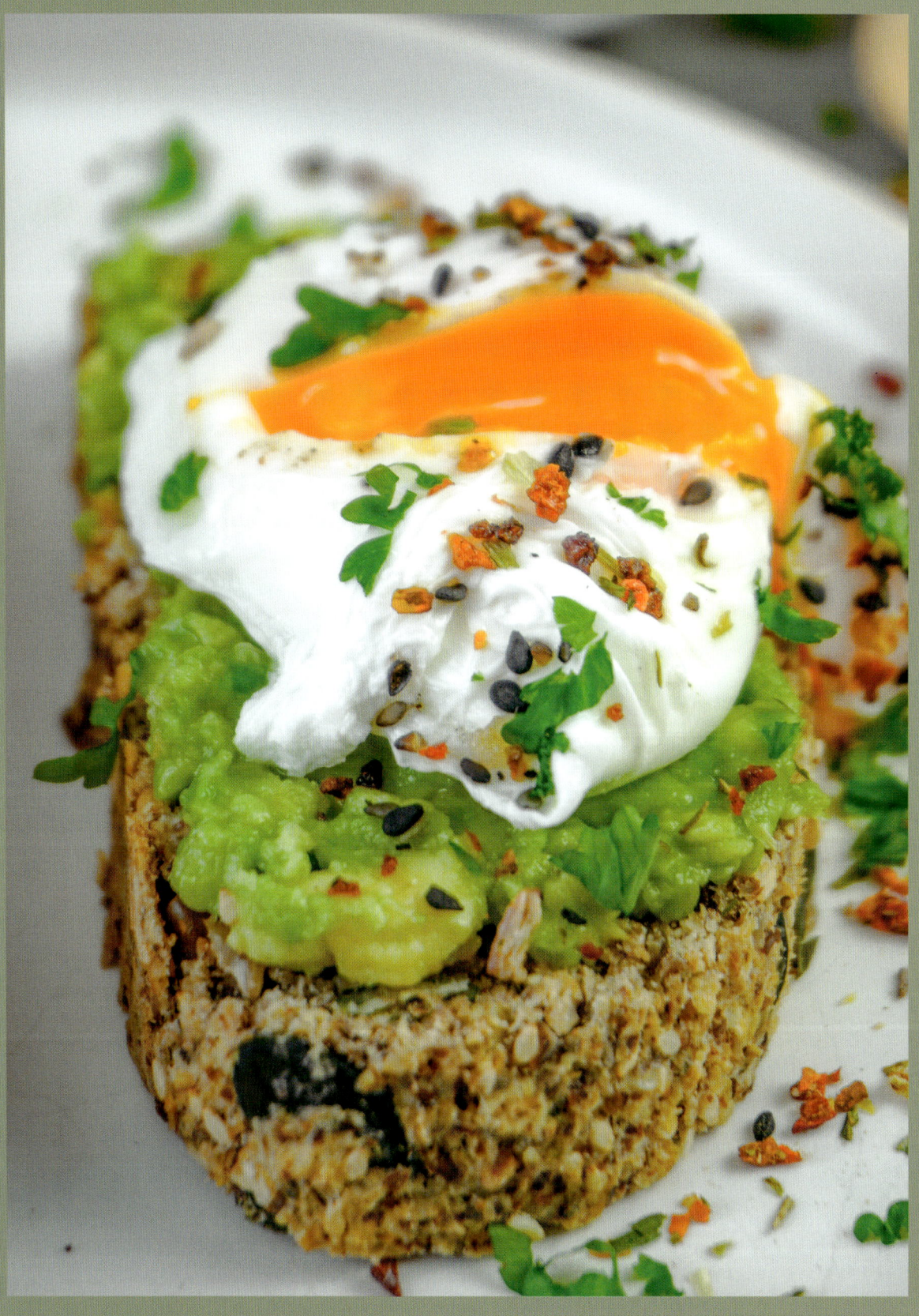

# Pochiertes Ei auf Avocadobrot

## Zubereitungszeit: 10 Minuten

**1.** Das Fruchtfleisch der halben Avocado mit einer Gabel zerdrücken und mit 1 Spritzer Zitronensaft sowie Salz und Pfeffer abschmecken.

**2.** In einem mittelgroßen Topf Wasser zum Kochen bringen, dann die Hitze reduzieren und den Essig ins Wasser geben. Das Ei in eine kleinen Suppenkelle aufschlagen.

**3.** Mit einer Gabel im Wasser einen Strudel rühren und das Ei aus der Suppenkelle vorsichtig hineingleiten lassen. Das Ei ca. 3 Minuten im siedenden Wasser garen, dann mit einer Schaumkelle vorsichtig herausheben.

**4.** Das Brot mit der Avocadocreme bestreichen, das Ei daraufsetzen, mit frischen Kräutern garnieren und genießen.

### Zutaten:
½ Avocado
1 Scheibe Brot oder Toast
1 Spritzer Zitronensaft
Salz, Pfeffer
1 EL Weißweinessig
1 Ei
frisch gehackte Kräuter oder
    Kresse nach Geschmack

### Notiz:
*Welche Brotsorte du verwendest, ist natürlich dir überlassen. Besonders gut passt mein kerniges Sattmacher-Brot von Seite 96 – es ist unglaublich lecker, nährstoffreich und sättigend!*

### Nährwerte:
317 Kalorien · 12 g Protein
28 g Kohlenhydrate · 16 g Fett

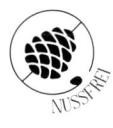
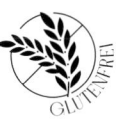

# Gemüse-Omelett

**Zubereitungszeit: 20 Minuten**

## Zutaten:

2 Eier
4 EL Milch oder Pflanzendrink
Salz, Pfeffer
1 EL frisch gehackte Kräuter
    nach Geschmack
3–5 kleine Tomaten
1 Frühlingszwiebel
50 g Feta
1 Handvoll Baby-Blattspinat
1 TL Olivenöl
frisch gehackte Petersilie
    zum Bestreuen

1. Für das Omelett Eier und Milch in eine Schüssel geben, mit Salz und Pfeffer würzen, nach Wunsch frische Kräuter hinzugeben und gut verquirlen.

2. Tomaten waschen, putzen und in kleine Stücke schneiden, Frühlingszwiebel waschen, putzen und in feine Ringe schneiden. Feta zerbröseln und die Spinatblätter waschen und trocken schütteln.

3. Etwas Olivenöl in einer Pfanne erhitzen, die Eiermasse darin verteilen und 2–3 Minuten bei mittlerer Temperatur braten. Wenden und das Omelett von der anderen Seite fertig garen.

4. Mit Tomaten, Frühlingszwiebel, Feta und Spinat füllen und mit Petersilie bestreut servieren.

## Nährwerte:

366 Kalorien · 29 g Protein
5 g Kohlenhydrate · 26 g Fett

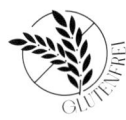  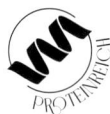

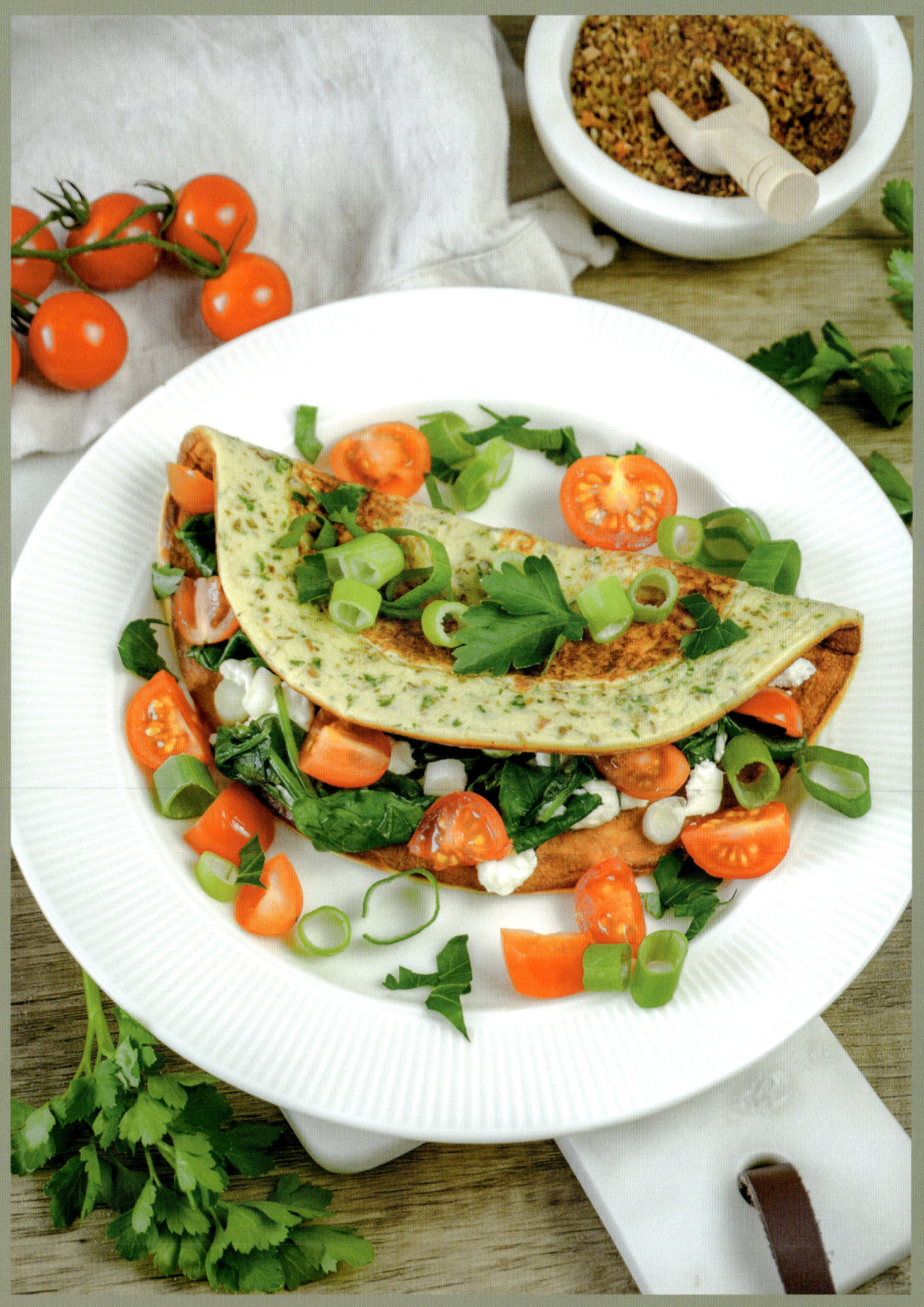

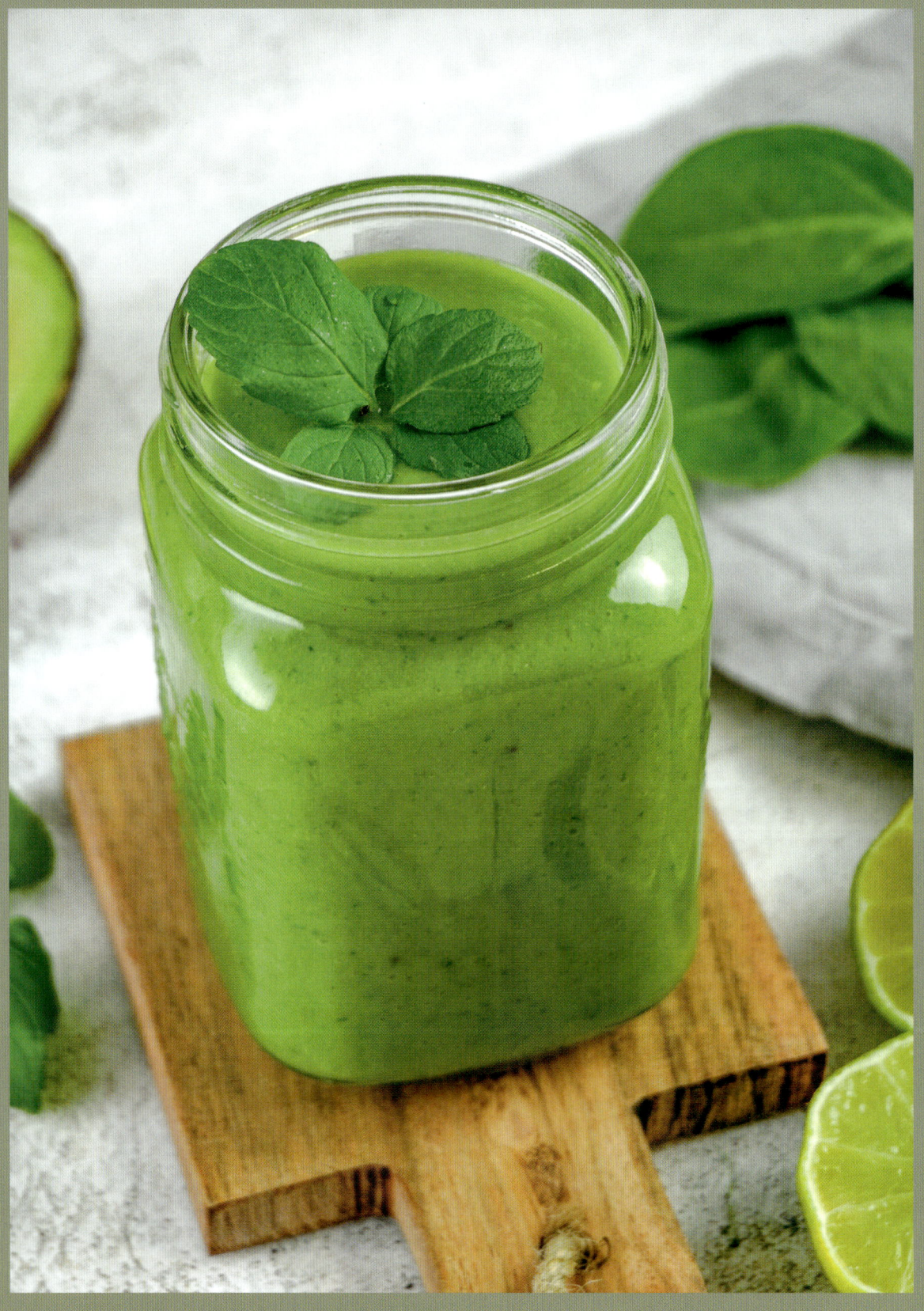

# Green Smoothie
## – grüner Start in den Tag

**Zubereitungszeit: 5 Minuten**

1. Die Banane schälen, die Avocado von Kern und Schale befreien. Den Spinat waschen und trocken schütteln, den Ingwer schälen.

2. Alle Zutaten in den Mixer geben und etwa 1 Minute pürieren, bis der Smoothie eine cremige Konsistenz erreicht.

**Zutaten:**
1 reife Banane
½ Avocado
1 Handvoll Spinat
1 Scheibe Ingwer
1 Handvoll Mangostücke
1 Spritzer Zitronen- oder
    Limettensaft
2–3 frische Minzblätter
200 ml Wasser

**Nährwerte:**
253 Kalorien · 6 g Protein
37 g Kohlenhydrate · 10 g Fett

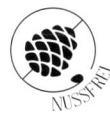
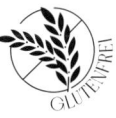
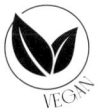

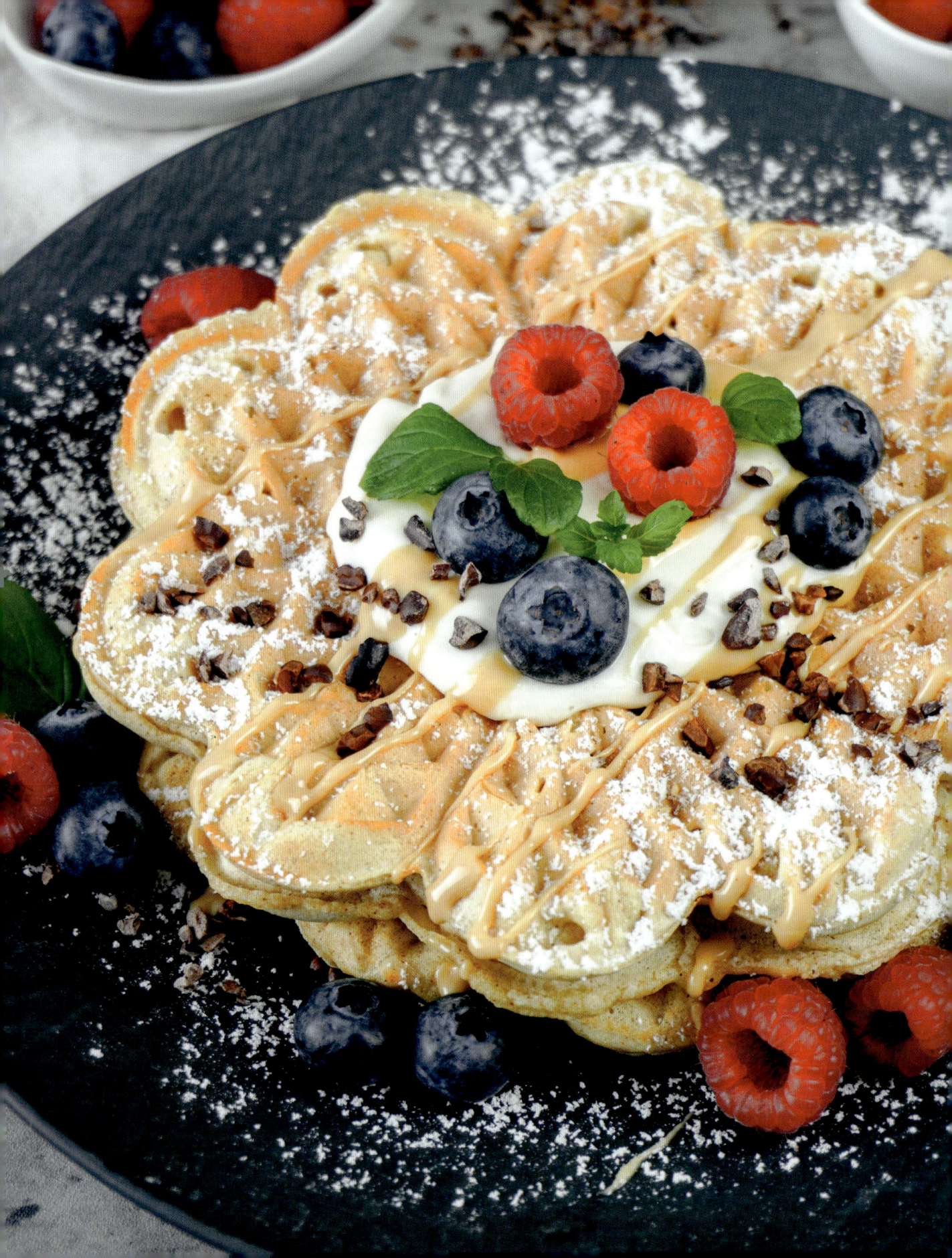

# FRÜHSTÜCKSIDEEN
## FÜR'S WOCHENENDE

Auf den folgenden Seiten findest
du leckere Rezepte für ein ausgiebiges
Frühstück am Wochenende.

# Pancakes
## mit Mandelsauce

**Zubereitungszeit: 20 Minuten**

## Zutaten:

75 g Hafermehl
25 g Mandelmehl
2 EL Süße, z.B. Erythrit
    oder Dattelzucker
1 TL Backpulver
optional: 1 Prise Zimt
200 ml Pflanzendrink
1 Ei
½ TL Kokosöl zum Braten

## Mandelsauce:

1 TL weißes Mandelmus
1 EL Joghurt
2 EL Pflanzendrink
Vanille-Extrakt
optional: zusätzliche Süße
    z.B. Dattelpaste oder
    Reissirup

## Toppings:

optional: Beeren und
    Kakao-Nibs

1. Hafermehl, Mandelmehl, Süßungsmittel, Backpulver und optional Zimt in einer Schüssel vermengen. Anschließend Pflanzendrink und das Ei dazugeben und alles mit dem Handrührgerät zu einem Teig verrühren. Der Teig sollte zäh-cremig und nicht zu flüssig, sondern eher etwas fester sein.

2. ½ TL Kokosöl in einer großen Pfanne auf mittlerer Stufe erhitzen. Pro Pfannkuchen 1–2 EL Teig in die Pfanne geben und bei mittlerer Hitze ausbacken. Sobald sich oben kleine Bläschen bilden, die Pancakes wenden.

3. Die Zutaten für die Sauce in einer kleinen Schale vermengen. Die fertigen Pancakes auf einem Teller stapeln und mit der Sauce sowie optional Beeren und Kakao-Nibs servieren.

## Nährwerte:

556 Kalorien · 34 g Protein
48 g Kohlenhydrate · 22 g Fett

## Notiz:

*Du kannst Hafermehl ganz leicht selbst herstellen, indem du einfach Haferflocken in einem Mixer fein mahlst.*

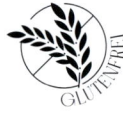
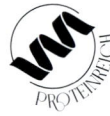

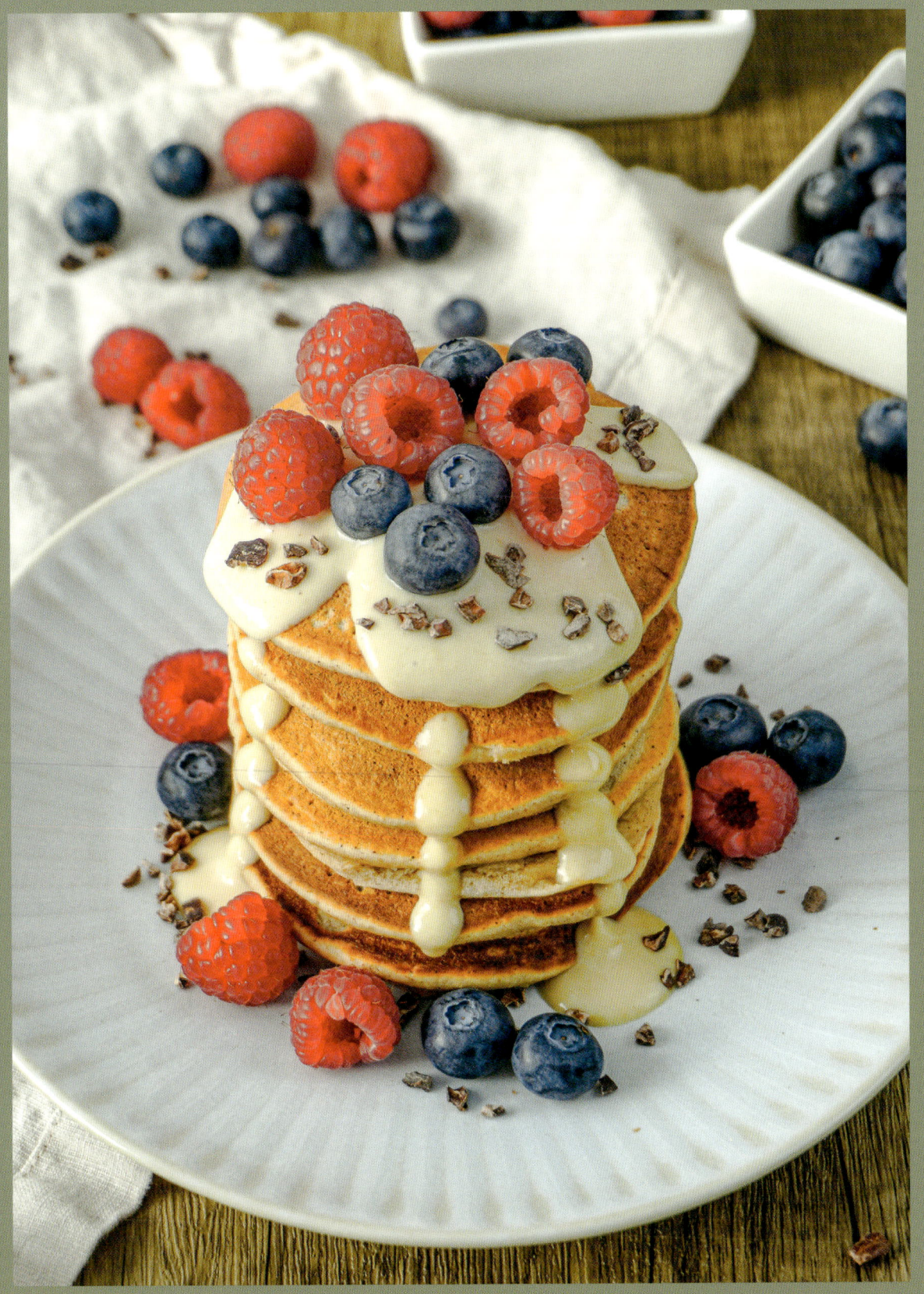

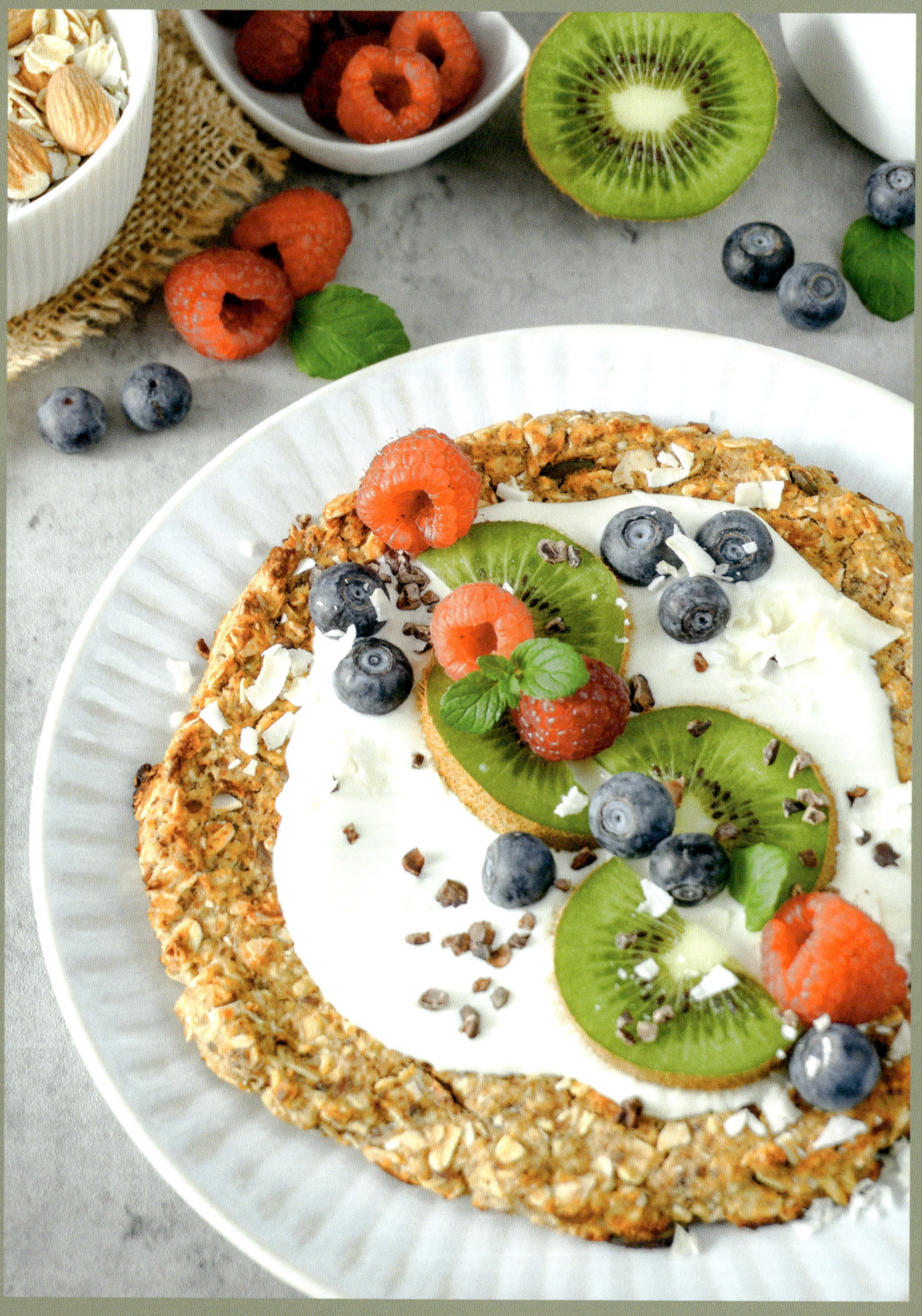

# Süße Frühstücks-Pizza

**Zubereitungszeit: 20 Minuten**

1. Den Backofen auf 180°C vorheizen.

2. Alle Zutaten miteinander vermengen und auf einem mit Back-papier ausgelegten Backblech zu einer kleinen runden Pizza formen. Im Backofen 12–15 Minuten backen und anschließend kurz abkühlen lassen.

3. Den Quark nach Wunsch etwas süßen, die Frühstücks-Pizza mit dem Quark bestreichen und mit Obst und Toppings nach Wahl garnieren.

## Zutaten:

50 g Haferflocken
1 TL geschrotete Leinsamen
25 g Kokos- oder Mandelmehl
1 TL Sonnenblumenkerne
1 TL Nüsse
1 TL Kokosflocken
2 EL Apfelmark
1–2 EL Wasser
1 Prise Salz
Zimt

## Toppings:

50 g Quark oder
    pflanzliche Alternative
Obst und optional Kakao-Nibs,
    Kokosflocken oder Nüsse
optional: Süße z.B. Dattelpaste
    oder Reissirup

## Notiz:

*Kokosmehl wird hergestellt, indem frisches Kokosnussfleisch ge-trocknet, entölt und anschließend zu Mehl vermahlen wird. Im Ver-gleich zu Kokosraspeln enthält Kokosmehl nur ein Viertel so viel Fett und steckt zudem voller Ballaststoffe und Protein. Es besitzt eine starke Saugkraft, daher sollte bei Rezepten mit Kokosmehl immer die Flüssigkeitsmenge etwas erhöht werden, weil der Teig sonst schnell zu trocken wird.*

## Nährwerte:

544 Kalorien · 25 g Protein
44 g Kohlenhydrate · 26 g Fett

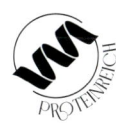
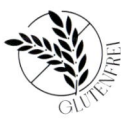
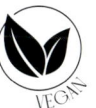

# Kerniges Sattmacher-Brot

## Zubereitungszeit: 1 Stunde, 20 Minuten

### Zutaten

**(ergibt 1 Brot / 20 Scheiben):**

220 g Haferflocken
80 g geschrotete Leinsamen
50 g Sesam
50 g Mandelmehl
50 g Sonnenblumenkerne
50 g Kürbiskerne
15 g Walnüsse
20 g Chiasamen
1 Prise Salz
450 ml kaltes Wasser

1. Alle trockenen Zutaten in einer großen Schüssel vermengen. Das Wasser hinzugeben und alles gut verrühren. Den Teig ca. 15 Minuten quellen lassen.

2. Währenddessen den Backofen auf 180°C vorheizen. Den Teig zu einem Laib formen, auf ein mit Backpapier ausgelegtes Backblech legen und etwa 1 Stunde backen.

### Nährwerte:

125 Kalorien · 6 g Protein
7 g Kohlenhydrate   7 g Fett

### Notiz:

*Dieses leckere Brot steckt voller wichtiger Nährstoffe. Es versorgt dich mit vielen Vitaminen, Mineralstoffen, pflanzlichem Eiweiß, gesunden Fettsäuren und Ballaststoffen. Daher ist es auch sehr sättigend!*

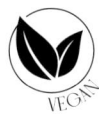
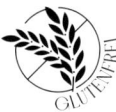

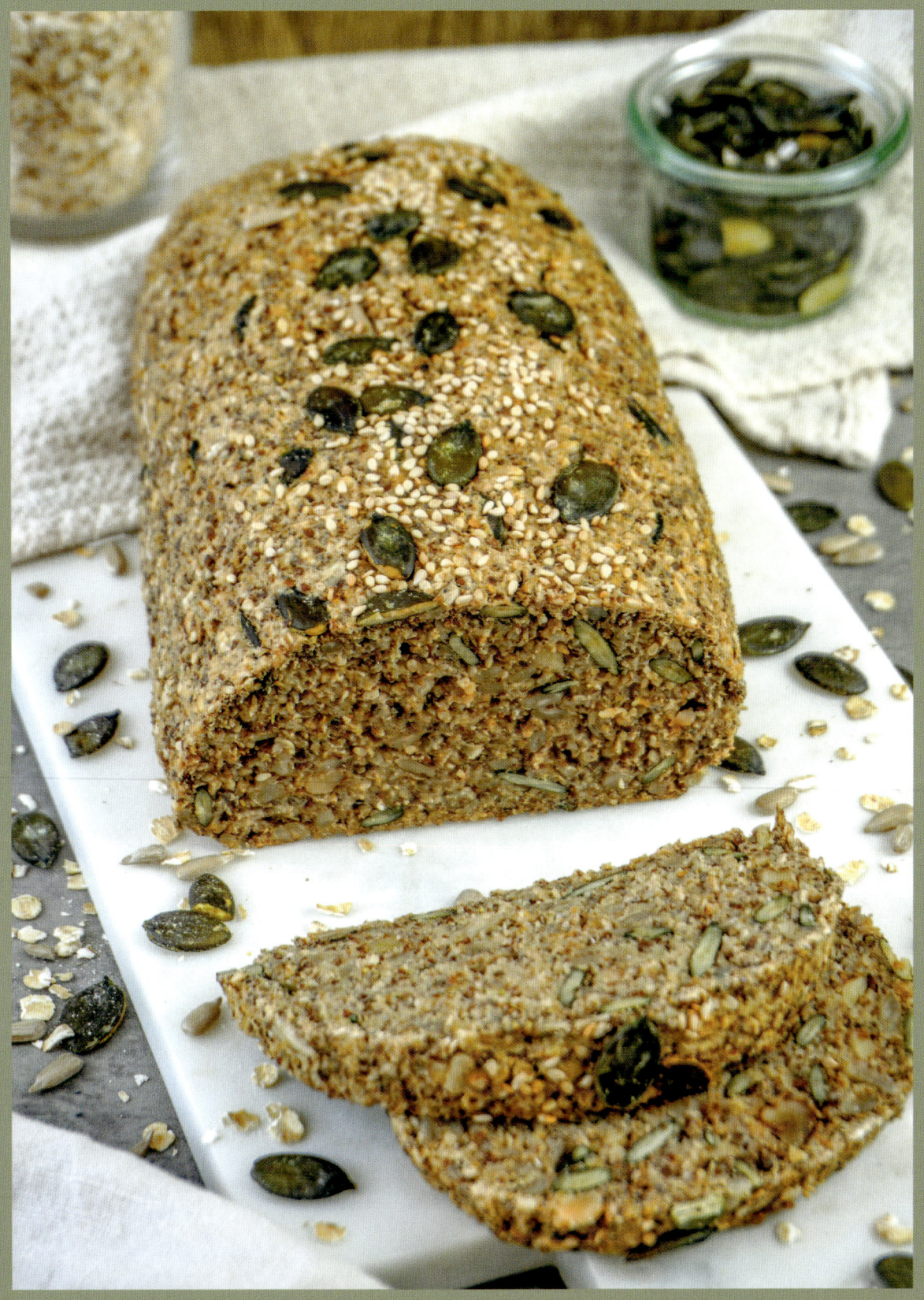

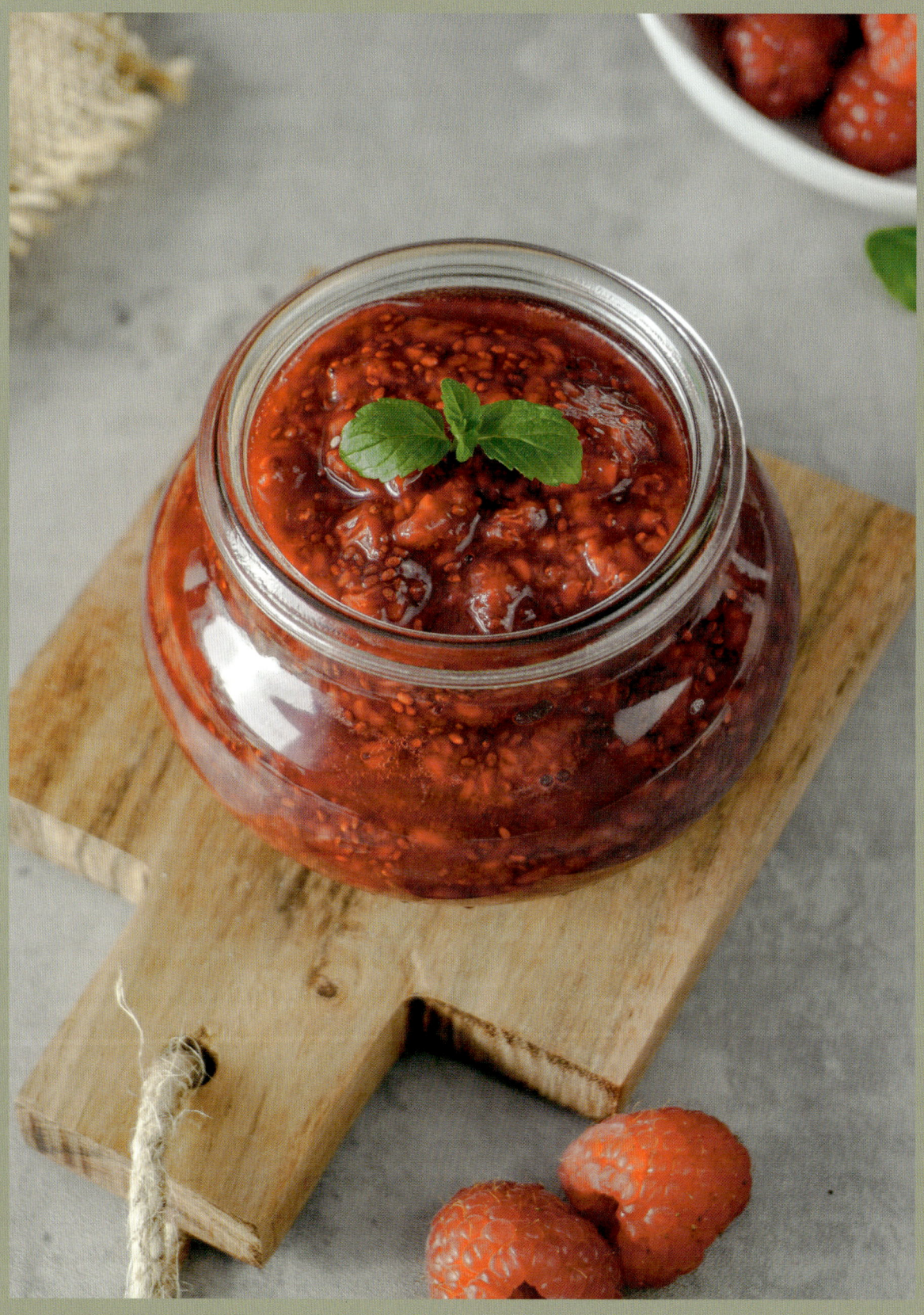

# Schnelle Beeren-Marmelade

**Zubereitungszeit: 10 Minuten**

1. Die Beeren in einem Topf bei kleiner Hitze erwärmen. Regelmäßig umrühren und warten, bis die Flüssigkeit austritt.

2. Sobald die Beeren zu einem Brei werden, die Chiasamen und einen Spritzer Zitronensaft unterrühren. Bei kleiner Hitze knapp 5 Minuten quellen lassen. Optional etwas Süße hinzugegeben, beispielsweise Ahornsirup.

3. Wer Marmelade ohne Stückchen möchte, kann die Masse anschließend in einem Mixer pürieren.

4. Die noch heiße Marmelade in ein sauberes Marmeladenglas füllen und fest verschließen.

**Zutaten:**
300 g Beeren deiner Wahl
30 g Chiasamen
1 Spritzer Zitronensaft
optional: Süße,
     z.B. 2 EL Ahornsirup
     oder Erythrit

**Notiz:**
*Im Gegensatz zu gekaufter Marmelade ist diese Variante zuckerfrei (Beeren enthalten von Natur aus Zucker) und beinhaltet zudem durch die Chiasamen Omega-3-Fettsäuren, pflanzliches Protein und Ballaststoffe. Außerdem ist sie super schnell und einfach zubereitet und kann vielseitig eingesetzt werden, z.B. zu Pancakes, Waffeln, selbst gemachtem Brot oder Semmeln. Kühl gelagert (bestenfalls im Kühlschrank) hält die Marmelade mindestens 4–5 Tage.*

**Nährwerte**
**(für die gesamte Menge):**
292 Kalorien · 11 g Protein
31 g Kohlenhydrate · 13 g Fett

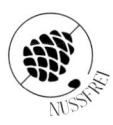
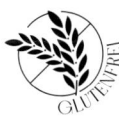
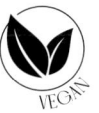

# Cremiger Schokotraum

## Zubereitungszeit: 10 Minuten

### Zutaten
**(ergibt 5 – 10 Portionen):**
80 g Datteln, entsteint
50 g Haselnüsse
3 EL Pflanzendrink
25 g Backkakao
30 g Haselnussmus
1 Prise Salz
optional: zusätzliche Süße,
    z.B. 2 EL Erythrit

1. Die Datteln etwa 5 Minuten in Wasser einweichen.

2. Für ein intensiveres Aroma die Nüsse in einer Pfanne oder im Backofen bei 170°C etwa 10 Minuten rösten. Gut aufpassen, dass die Nüsse nicht verbrennen.

3. Die gerösteten Nüsse mit 1 Schuss Einweichwasser der Datteln und dem Pflanzendrink in einem guten Standmixer auf höchster Stufe mindestens 1 Minute mixen. Anschließend die restlichen Zutaten hinzugeben und mixen, bis eine gleichmäßige cremige Konsistenz entsteht. Ggf. noch etwas Flüssigkeit hinzugeben, bis die gewünschte Konsistenz erreicht ist.

4. Die Schokoladencreme in ein Glas füllen, luftdicht verschließen und im Kühlschrank lagern. Dort hält sie sich etwa 2 Wochen.

### Nährwerte
**(für die gesamte Creme):**
866 Kalorien · 19 g Protein
72 g Kohlenhydrate · 55 g Fett

### Notiz:
*Diese leckere Haselnuss-Schokocreme ist zu 100% pflanzlich sowie frei von Palmöl und raffiniertem Zucker. Zudem ist sie superschnell und einfach zubereitet.*

*Wenn du kein Haselnussmus zur Hand hast, kannst du auch einfach entsprechend mehr Haselnüsse verwenden. Statt mit Haselnüssen schmeckt die Schokocreme übrigens auch super mit Mandeln oder Erdnüssen!*

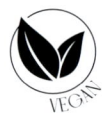
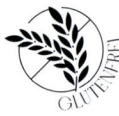

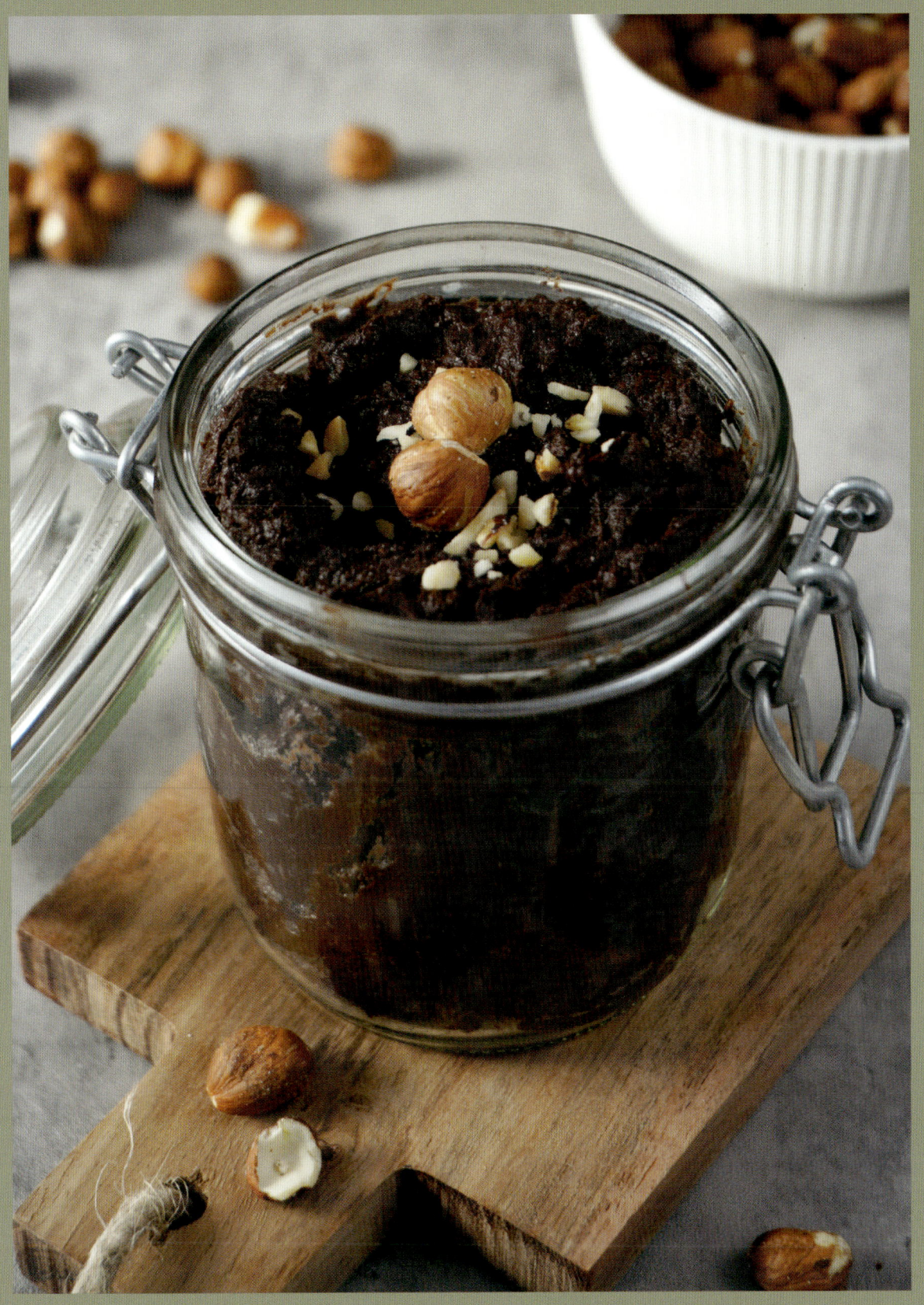

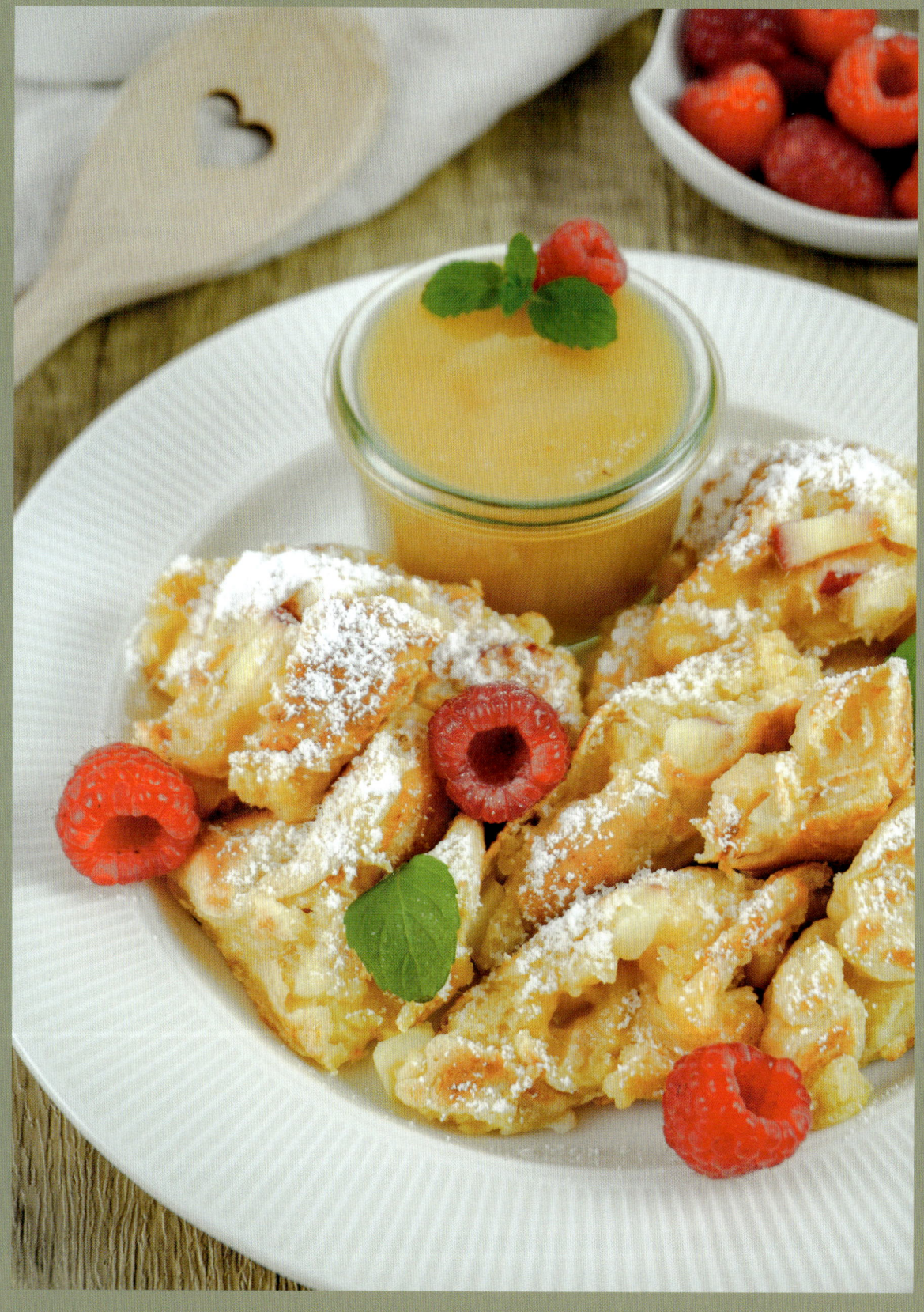

# Der beste gesunde Kaiserschmarrn

## Zubereitungszeit: 20 Minuten

1. Den halben Apfel waschen und in kleine Würfel schneiden. Das Ei trennen, das Eiweiß steif schlagen und beiseitestellen.

2. Das Eigelb mit Pflanzendrink vermengen (wenn du Erythrit verwendest, dieses auch jetzt dazugeben). Das Wasser sowie die trockenen Zutaten hinzufügen und alles mit dem Handrührgerät zu einem cremigen Teig verrühren.

3. Den Eischnee und die Apfelstücke vorsichtig unterheben.

4. Eine Pfanne erhitzen, mit etwas Kokosöl einpinseln und den gesamten Teig in die Pfanne geben. Auf mittlerer Hitze etwa 3–4 Minuten anbraten. Sobald die Unterseite goldbraun ist, den Teig mit einem Pfannenwender in 4 Stücke teilen und wenden.

5. Wenn auch die zweite Seite goldbraun ist, den Pfannkuchen mit dem Pfannenwender oder einer Gabel in kleine Stücke zerteilen.

6. Den Kaiserschmarrn auf einen Teller geben und nach Wahl mit Puderzucker, Apfelmark oder Früchten servieren.

## Zutaten:
½ Apfel
1 Ei
ca. 100 ml Pflanzendrink
ca. 150 ml Mineralwasser
    mit Kohlensäure
65 g Dinkelmehl
25 g Vanille-Proteinpulver,
    alternativ 25 g Mandelmehl
    + 25 g Erythrit
1 TL Backpulver
optional: Zimt
½ TL Kokosöl

## Toppings:
optional: Puderzucker,
    Apfelmark oder Früchte
    nach Wunsch

## Notiz:
*Eines meiner absoluten Lieblingsrezepte! Ich gebe auch supergerne noch ein paar gehackte Walnüsse in den Teig. Eine zuckerfreie Variante für den „Puderzucker" stelle ich ganz einfach selbst her, indem ich Erythrit mahle.*

## Nährwerte:
478 Kalorien · 34 g Protein
56 g Kohlenhydrate · 12 g Fett

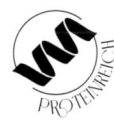
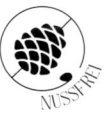

# Schnelle Frühstückssemmel

## Zubereitungszeit: 20 Minuten

### Zutaten

**(ergibt 1 Semmel):**

50 g gemahlene Haferflocken
15 g Mehl, z.B. Mandelmehl
    oder Dinkelvollkornmehl
1 EL geschrotete Leinsamen
1 TL Backpulver
1 Prise Salz
35 g Quark oder
    pflanzliche Alternative
1–2 EL Wasser
optional: Sesam oder
    Sonnenblumenkerne
    zum Bestreuen

1. Den Backofen auf 180°C vorheizen.

2. Die trockenen Zutaten vermengen. Quark und Wasser dazugeben und alles zu einem Teig verkneten.

3. Den Teig mit angefeuchteten Händen zu einer Semmel formen, auf ein mit Backpapier ausgelegtes Backblech legen, nach Wunsch mit ein paar Körnern bestreuen und 15 Minuten backen.

### Nährwerte:

321 Kalorien · 21 g Protein
33 g Kohlenhydrate · 9 g Fett

### Notiz:

*Meine leckere Frühstückssemmel ist superschnell zubereitet und im Vergleich zur klassischen Semmel vom Bäcker enthalten sie jede Menge Ballaststoffe, Mineralstoffe und auch einen hohen Proteinanteil.*

 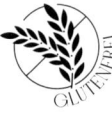 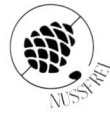 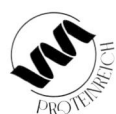

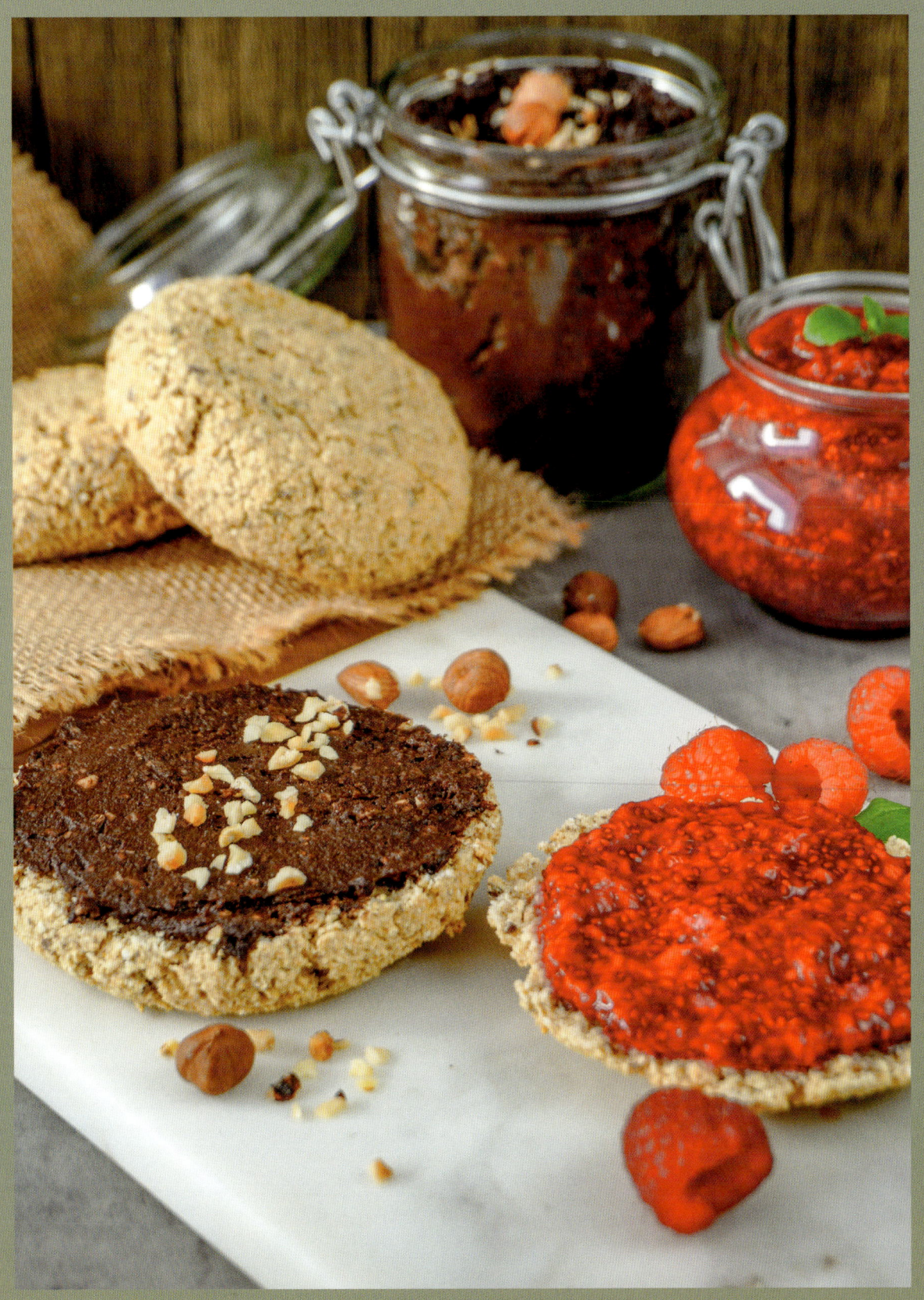

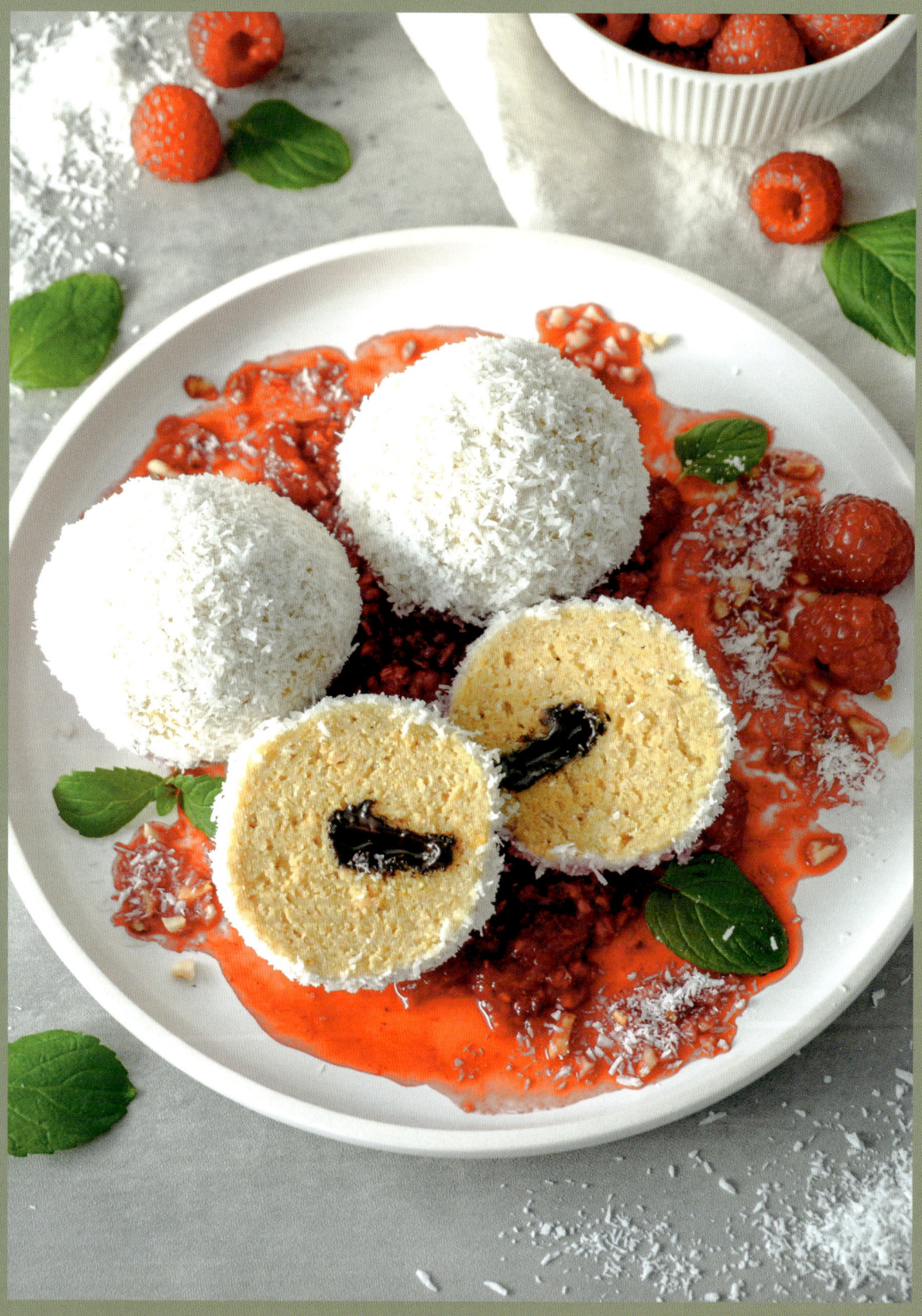

# Süße Quarkknödel

**Zubereitungszeit: 25 Minuten**

1. Schmelzflocken, Grieß, Süße und Zimt vermengen. Quark und Ei hinzufügen und alles mit einer Gabel gut vermengen. Es sollte ein klebriger und zugleich gut formbarer Teig entstehen.

2. In einem Topf reichlich Wasser aufkochen.

3. Mit angefeuchteten Händen kleine Knödel aus dem Teig formen, diese mit einem Stück Schokolade oder einer Beere füllen, gut verschließen und in das kochende Wasser geben.

4. Sobald die Knödel oben schwimmen, sind sie fertig und können mit einer Schaumkelle herausgehoben werden. Nun in den Kokosflocken wälzen und mit frischem Obst deiner Wahl servieren.

## Zutaten:

50 g Schmelzflocken
20 g Grieß
2 EL Erythrit
1 Prise Zimt
100 g Quark
1 Ei
1 Handvoll Beeren oder
    Zartbitterschokolade
    für die Füllung
2 – 3 EL Kokosflocken
    zum Wälzen
Obst nach Wunsch
    zum Servieren

## Nährwerte:

519 Kalorien · 29 g Protein
51 g Kohlenhydrate · 21 g Fett

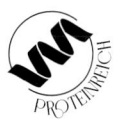 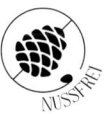

# Fluffige Waffeln

## Zubereitungszeit: 20 Minuten

### Zutaten
**(ergibt 2 Waffeln):**

75 g Dinkel- oder Hafermehl*
1 TL Backpulver
20 g Mandelmehl
2 EL Erythrit
1 Ei
1 EL Mandelmus
80 g Quark
50 ml Mineralwasser
    mit Kohlensäure
optional: Vanille-Extrakt
    oder Zimt
Kokosöl für das Waffeleisen

**1.** Mehl, Backpulver, Mandelmehl und Erythrit vermengen. In einer separaten Schüssel das Ei, Mandelmus, Quark und Wasser verrühren und anschließend zu den trockenen Zutaten geben. Nach Belieben mit etwas Vanille oder Zimt verfeinern.

**2.** Mit dem Handrührgerät einen zäh-cremigen Teig anrühren.

**3.** Jeweils 2–3 EL von dem Teig in ein vorgeheiztes, mit etwas Kokosöl eingefettetes Waffeleisen geben und goldbraune Waffeln backen. Die Waffeln auf einem Teller anrichten und nach Belieben mit Puderzucker, Quarkcreme, Früchten oder Fruchtmark servieren.

### Nährwerte
**(für beide Waffeln):**

553 Kalorien · 39 g Protein
57 g Kohlenhydrate · 17 g Fett

### Notiz:
*Wenn du möchtest, kannst du auch einen Teil des Mehls durch Proteinpulver ersetzen und z.B. 50 g Mehl und 25 g Proteinpulver verwenden.*

*\* Siehe Notiz Seite 92*

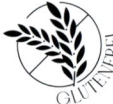
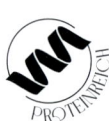

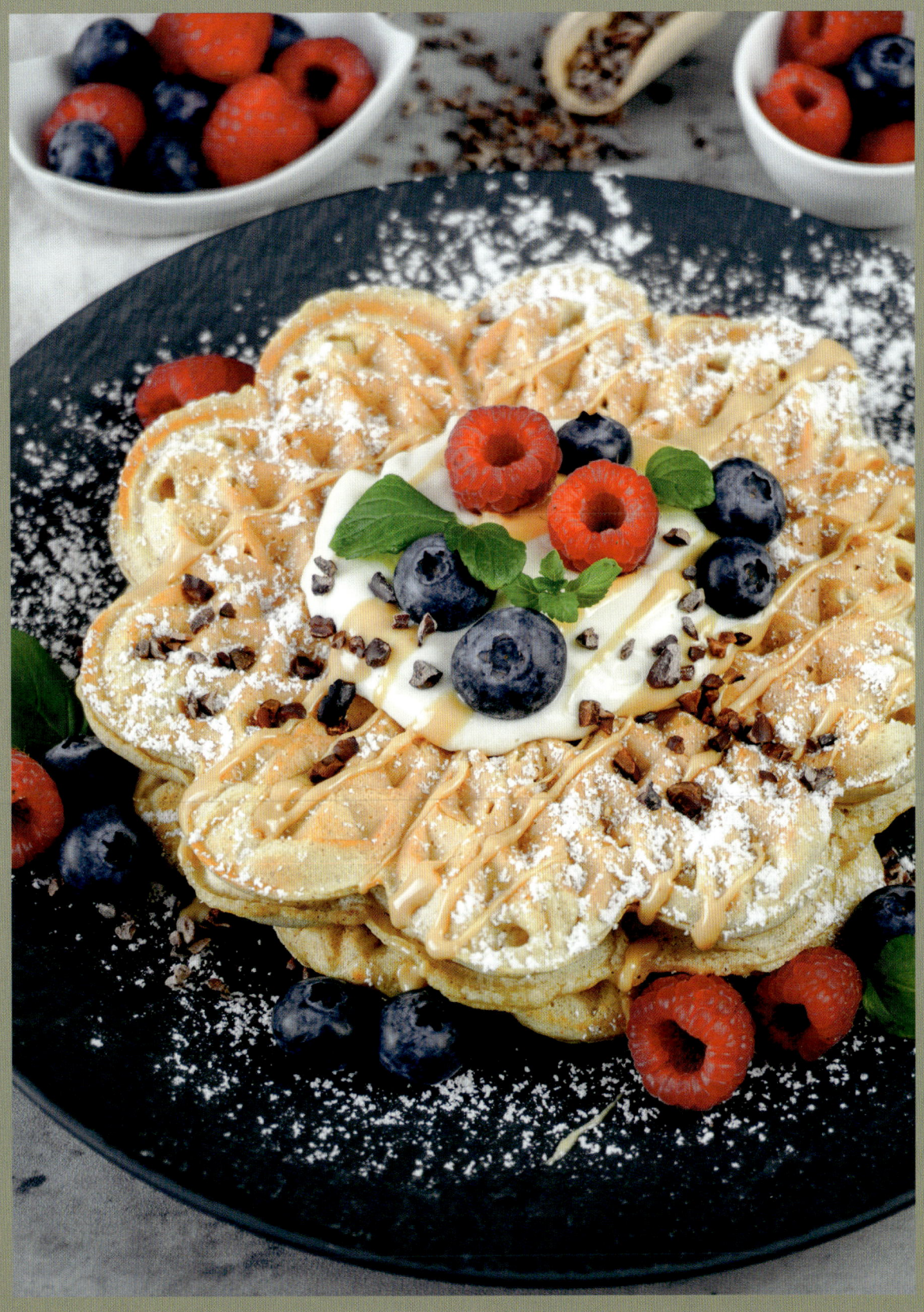

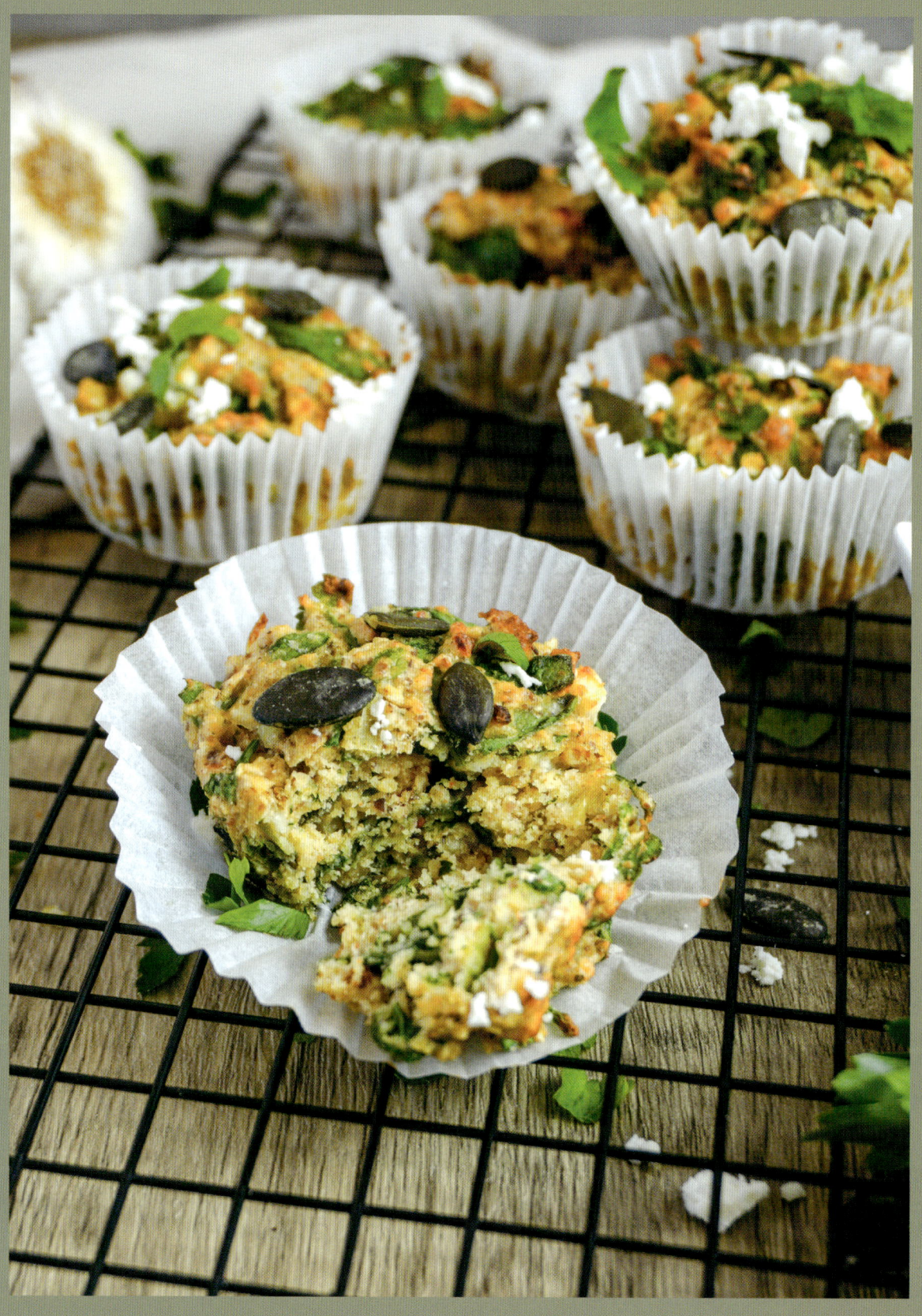

# Herzhafte Frühstücks-Muffins mit Spinat und Feta

**Zubereitungszeit: ca. 25 Minuten**

1. Den Backofen auf 180°C vorheizen. Die Mulden einer 12er-Muffin-form einfetten und einmehlen oder mit Papierförmchen auskleiden.

2. Zwiebel und Knoblauch schälen und fein hacken. In einer Pfanne mit etwas Olivenöl bei mittlerer Temperatur glasig anschwitzen. Anschließend beiseitestellen.

3. In einer großen Schüssel Haferflocken, Mehl, Backpulver, Lein-samen und Salz vermengen. Den Spinat waschen, trocken schleudern und mit einem Messer grob zerschneiden.

4. Ei, Haferdrink und Spinat zu den trockenen Zutaten geben und alles mit dem Handrührgerät vermengen, sodass ein klebriger Teig entsteht. Ggf. etwas Flüssigkeit nachgießen, der Teig sollte jedoch nicht zu flüssig sein.

5. Feta würfeln und mit den Kürbiskernen vorsichtig unterheben. Mit Salz, Pfeffer und Muskat würzen.

6. Den Teig auf die 12 Förmchen verteilen und im heißen Ofen ca. 15 Minuten backen.

## Zutaten
**(ergibt 12 Stück):**

1 Zwiebel
1 Knoblauchzehe
1 TL Olivenöl
50 g Haferflocken
150 g Dinkelvollkornmehl
50 g Kichererbsenmehl
1 TL Backpulver
20 g geschrotete Leinsamen
1 Prise Salz
250 g frischer Spinat
1 Ei
100 ml Haferdrink
150 g Feta
20 g Kürbiskerne
Pfeffer
geriebene Muskatnuss

## Notiz:
*Wenn du kein Kichererbsenmehl hast, kannst du es durch die entspre-chende Menge Dinkelvollkornmehl oder Haferflocken ersetzen.*

*Die Muffins sind auch hervorragend als Snack oder für dein Meal-Prep geeignet. Im Kühlschrank gelagert halten sie sich 3–4 Tage.*

## Nährwerte
**(pro Stück):**

137 Kalorien · 8 g Protein
13 g Kohlenhydrate · 5 g Fett

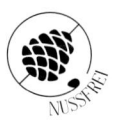
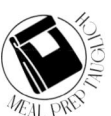

# LECKERE SALATE

Salat ist alles andere als langweilig!
In diesem Kapitel findest du ein paar
meiner liebsten Salat-Rezepte – sei es als
Beilage, für ein leichtes Mittagessen oder
als Mahlzeit für unterwegs.

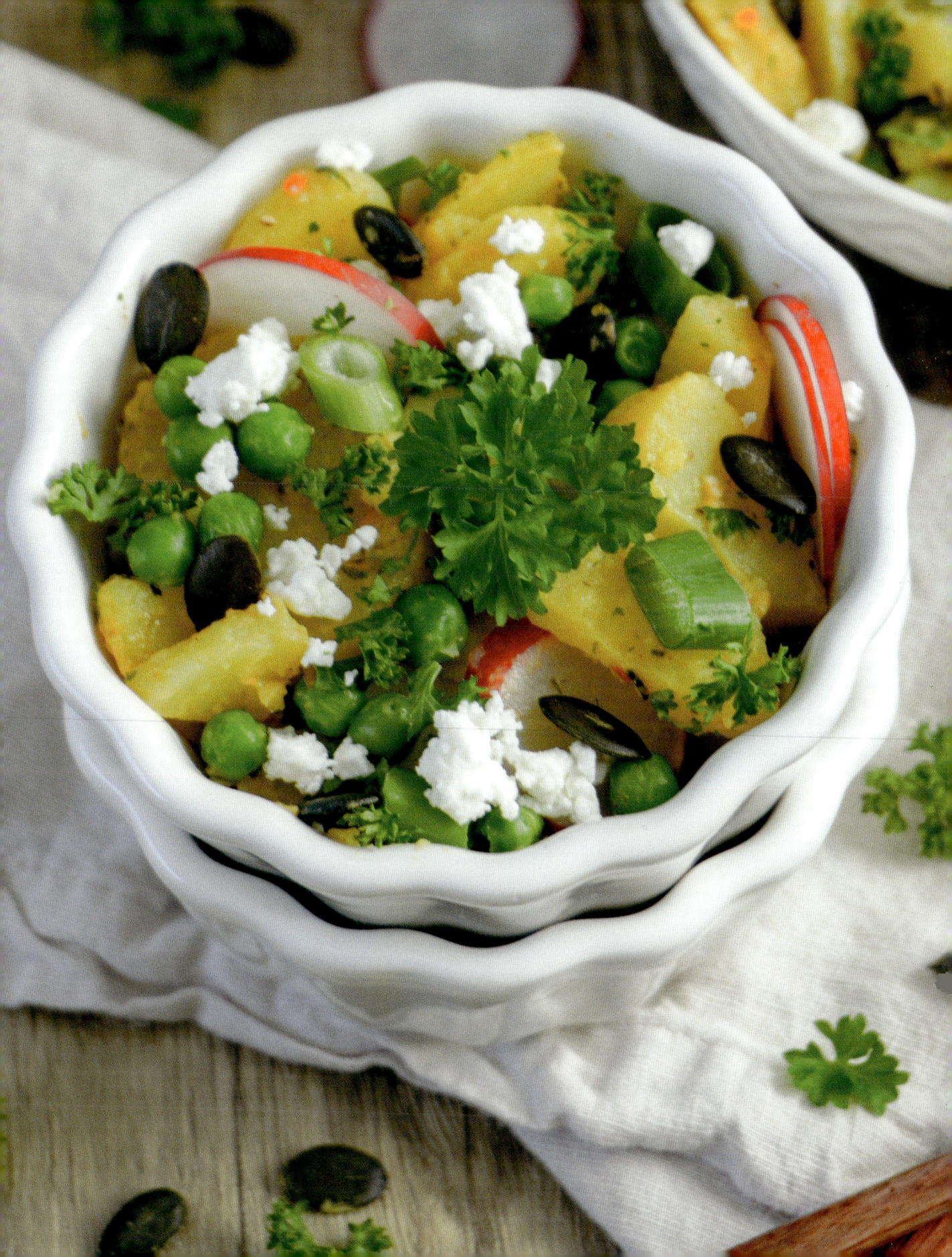

# Hirse-Salat
## mit Tahini-Dattel-Dressing

**Zubereitungszeit: 20 Minuten**

## Zutaten:
50 g Hirse
75 g Kichererbsen, aus dem
    Glas oder der Dose
½ Gurke
1 Frühlingszwiebel
1 Handvoll Cocktailtomaten
½ rote Paprikaschote
einige Zweige frische Petersilie
einige Zweige frische Minze
Kreuzkümmelpulver
Salz, Pfeffer
50 g Feta
1 EL gehackte Mandeln

## Dressing:
1 EL Tahini
2 Datteln, entsteint und 10 Min.
    in Wasser eingeweicht
2 EL Joghurt
1–2 EL Wasser
1 Spritzer Zitronensaft
Zimt
1 Prise Salz

1. Hirse nach Packungsanweisung zubereiten.

2. Kichererbsen in einem Sieb abspülen und gut abtropfen lassen.

3. Die Gurke waschen, in Scheiben schneiden und diese halbieren oder vierteln. Die Frühlingszwiebel waschen, putzen und in feine Ringe schneiden. Die Tomaten und Paprika waschen, putzen und klein schneiden.

4. Kräuter waschen, gut abtrocknen und fein hacken. Den Feta abtropfen lassen.

5. Für das Dressing alle Zutaten in ein hohes Gefäß oder in einen Hochleistungsmixer geben und pürieren.

6. Gekochte Hirse kurz abkühlen lassen, dann mit Kichererbsen, Gemüse und Kräutern in einer großen Schüssel vermengen. Mit Kreuzkümmel, Salz und Pfeffer abschmecken und das Dressing darübergeben. Den Salat mit zerkrümeltem Feta sowie Mandeln bestreuen und servieren.

## Nährwerte:
569 Kalorien · 27 g Protein
61 g Kohlenhydrate · 22 g Fett

## Notiz:
*Wenn du einen der Salate für mehrere Personen zubereiten möchtest, einfach die Zutaten entsprechend anpassen.*

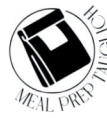 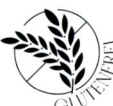 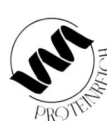

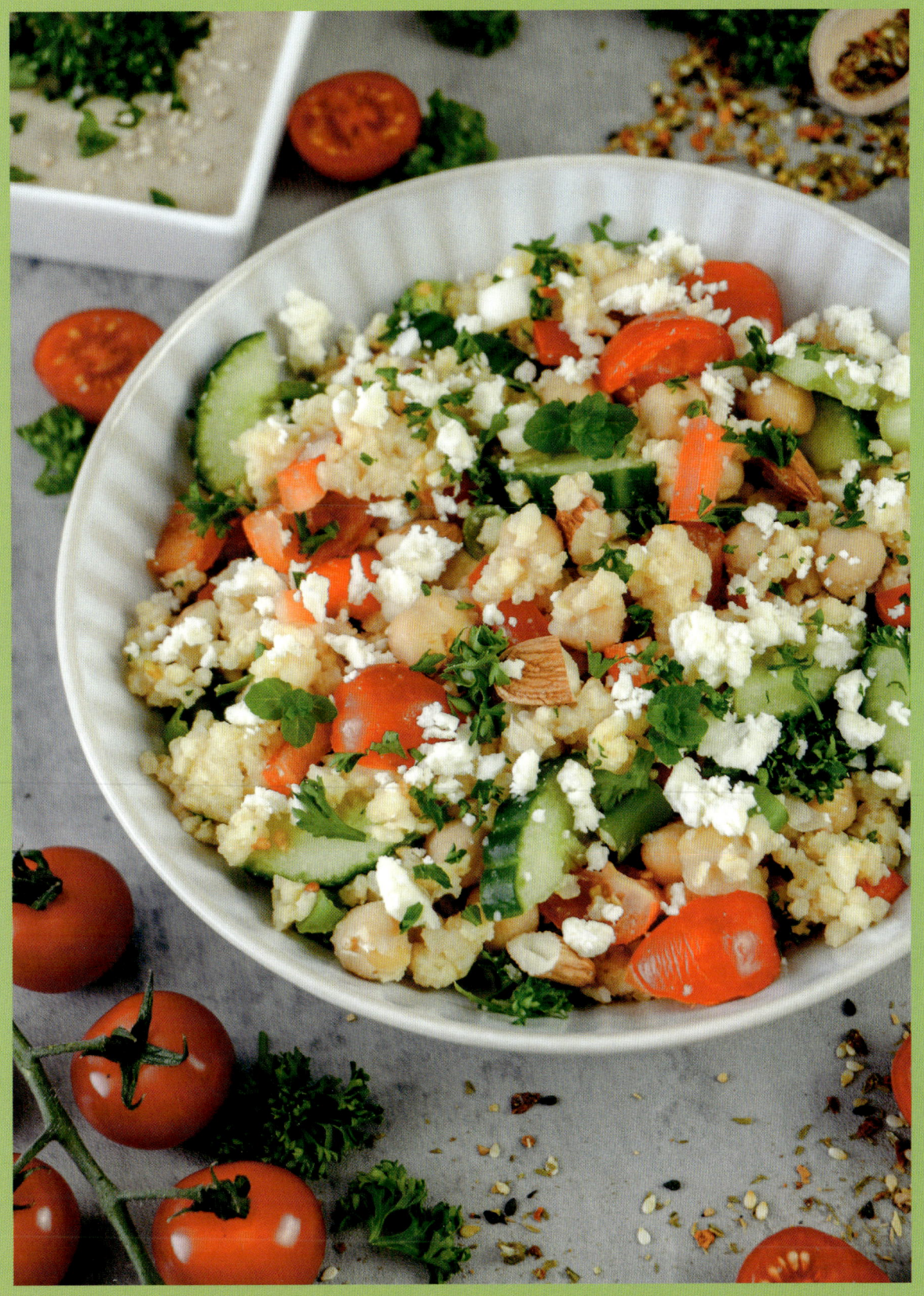

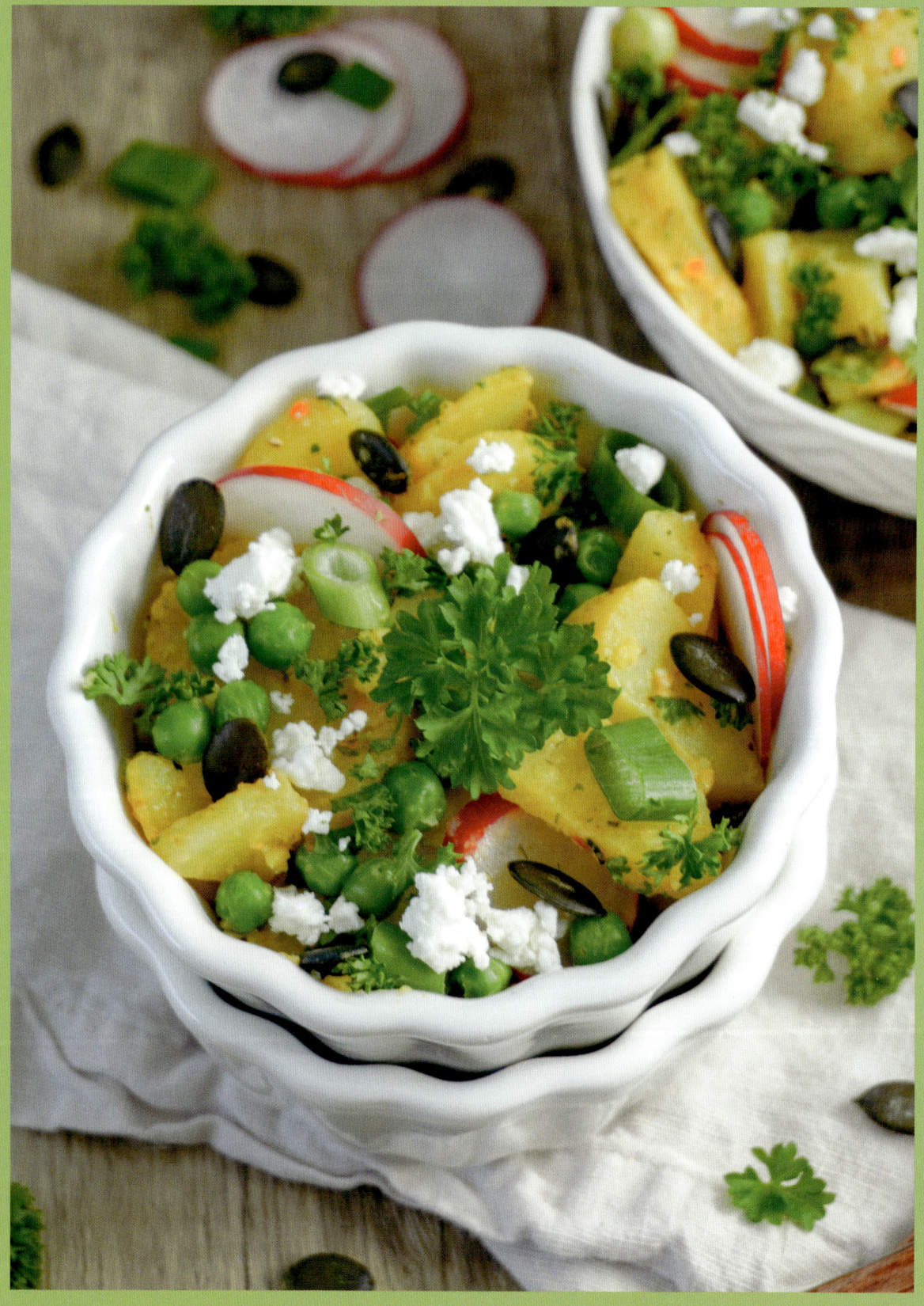

# Protein-Kartoffelsalat

**Zubereitungszeit: 1 Stunde**

1. Die Kartoffeln gründlich waschen und in kochendem Wasser 20–30 Minuten (je nach Größe) garen. Dann abgießen, abschrecken, noch heiß pellen und abkühlen lassen.

2. Währenddessen die Frühlingszwiebel in feine Ringe schneiden. Die Radieschen putzen, waschen und in dünne Scheiben schneiden. Die Erbsen auftauen. Petersilie waschen, trocken schütteln, die Blättchen von den Stielen zupfen und hacken. Die Gemüsebrühe aufkochen.

3. Die Kartoffeln in Scheiben schneiden und in einer großen Schüssel mit der heißen Gemüsebrühe, Frühlingszwiebel, Erbsen, Essig, Olivenöl, Salz und Pfeffer vermengen. Mindestens 20 Minuten ziehen lassen.

4. Vor dem Servieren Radieschen, Kürbiskerne, Feta und Petersilie unterheben und den Salat ggf. nochmals mit Salz und Pfeffer abschmecken.

## Zutaten:

200 g festkochende Kartoffeln
1 Frühlingszwiebel
100 g Radieschen
50 g Erbsen
einige Zweige frische Petersilie
2 EL Gemüsebrühe
1 EL Essig
1 EL Olivenöl
Salz, Pfeffer
2 EL Kürbiskerne
50 g Feta

## Lebensmittel-ABC:

*Durch das Abkühlen der Kartoffeln sinkt ihr glykämischer Index, da ein Teil der Stärke dabei in sogenannte resistente Stärke umgewandelt wird. Der glykämische Index ist ein Maßstab dafür, wie stark ein Lebensmittel den Blutzuckerspiegel ansteigen lässt – je niedriger der glykämische Index, desto weniger steigt der Blutzuckerspiegel an. Und je konstanter der Blutzuckerspiegel, desto besser für Gesundheit und Körper. Durch die Zugabe von Essig kann der Blutzuckeranstieg zusätzlich reduziert werden.*

## Nährwerte:

447 Kalorien · 23 g Protein
42 g Kohlenhydrate · 18 g Fett

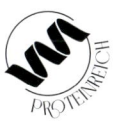 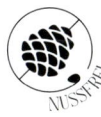 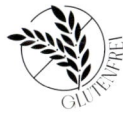 

# Quinoa-Salat
## mit Süßkartoffel und Kichererbsen

**Zubereitungszeit: 30 Minuten**

## Zutaten:

1 kleine Süßkartoffel
1 EL Olivenöl
50 g Kichererbsen, aus der
    Dose oder dem Glas
50 g Quinoa
Salz, Pfeffer
Paprikapulver edelsüß
100 g Baby-Blattspinat
Dressing: Lieblings-Dressing
    von Seite 204
2 EL grob gehackte Pekannüsse
    oder Walnüsse
2 EL Granatapfelkerne
Zimt

1. Den Backofen auf 180°C vorheizen. Ein Blech mit Backpapier auslegen.

2. Die Süßkartoffel waschen, nach Belieben schälen, in Würfel schneiden, mit ½ EL Olivenöl vermengen und auf dem Backblech verteilen. Im heißen Ofen ca. 15 Minuten backen.

3. Die Kichererbsen in ein Sieb schütten und gründlich abspülen. Mit dem restlichen Olivenöl, Salz, Pfeffer und Paprikapulver vermengen, zu den Süßkartoffeln aufs Backblech geben und für weitere 10 Minuten mitbacken.

4. Währenddessen Quinoa nach Packungsanweisung zubereiten. Spinat waschen und trocken schütteln.

5. Das Dressing anrühren. In einer Schüssel die Süßkartoffelwürfel, Kichererbsen, Quinoa, Spinat, Nüsse und Granatapfelkerne vorsichtig vermengen.

6. Den Salat mit 1 Prise Zimt abschmecken und mit dem Dressing servieren.

## Nährwerte:

506 Kalorien · 16 g Protein
75 g Kohlenhydrate · 13 g Fett

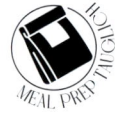 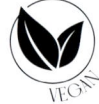 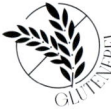

## Lebensmittel-ABC:

*Quinoa ist ein sogenanntes Pseudo-Getreide – das heißt, es ähnelt in vielem den echten Getreidearten, gehört botanisch jedoch zu den Gänsefußgewächsen. Neben wertvollen komplexen Kohlenhydraten versorgt uns Quinoa mit hochwertigen Aminosäuren, gesunden Fetten, Mineralstoffen und Vitaminen sowie sekundären Pflanzenstoffen. Zudem ist Quinoa glutenfrei und somit auch perfekt geeignet für alle, die Gluten meiden müssen.*

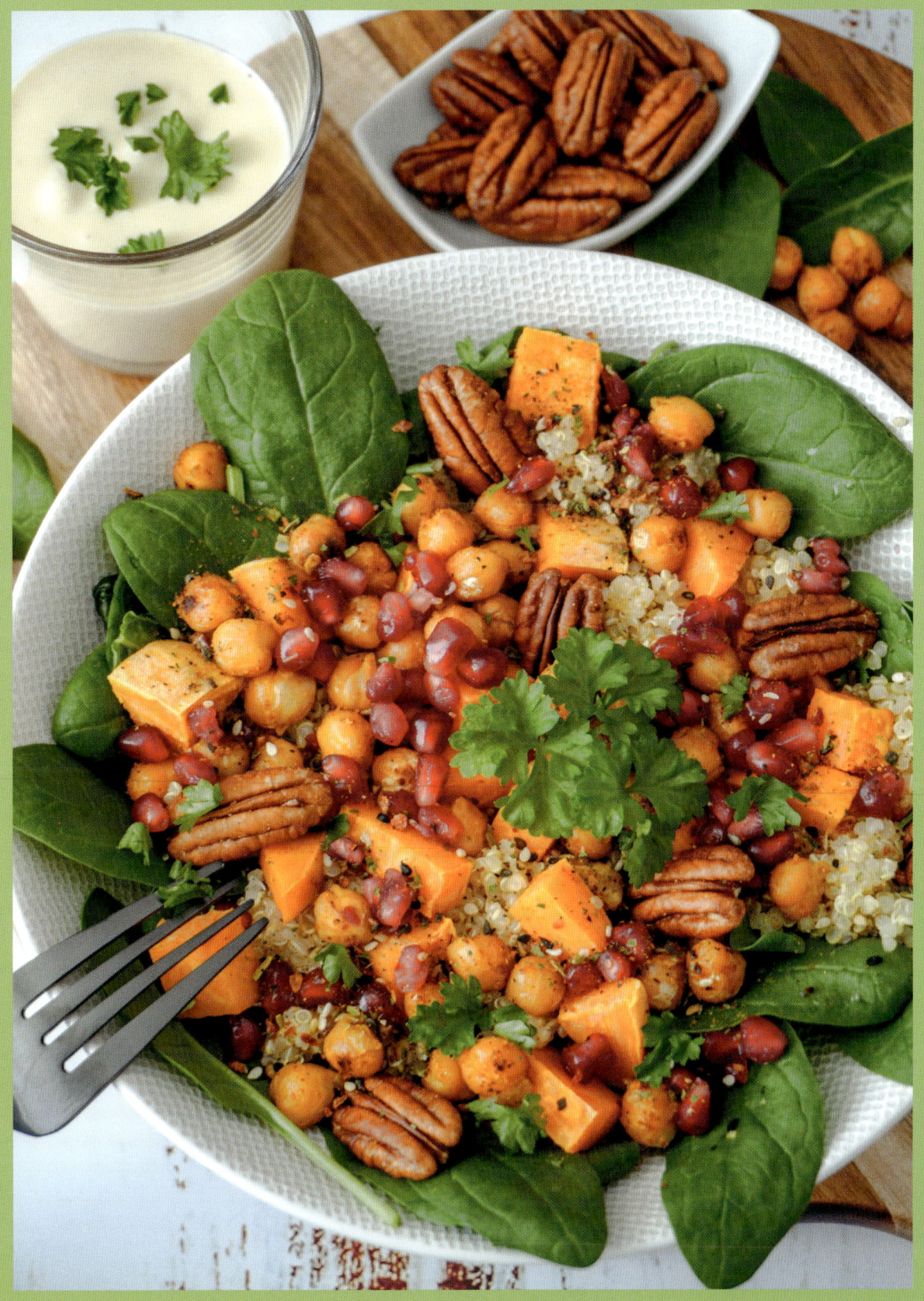

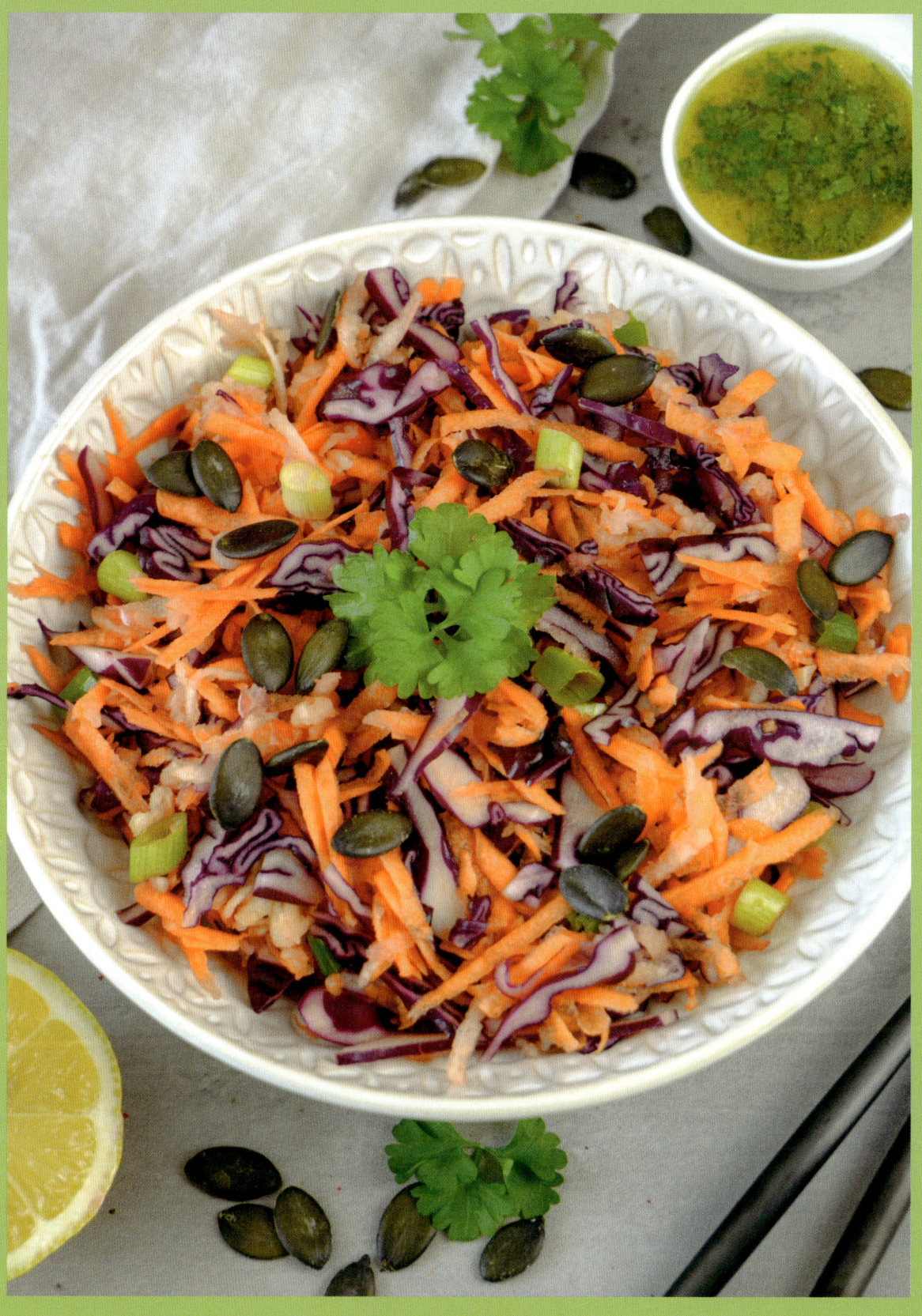

# Apfel-Karotten-Rotkohl-Salat

**Zubereitungszeit: 10 Minuten**

1. Rotkohl in feine Streifen schneiden. Karotte schälen und fein raspeln. Den Apfel waschen, vom Kerngehäuse befreien und ebenfalls raspeln oder in feine Streifen schneiden.

2. Die Frühlingszwiebel waschen, putzen und in feine Ringe schneiden. Wenn du sie nicht roh essen möchtest, vorher einfach kurz andünsten.

3. Die Zutaten für das Dressing vermengen. Alle Salatzutaten in einer großen Schüssel vermischen und mit dem Dressing sowie mit Kürbiskernen bestreut servieren.

## Zutaten:
150 g Rotkohl
1 große Karotte
1 Apfel
1 Frühlingszwiebel
2 EL Kürbiskerne

## Joghurt-Senf-Dressing:
2 EL Naturjoghurt oder
    pflanzliche Alternative
1 EL Olivenöl
1 TL Senf
1 Spritzer Zitronensaft
1 TL Reissirup
Salz, Pfeffer
1 EL frisch gehackte Petersilie

## Notiz:
*Noch schneller geht es, wenn du Rotkohl, Karotte, Apfel sowie Frühlingszwiebel in groben Stücken in einen Hochleistungsmixer gibst und darin kurz zerkleinerst. Aber nicht zu lange mixen, damit die Zutaten nicht zu einem Brei werden.*

## Lebensmittel-ABC:
*Rotkohl gehört zur Familie der Kreuzblütler, welche eine sehr hohe Nährstoffdichte aufweisen. Bei den in Rotkohl enthaltenen Farbstoffen, den sogenannten Anthocyanen, handelt es sich um sekundäre Pflanzenstoffe mit antioxidativer Wirkung. Rotkohl liefert uns außerdem wertvolle Ballaststoffe, Vitamine und Mineralstoffe.*

## Nährwerte:
369 Kalorien · 10 g Protein
42 g Kohlenhydrate · 16 g Fett

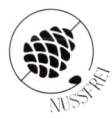
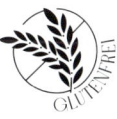

# Mediterraner Nudelsalat

**Zubereitungszeit: 30 Minuten**

## Zutaten:

80 g Nudeln deiner Wahl
    (ich habe Linsennudeln ver-
    wendet und entsprechend
    die Nährwerte berechnet)
1 rote Zwiebel
1 Knoblauchzehe
3–4 getrocknete Tomaten
4–5 Cocktailtomaten
1 Handvoll Rucola
1 EL Olivenöl
1 EL Balsamico-Essig
    oder -Creme
1 Spritzer Zitronensaft
1 Prise Salz
frisch gehackte mediterrane
    Kräuter, z. B. Oregano,
    Basilikum, Thymian
1 EL gehobelter Parmesan
2 EL grob gehackte Walnüsse

1. Die Nudeln nach Packungsanweisung kochen und abkühlen lassen.

2. Währenddessen Zwiebel und Knoblauch schälen und fein hacken. Tomaten würfeln, Rucola waschen und trocken schütteln.

3. Alles mit den Nudeln in einer Schüssel vermengen und mit Olivenöl, Balsamico, Zitronensaft, Salz sowie Kräutern abschmecken. Mit Parmesan und gehackten Walnüssen bestreut servieren.

## Nährwerte:

551 Kalorien · 31 g Protein
61 g Kohlenhydrate · 18 g Fett

## Notiz:

*Dieser Nudelsalat schmeckt auch warm als Pasta. Für eine Extraportion Protein passt hierzu hervorragend Mozzarella, Tempeh oder Hähnchen bzw. eine pflanzliche Alternative.*

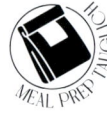
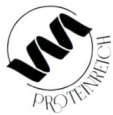

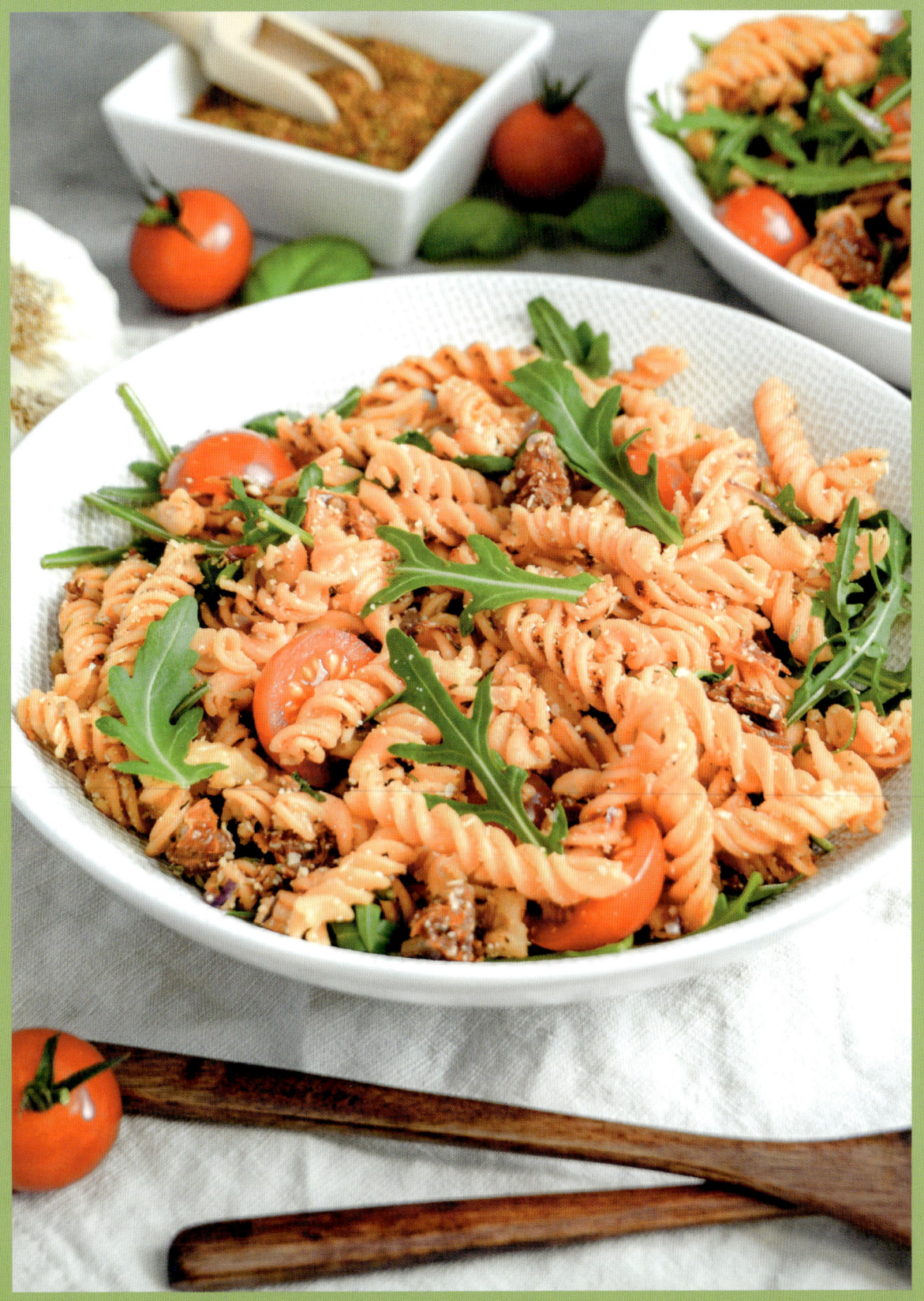

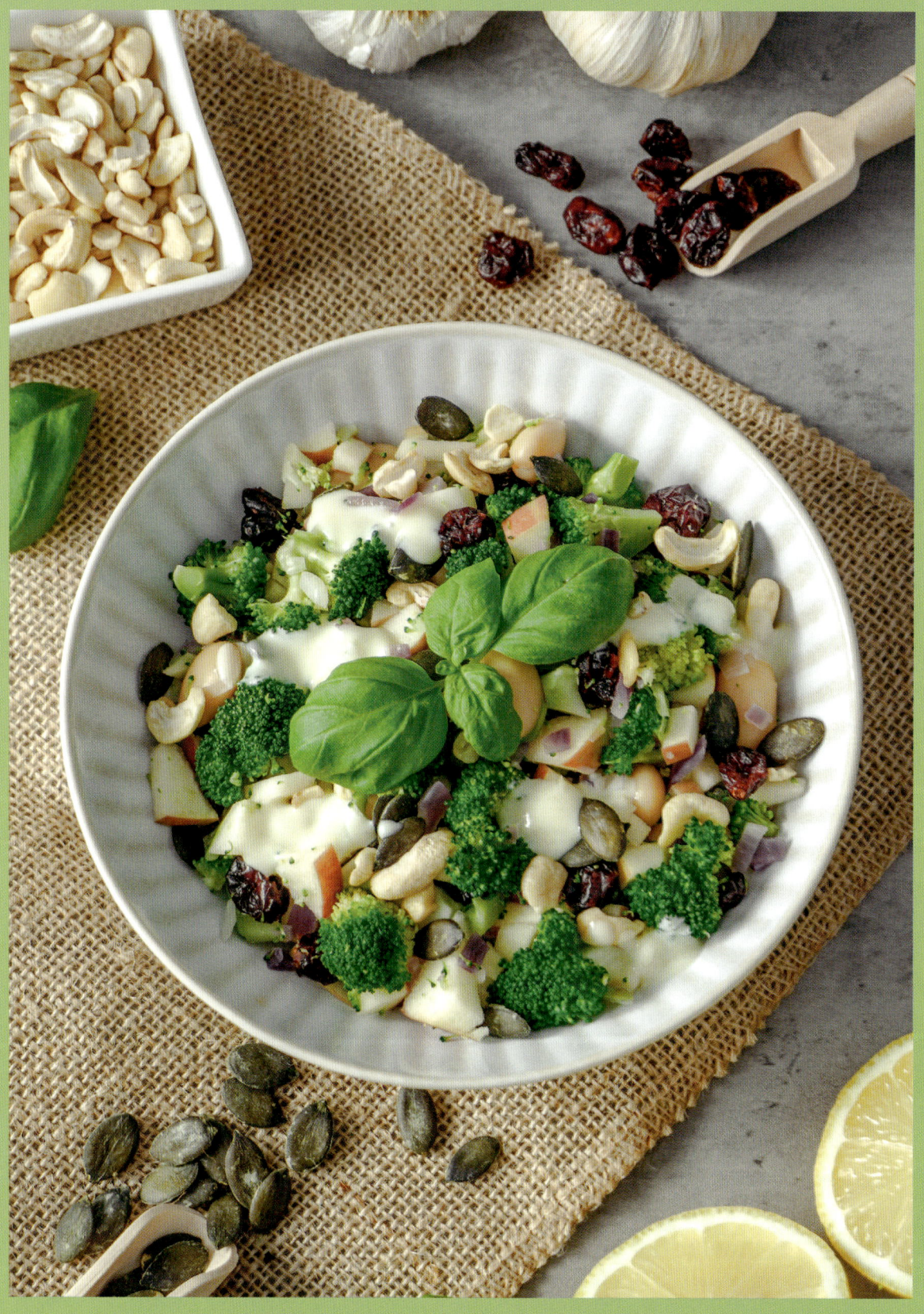

# Brokkoli-Salat
## mit Apfel und weißen Bohnen

**Zubereitungszeit: 15 Minuten**

1. Den Brokkoli waschen, putzen und sehr klein schneiden. Die Zwiebel schälen und fein hacken. Den Apfel waschen, vom Kerngehäuse befreien und in Würfel schneiden, die Bohnen in einem Sieb gut abspülen und abtropfen lassen. Alles in eine Schüssel geben und vermengen.

2. Die Zutaten für das Dressing verrühren, über den Salat gießen und unterheben.

3. Mit Cranberrys, Cashewkernen, Kürbiskernen sowie frischen Kräutern bestreut servieren.

## Zutaten:
150 g Brokkoli

1 rote Zwiebel

1 Apfel

100 g weiße Bohnen, aus der Dose oder dem Glas

2 EL Cranberrys

1 EL grob gehackte Cashewkerne

1 EL Kürbiskerne

frisch gehackter Basilikum oder frisch gehackte Petersilie

## Dressing:
2 EL Sojajoghurt

1 TL Senf

1 TL Reissirup oder Ahornsirup

1 Spritzer Zitronensaft

1–2 EL Wasser

1 gepresste Knoblauchzehe, alternativ Knoblauchpulver

1 Prise Salz

## Notiz:
*Brokkoli kann roh gegessen werden – nachdem er klein geschnitten und mit dem Dressing vermengt wurde, werden die Stücke auch etwas weicher. Wenn du ihn allerdings nicht roh essen möchtest, dann blanchiere ihn kurz. Gib ihn für etwa 1 Minute in einen Topf mit kochendem Wasser, lasse ihn anschließend abtropfen und spüle ihn unter kaltem Wasser ab.*

## Nährwerte:
405 Kalorien · 24 g Protein

46 g Kohlenhydrate · 13 g Fett

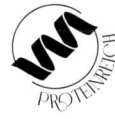 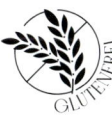 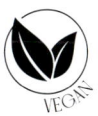 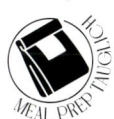

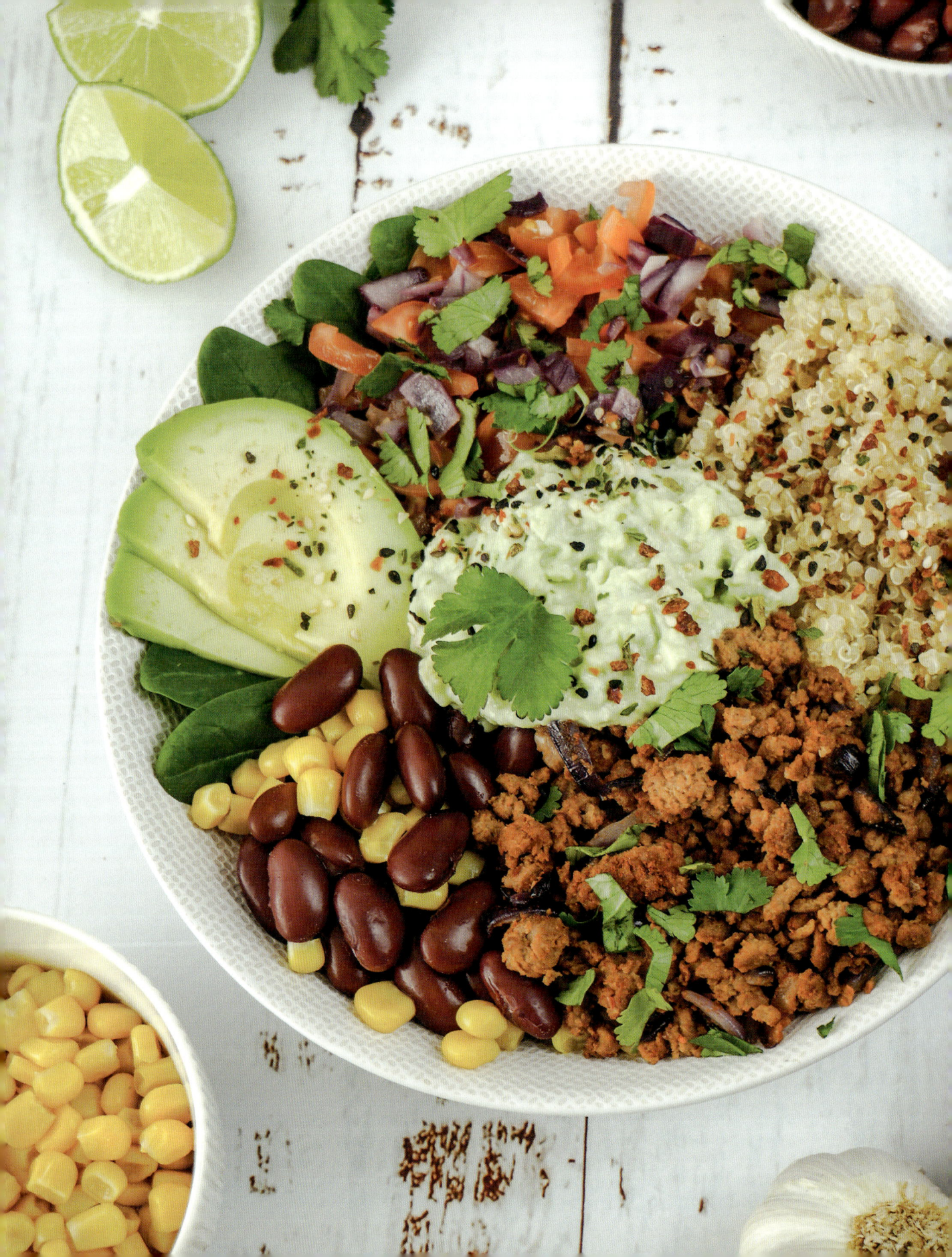

# MEINE LIEBSTEN
# BOWL-REZEPTE

Wie du vielleicht bereits weißt:
Ich liebe Bowls! Auf den folgenden Seiten
findest du meine liebsten Bowl-Rezepte.
Ich hoffe, du liebst sie genauso wie ich!

# Mango-Lachs-Bowl

**Zubereitungszeit: 30 Minuten**

## Zutaten:

40 g Reis
50 g Avocado
1 Frühlingszwiebel
50 g Gurke
50 g Mangofruchtfleisch
60 g Räucherlachs
50 g Edamame-Bohnen, gegart
1 TL Sesam

## Dressing:

1 EL Sesamöl
1 EL Sojasauce
1 TL Reis- oder Ahornsirup
1 TL Senf
1 Spritzer Zitronensaft

1. Den Reis nach Packungsanleitung zubereiten. Anschließend beiseitestellen und etwas abkühlen lassen.

2. Währenddessen die Avocado halbieren, entkernen und 50 g Fruchtfleisch mit einem Löffel herauslösen. In Würfel oder Scheiben schneiden.

3. Die Frühlingszwiebel putzen, waschen und in feine Ringe schneiden. Die Gurke waschen und würfeln, das Mangofruchtfleisch klein schneiden. Den Räucherlachs in grobe Stücke zupfen.

4. Die Zutaten für das Dressing in einer kleinen Schale anrühren.

5. Sobald der Reis fertig ist, diesen mit den anderen Zutaten in einer Schale anrichten und mit dem Dressing und etwas Sesam servieren.

## Nährwerte:

639 Kalorien · 33 g Protein
49 g Kohlenhydrate · 34 g Fett

## Notiz:

*Du hast noch gekochten Reis vom Vortag übrig? Ideal – dann ist diese Bowl noch schneller zubereitet!*

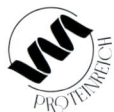

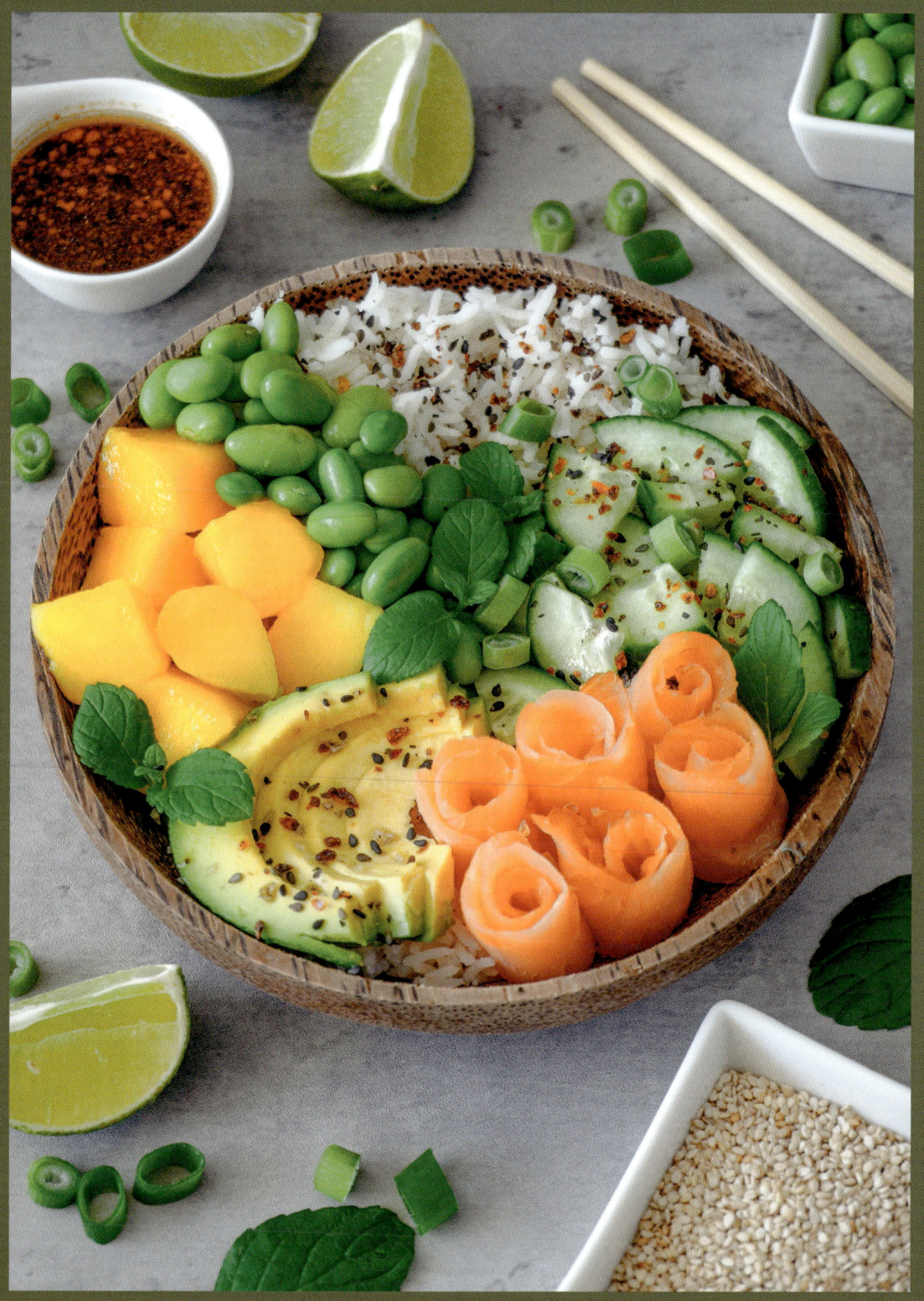

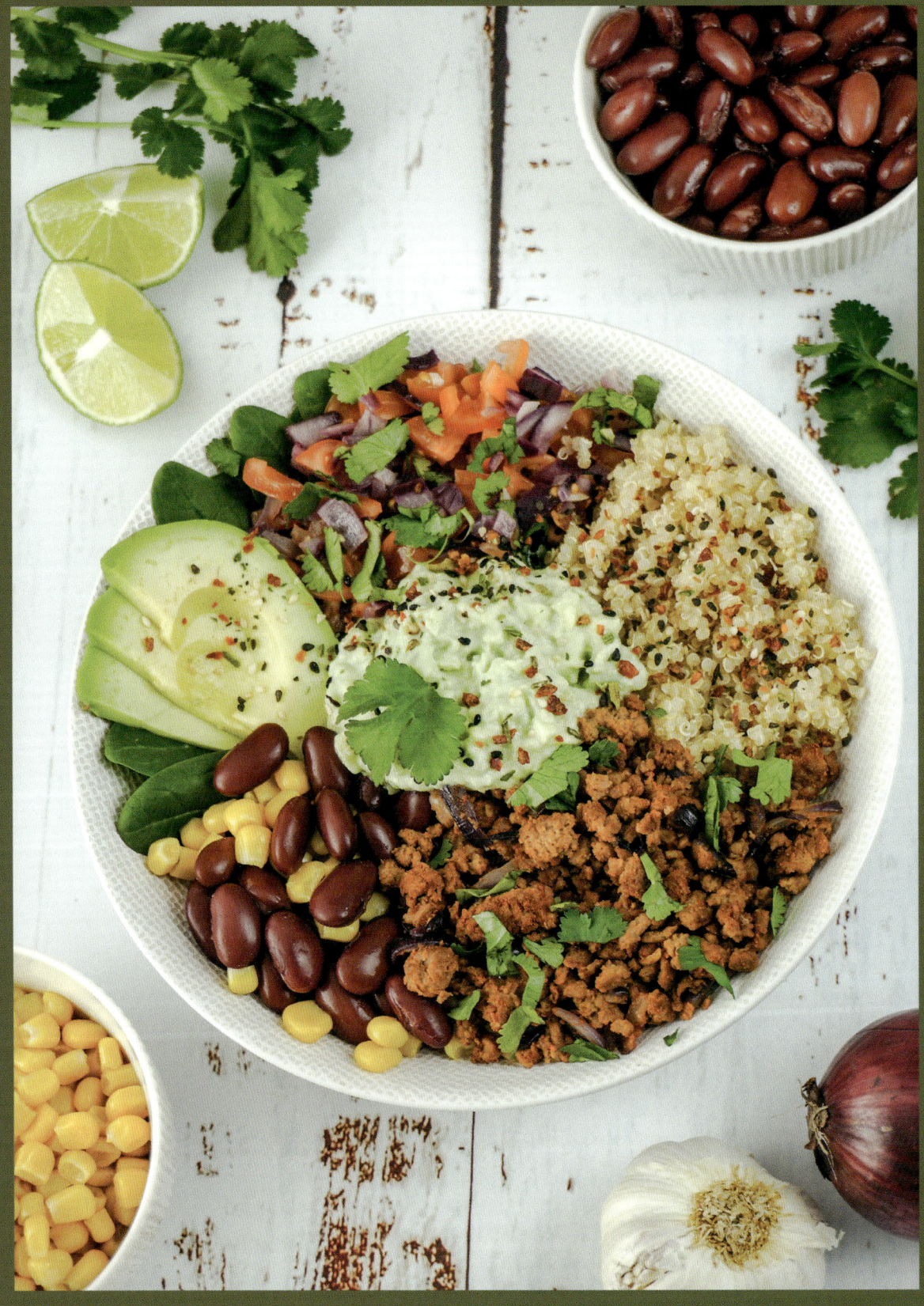

# Mexikanische Burrito-Bowl

**Zubereitungszeit: 20 Minuten**

1. Quinoa abspülen und in der doppelten Menge Wasser nach Packungsanweisung garen.

2. Währenddessen die Kidneybohnen in einem Sieb abspülen und abtropfen lassen. Mais abschütten und beiseitestellen, die rote Zwiebel und den Knoblauch schälen und fein hacken. Die Tomaten waschen, abtrocknen und ebenfalls klein würfeln. Koriander waschen, trocken tupfen und fein hacken. Die Spinatblätter waschen und abtropfen lassen.

3. Das Olivenöl in einer Pfanne erhitzen und Zwiebel sowie Knoblauch darin anschwitzen. Die Hälfte davon aus der Pfanne nehmen und beiseitestellen.

4. Das Hackfleisch bzw. die Alternative in die Pfanne geben und anbraten. Mit Paprikapulver, Chili, Kreuzkümmel, Salz und Pfeffer würzen.

5. Die Tomaten mit den restlichen Zwiebeln, Knoblauch, Koriander und 1 Spritzer Zitronensaft vermengen.

6. Für die Avocadocreme eine Avocado halbieren und den Stein entfernen. 50 g Fruchtfleisch mit einem Löffel auslösen und in eine Schüssel füllen. Mit einer Gabel zerdrücken und mit Knoblauchpulver, 1 Spritzer Zitronensaft, Salz und Pfeffer würzen. Den Joghurt hinzufügen und alles gut vermengen.

7. Alle Zutaten hübsch in einer Bowl anrichten und nach Belieben nochmals mit den Gewürzen, frischem Koriander sowie Limettensaft abschmecken.

## Zutaten:

40 g Quinoa
50 g Kidneybohnen, aus der Dose oder dem Glas
30 g Mais, aus der Dose oder dem Glas
1 rote Zwiebel
1 Knoblauchzehe
1 Handvoll kleine Tomaten
einige Stiele frischer Koriander
50 g Baby-Blattspinat
1 TL Olivenöl
80 g Rinderhackfleisch bzw. eine pflanzliche Alternative
gemahlene Gewürze wie Paprika edelsüß, Kreuzkümmel, Chili
Salz, Pfeffer
2 Spritzer Zitronen- oder Limettensaft
50 g Avocado
1 Prise Knoblauchpulver
25 g Joghurt oder pflanzliche Alternative

## Nährwerte:

539 Kalorien · 31 g Protein
52 g Kohlenhydrate · 21 g Fett

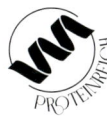

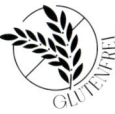
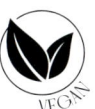

# "Döner"-Bowl
## mit Tsatsiki

**Zubereitungszeit: 30 Minuten**

## Zutaten:
150 g Kartoffeln
1 TL Olivenöl
1 TL Speisestärke
1 Prise Salz
1 Msp. Paprikapulver edelsüß
30 g Rotkohl
4–5 Blätter Eisbergsalat
½ rote Zwiebel
3–4 Tomaten
100 g pflanzliche Fleisch-
    Alternative Döner-/Gyros-
    Art (falls nicht gewürzt,
    mit Knoblauch, Paprika,
    Koriander, Kreuzkümmel
    und Salz abschmecken)

## Tsatsiki:
100 g Quark, Joghurt oder
    pflanzliche Alternative
50 g Gurke, geraspelt
1 gepresste Knoblauchzehe,
    alternativ Knoblauchpulver
1 EL frisch gehackte Kräuter,
    z.B. Dill, Schnittlauch oder
    Petersilie
1 Spritzer Zitronensaft
Salz, Pfeffer

1. Den Backofen auf 180°C vorheizen. Die Kartoffeln waschen, nach Belieben schälen und längs in ca. 1 cm dicke Pommes schneiden. Mit Olivenöl, Speisestärke, Salz und Paprika vermengen, auf ein mit Backpapier ausgelegtes Backblech legen und 20–25 Minuten backen. Nach ca. 10 Minuten wenden.

2. Weiß- und Rotkohl in schmale Streifen schneiden, den Salat waschen und zerkleinern. Die Zwiebel schälen und in feine Ringe schneiden, die Tomaten waschen und in Scheiben schneiden.

3. Die Dönerfleisch-Alternative anbraten und beiseitestellen. Alle Zutaten für das Tsatsiki vermengen.

4. Sobald die Pommes fertig sind, alles in einer Schale anrichten und mit dem Tsatsiki servieren.

## Nährwerte:
431 Kalorien · 37 g Protein
42 g Kohlenhydrate · 11 g Fett

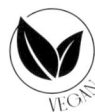

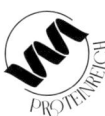

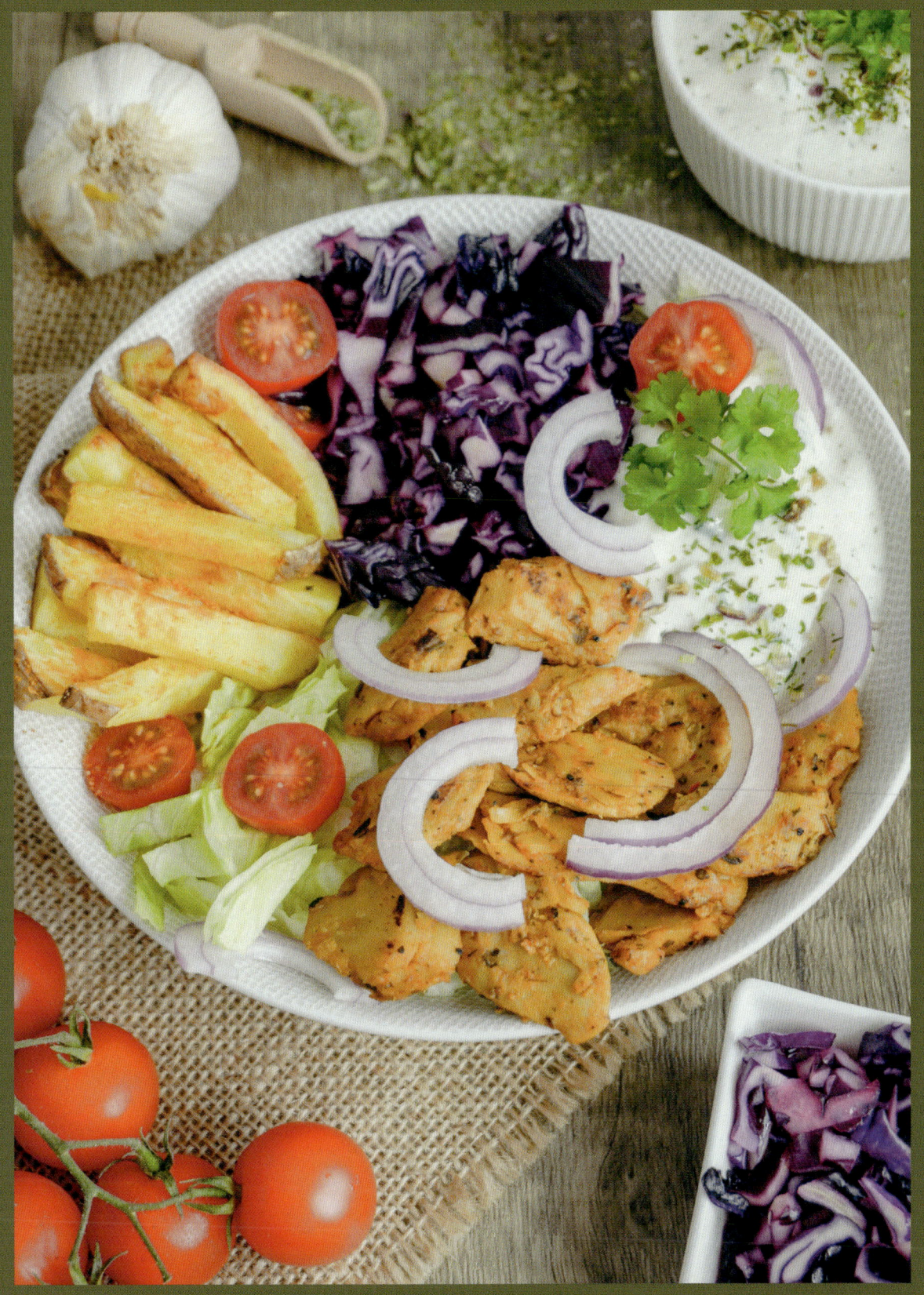

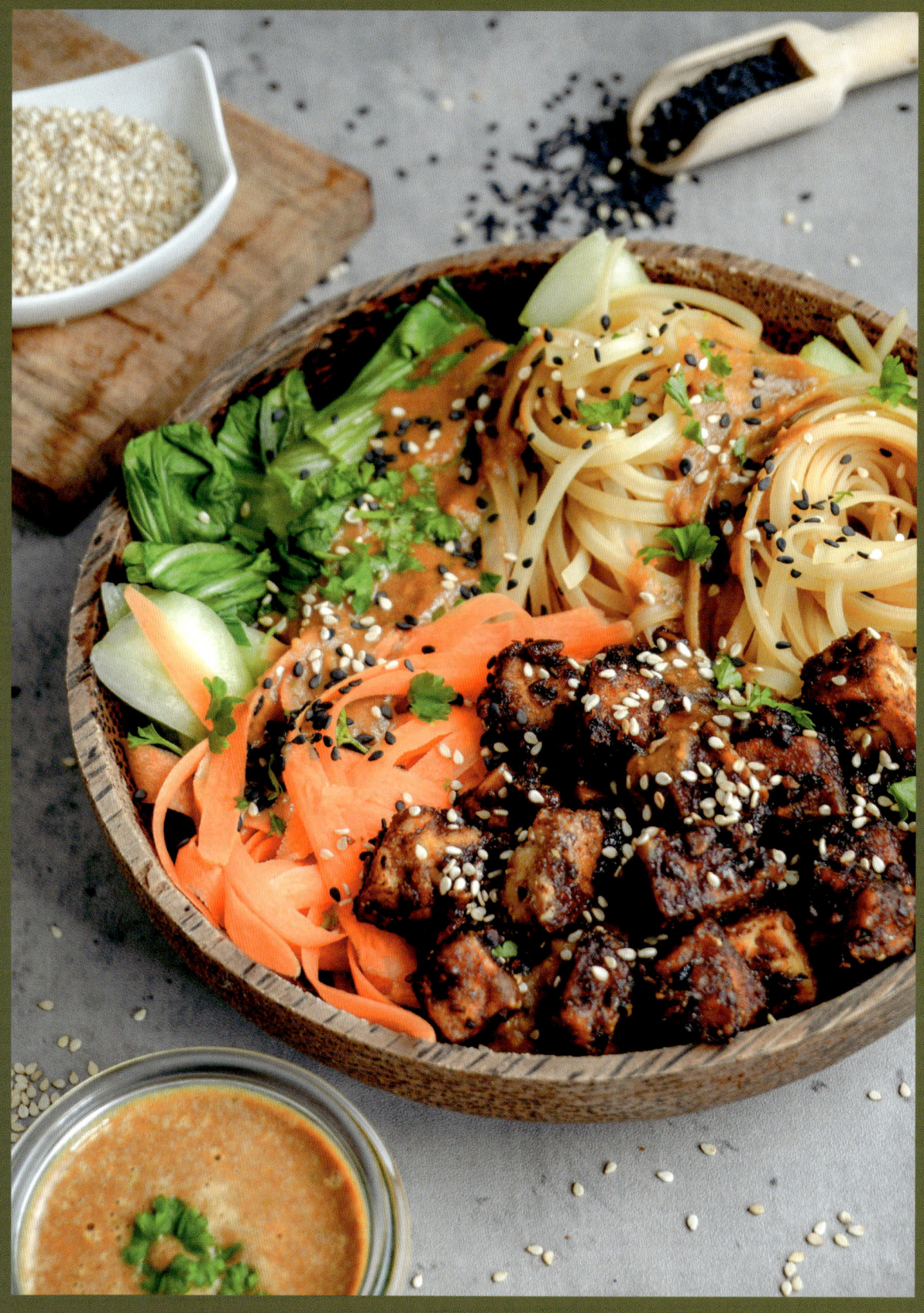

# Crispy-Tofu-Bowl

**Zubereitungszeit: 30 Minuten**

1. Den Backofen auf 180°C vorheizen. Die Reisnudeln nach Packungsanweisung zubereiten.

2. Tofu mit einem Küchentuch trocken tupfen und anschließend in Würfel schneiden. In eine Schüssel geben und vorsichtig mit der Speisestärke vermengen, sodass alle Würfel damit überzogen sind. Etwas Öl hinzugeben und die Würfel auf ein mit Backpapier ausgelegtes Backblech legen. Im Backofen in 15–20 Minuten knusprig braten.

3. In der Zwischenzeit für die Marinade Knoblauch und Ingwer fein hacken und mit den restlichen Zutaten (bis auf den Sesam) vermischen. Alternativ alle Zutaten in einem kleinen Standmixer pürieren.

4. Die gebackenen Tofu-Würfel aus dem Ofen holen, mit der Marinade vermengen und optional mit etwas Sesam bestreuen.

5. Die Karotte schälen und mit dem Sparschäler über die komplette Länge in dünne Scheiben hobeln.

6. Den Strunkansatz vom Pak Choi abschneiden, sodass sich die Blätter lösen. Den Pak Choi waschen und in mundgerechte Stücke schneiden. Du kannst ihn roh servieren oder schonend mit 2–3 EL Wasser in einem Topf bei geschlossenem Deckel 3–5 Minuten dünsten. Anschließend mit etwas Sojasauce und Sesam abschmecken.

7. Alle Zutaten dekorativ in einer Schale anrichten.

## Notiz:

*Nach Wunsch etwas mehr Marinade zubereiten und den Rest als Sauce zu den Reisnudeln servieren.*

## Tofu:

150 g Tofu natur
2 EL Speisestärke oder
    Guarkernmehl
1 TL Öl
1 Knoblauchzehe
1 Scheibe Ingwer
1 EL Erdnussmus
1 EL Sojasauce
1 EL Reis- oder Ahornsirup
1 TL Limettensaft
optional: 1 EL Sesam

## Sonstige Zutaten:

50 g Reisnudeln
1 Karotte
200 g Pak Choi
1 Schuss Sojasauce
1 EL Sesam

## Nährwerte:

537 Kalorien · 27 g Protein
58 g Kohlenhydrate · 21 g Fett

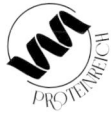

# Protein-Quinoa-Bowl
## mit Tempeh, Kürbis und Hummus

## Zubereitungszeit: 35 Minuten

### Zutaten:
40 g Quinoa
100 g Hokkaido-Kürbis
1 TL Olivenöl
100 g Blattspinat
2 – 3 EL Hummus
    (gekauft oder selbst ge-
    macht, Rezept auf S. 212)
3 EL Dattel-Dip
    (Rezept auf S. 207)
100 g Tempeh
50 g Edamame-Bohnen, gegart
1 EL grob gehackte
    Cashewkerne
1 TL Sesam

1. Den Backofen auf 180° C vorheizen.

2. Quinoa unter fließendem Wasser in einem Sieb abspülen und nach Packungsanweisung garen.

3. Den Kürbis in Würfel schneiden, in einer Schale mit etwas Oliven-öl vermengen und im Backofen etwa 15 Minuten backen, bis er weich ist.

4. Spinat waschen und trocken schütteln. Hummus und Dattel-Dip zubereiten, Tempeh in Scheiben oder Würfel schneiden.

5. Sobald Quinoa und Kürbis fertig sind, alle Zutaten in einer Schale anrichten und mit Cashewkernen und Sesam bestreut servieren.

### Lebensmittel-ABC:
*Tempeh ist ein fermentiertes Produkt aus Hülsenfrüchten. Meist wird es aus Sojabohnen hergestellt, es gibt ihn aber auch aus Kichererbsen, Kidneybohnen, Lupinen oder einer Kombination verschiedener Hülsenfrüchte. Die Fermentation wird durch einen Edelschimmelpilz herbeigeführt. Tempeh ist vegan, vollwertig, leicht bekömmlich und eine tolle pflanzliche Proteinquelle. Er ist vielseitig einsetzbar – du kannst ihn roh essen, knusprig anbraten, mariniert kaufen oder selbst marinieren. Und er passt perfekt als Beilage zu Curry, Reispfannen, Nudeln oder in Wraps und Bowls.*

### Nährwerte:
568 Kalorien · 42 g Protein
49 g Kohlenhydrate · 22 g Fett

 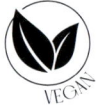 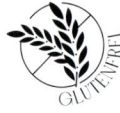 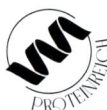

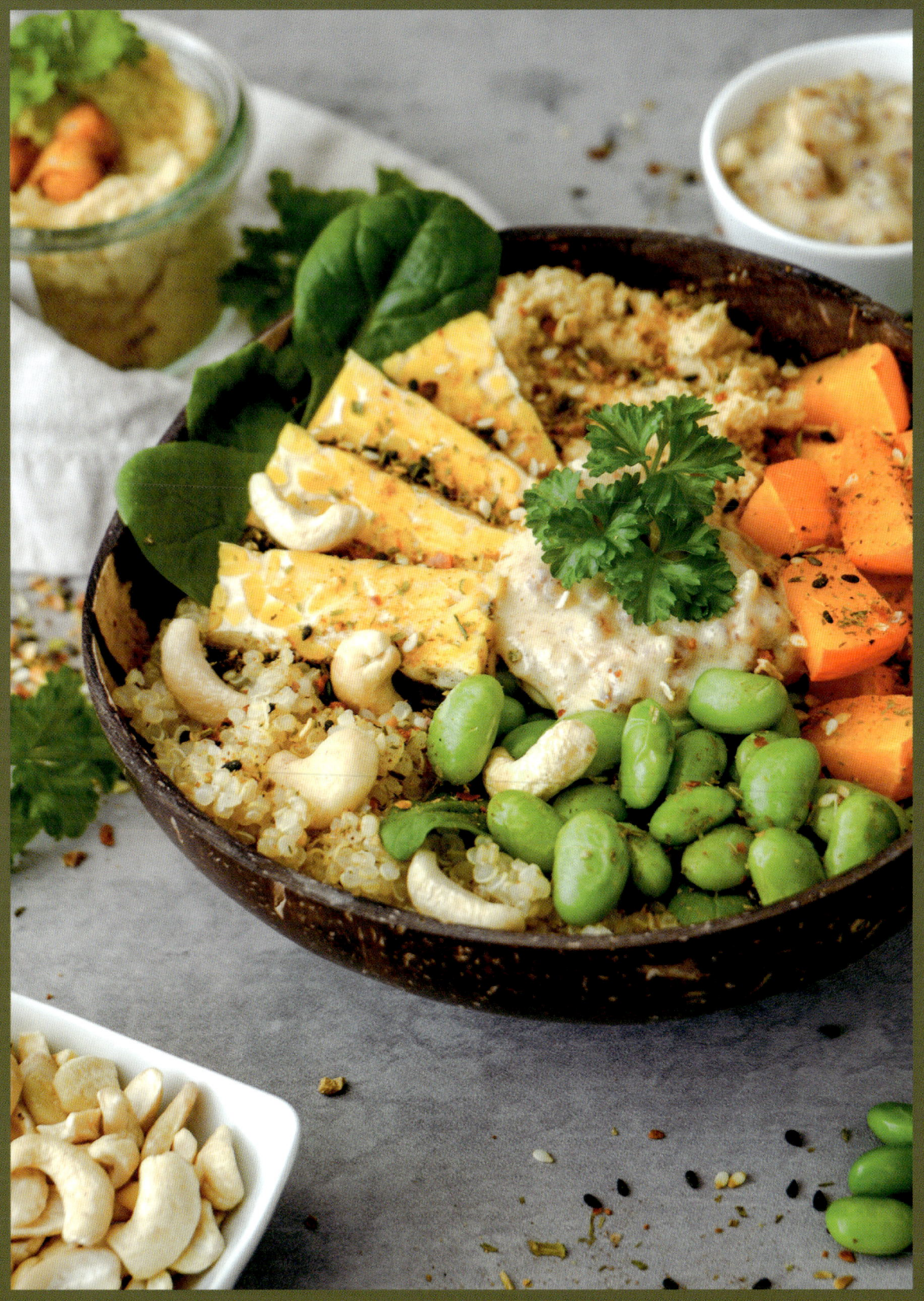

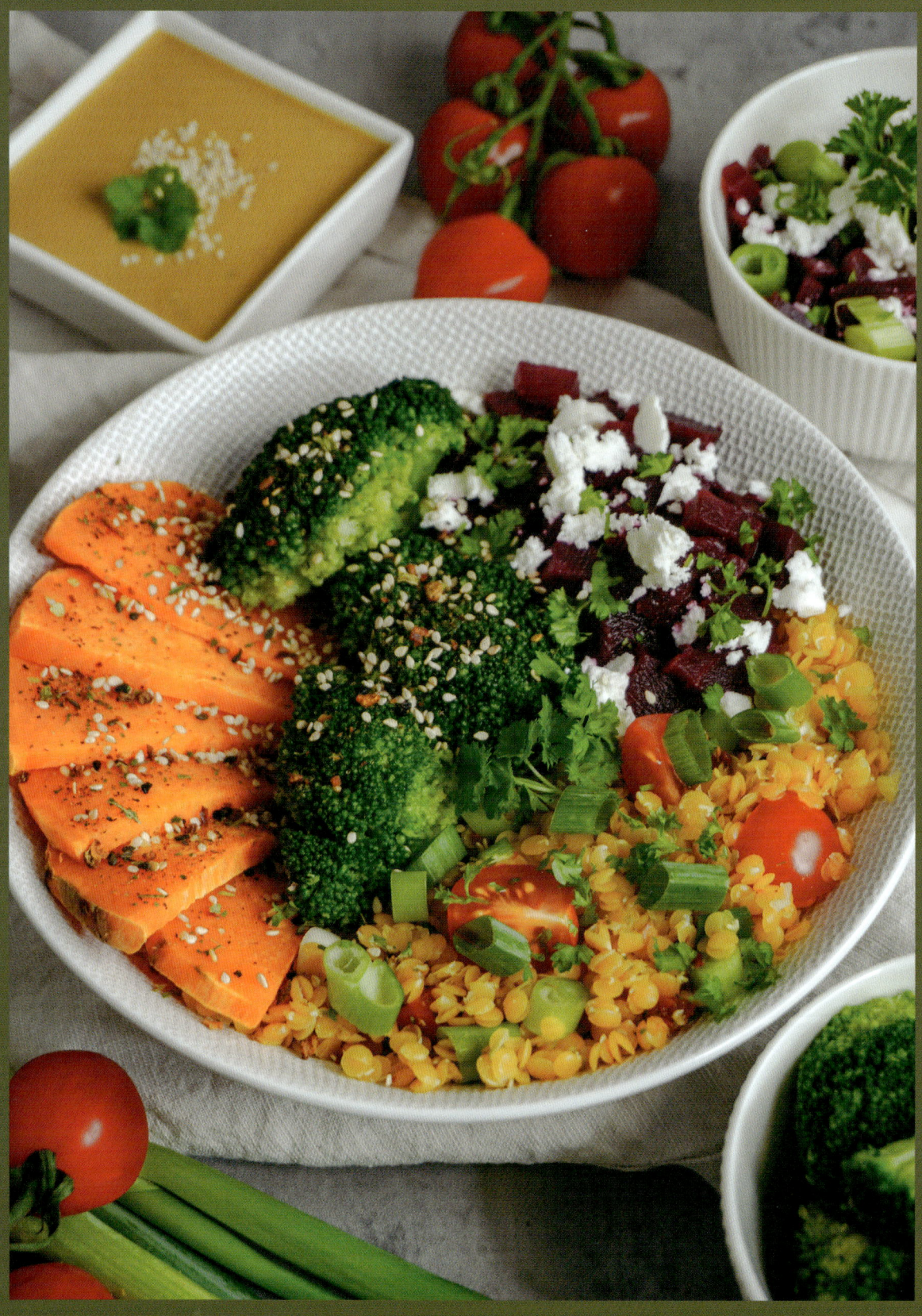

# Regenbogen Bowl
## mit roten Linsen, Süßkartoffel, Brokkoli und Roter Bete

**Zubereitungszeit: 25 Minuten**

1. Den Backofen auf 190°C vorheizen.

2. Die Süßkartoffel schälen und in dünne Scheiben oder kleine Würfel schneiden. Auf einem mit Backpapier ausgelegten Backblech verteilen und im vorgeheizten Backofen etwa 15 Minuten backen.

3. Die Linsen gut abspülen und in einem kleinen Topf mit Wasser aufkochen. Sobald das Wasser kocht, die Temperatur herunterstellen und die Linsen ca. 10 Minuten mit geschlossenem Deckel köcheln lassen. Dann in ein Sieb abgießen und salzen.

4. Den Brokkoli putzen, waschen und in kleine Röschen teilen. Für eine schonende Zubereitung den Brokkoli am besten in einem Dampfeinsatz dämpfen oder alternativ in wenig Wasser kurz dünsten.

5. In der Zwischenzeit die Tomate waschen und klein schneiden, die Frühlingszwiebel waschen, putzen und in feine Ringe schneiden. Die Rote Bete in Würfel schneiden.

6. Für das Dressing Tahini, Zitronensaft, Joghurt, Sojasauce und Knoblauchpulver vermengen.

7. Die Linsen mit Tomate, Frühlingszwiebel sowie Salz und Pfeffer vermengen. Die Rote Bete mit zerbröckeltem Feta und Petersilie vermischen. Anschließend alle Zutaten hübsch in einer Schüssel anrichten und mit dem Dressing servieren.

## Zutaten:
1 mittelgroße Süßkartoffel
30 g rote Linsen
100 g Brokkoli, TK oder frisch
1 kleine Tomate
1 Frühlingszwiebel
1 große Knolle Rote Bete, gegart
50 g Feta
1 EL frisch gehackte Petersilie

## Dressing:
1 EL Tahini
1 Spritzer Zitronensaft
2 EL Joghurt
1 EL Sojasauce
Knoblauchpulver

## Nährwerte:
534 Kalorien · 30 g Protein
63 g Kohlenhydrate · 17 g Fett

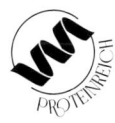
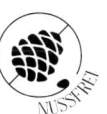

# SCHNELLE UND EINFACHE ALLTAGSREZEPTE

Die folgenden Rezepte sind ideal, wenn es im Alltag schnell zubereitet und zugleich gesund, lecker und sättigend sein soll.

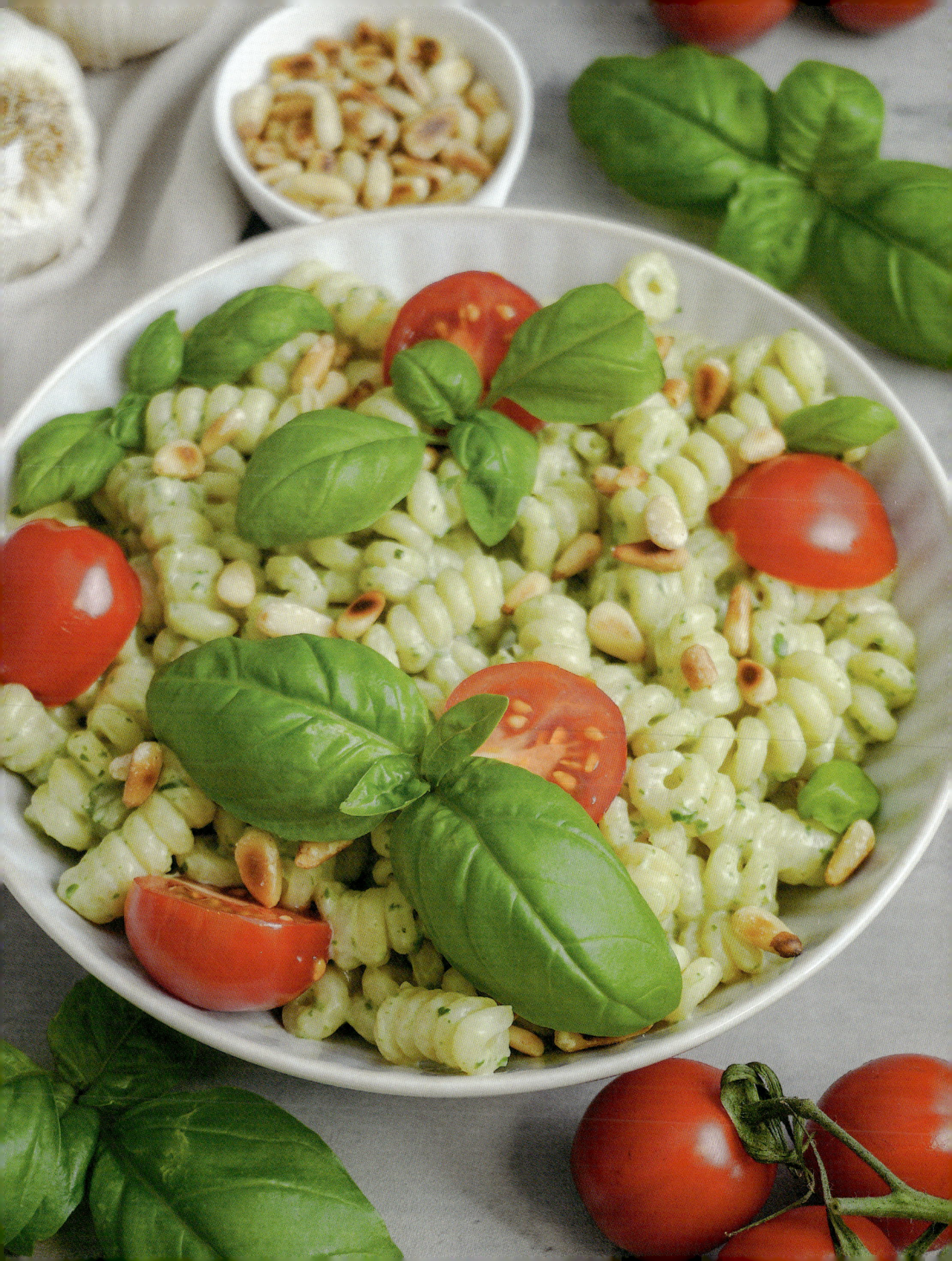

# Lachs, Avocado und Frischkäse Wrap

**Zubereitungszeit: 5 Minuten**

## Zutaten:

30 g Avocado
1 Handvoll Rucola
3–4 kleine Tomaten
1 Wrap
1–2 EL Frischkäse
30 g Räucherlachs

**1.** Die Avocado entkernen, 30 g Fruchtfleisch herauslösen und in kleine Würfel schneiden. Rucola waschen und trocken schütteln. Tomaten waschen und vierteln.

**2.** Den Wrap mit Frischkäse bestreichen, mit den weiteren Zutaten belegen (am besten mittig, in einer Reihe angeordnet) und zusammenrollen.

## Nährwerte:

360 Kalorien · 18 g Protein
42 g Kohlenhydrate · 3 g Fett

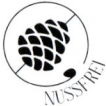

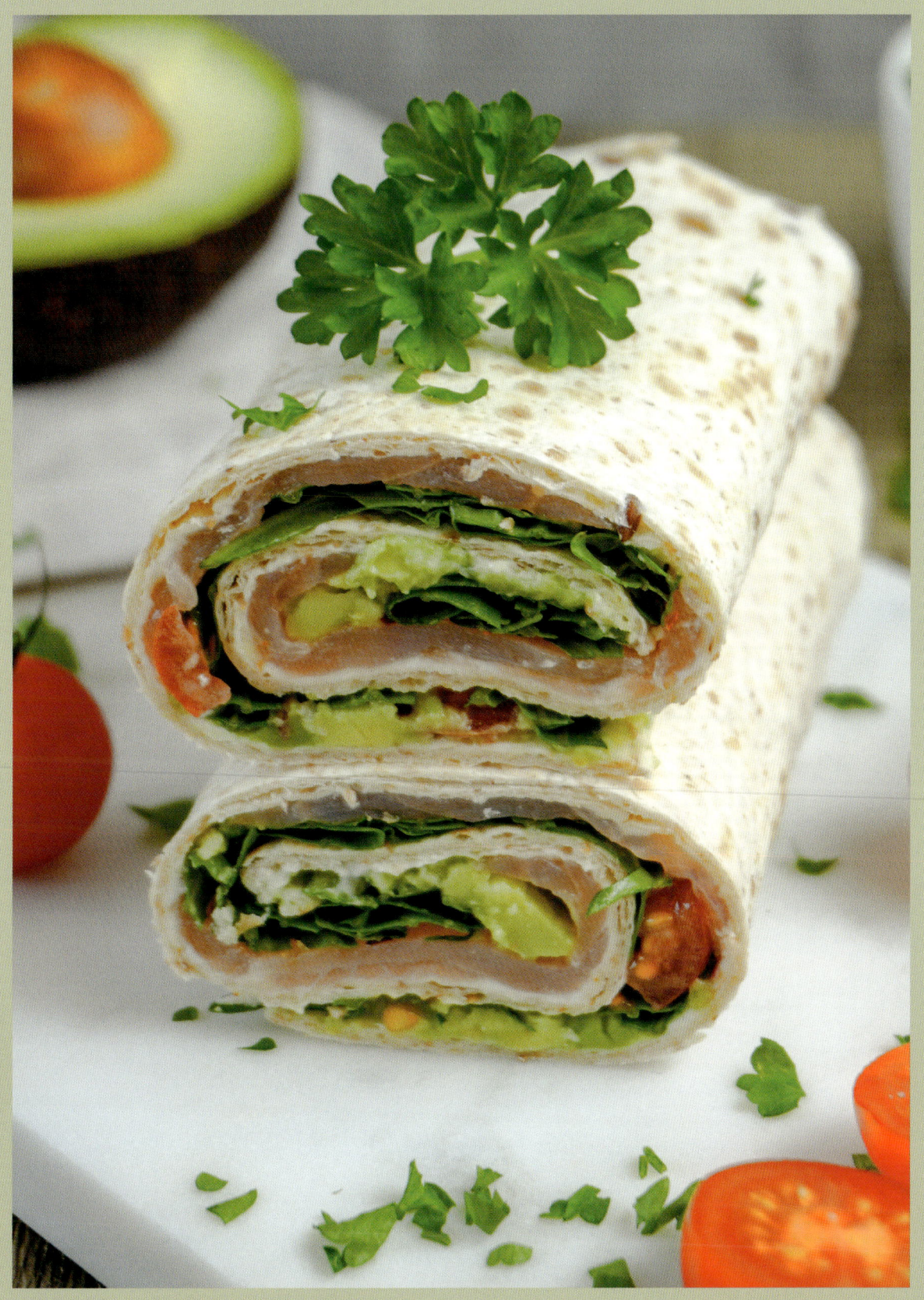

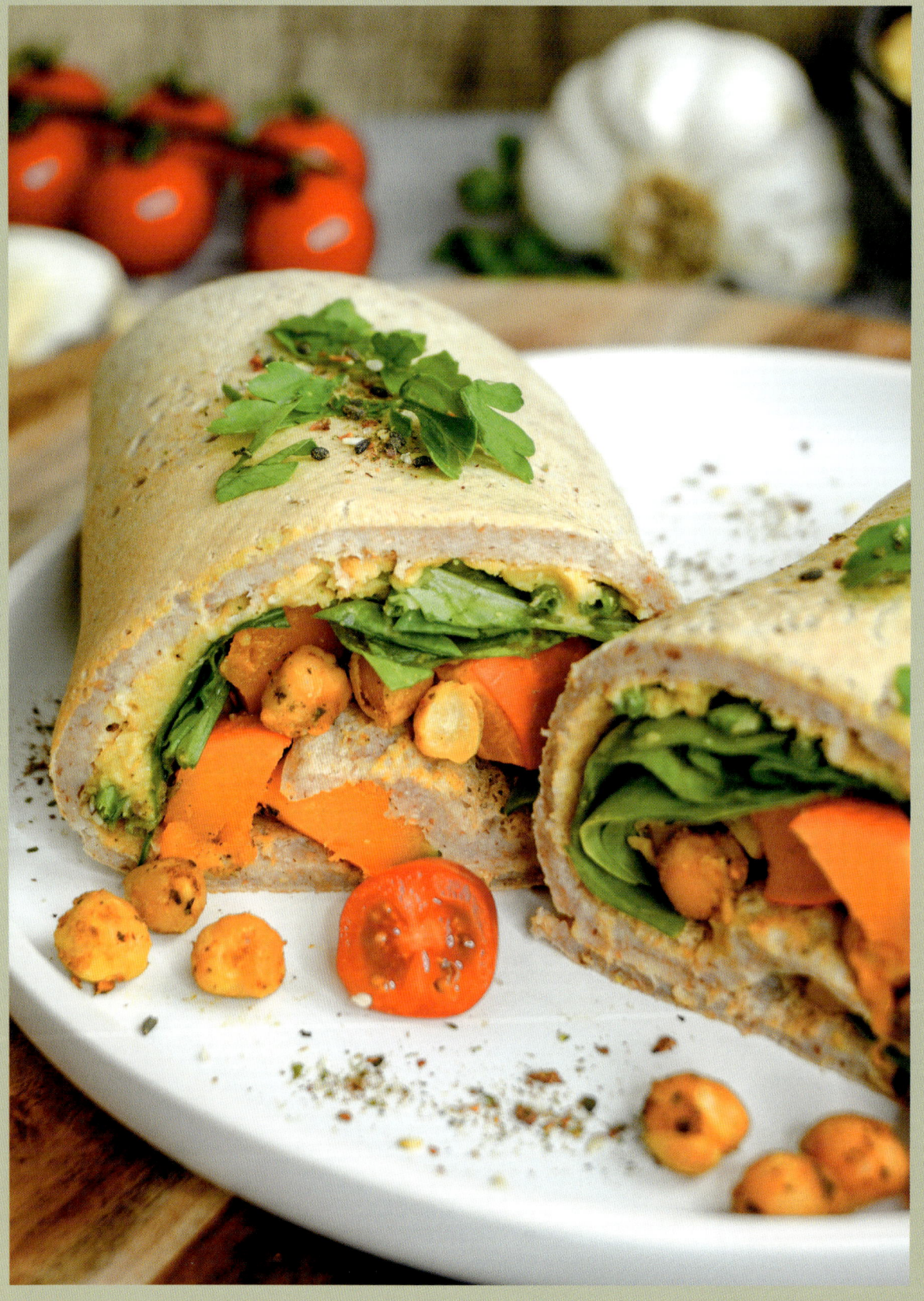

# Hummus, Tempeh und Sesam Wrap

## Zubereitungszeit: 5 Minuten

**1.** Den Wrap mit Hummus bestreichen. Salatblätter waschen, trocken schütteln und den Wrap damit belegen. Tempeh in Würfel schneiden, Tomaten waschen und vierteln, Gemüse klein schneiden und ggf. kurz dünsten.

**2.** Alle Zutaten mittig in einer Reihe auf den Wrap legen und diesen zusammenrollen.

### Zutaten:

1 Wrap
2 EL Hummus (selbst gemacht, siehe S. 212 oder gekauft)
1–2 Salatblätter
30 g Tempeh
1 EL gegarte Kichererbsen
3–4 kleine Tomaten
50 g Gemüse nach Wahl, z.B. Kürbis, Karotte oder Paprika

### Nährwerte:

373 Kalorien · 15 g Protein
54 g Kohlenhydrate · 9 g Fett

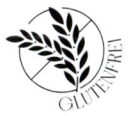  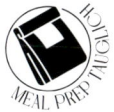

# Radieschen, Schinken und Ei Wrap

**Zubereitungszeit: 5 Minuten**

## Zutaten:

3–4 Salatblätter
1 Frühlingszwiebel
3–4 Radieschen
1 Wrap
1–2 EL Frischkäse
1 gekochtes Ei
2 Scheiben Schinken oder eine
    pflanzliche Alternative
2 TL frisch gehackte Kräuter
Salz, Pfeffer

1. Salat waschen, trocken schütteln und klein schneiden. Frühlingszwiebel putzen, waschen und in feine Ringe schneiden. Radieschen waschen, putzen und in feine Scheiben schneiden.

2. Den Wrap mit Frischkäse bestreichen und das Gemüse mittig in einer Reihe anordnen. Das gekochte Ei klein schneiden, gemeinsam mit Schinken und frischen Kräutern ebenfalls auf den Wrap legen. Nach Belieben mit Gewürzen abschmecken und zusammenrollen.

## Nährwerte:

342 Kalorien · 19 g Protein
40 g Kohlenhydrate · 12 g Fett

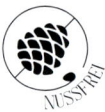

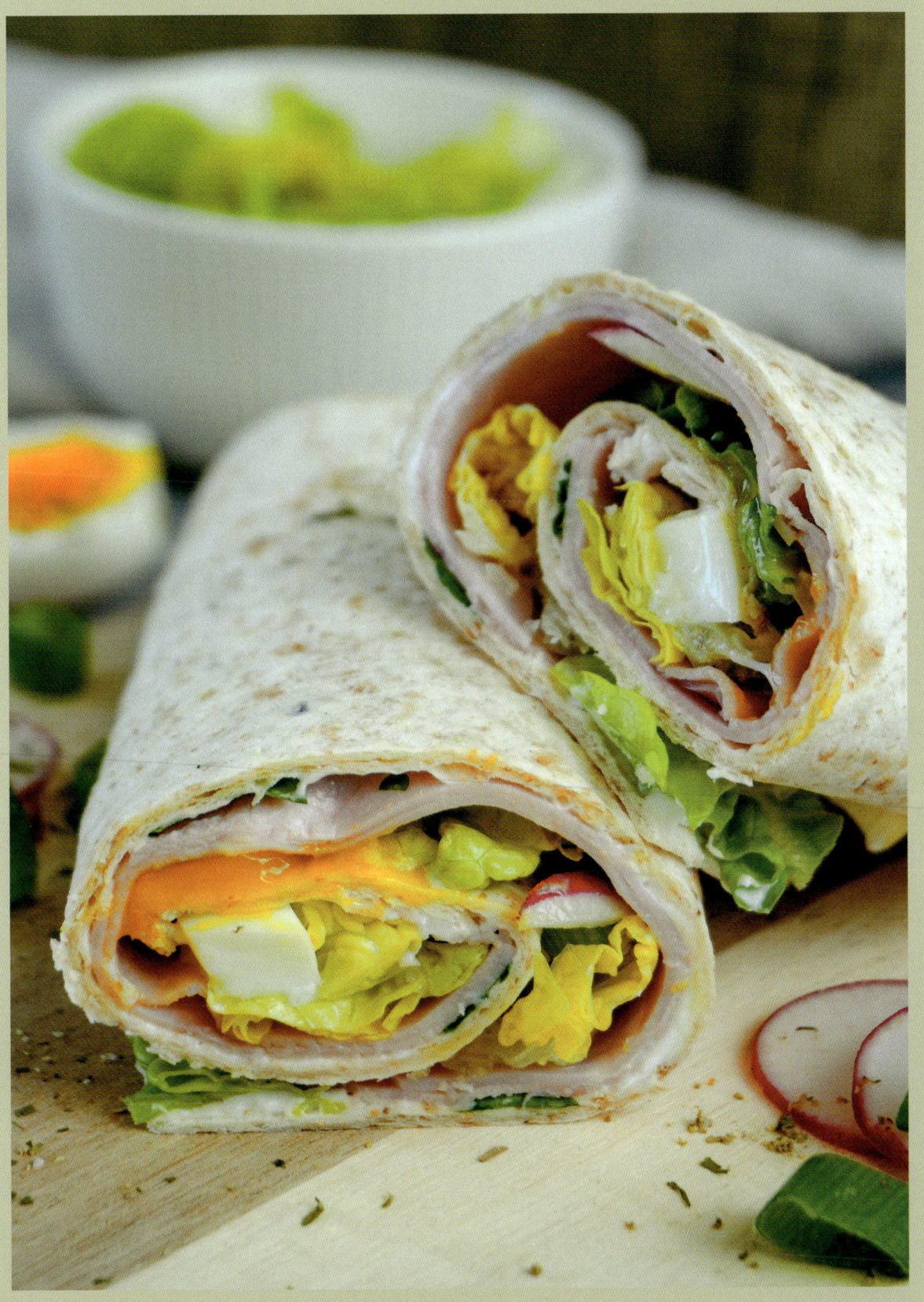

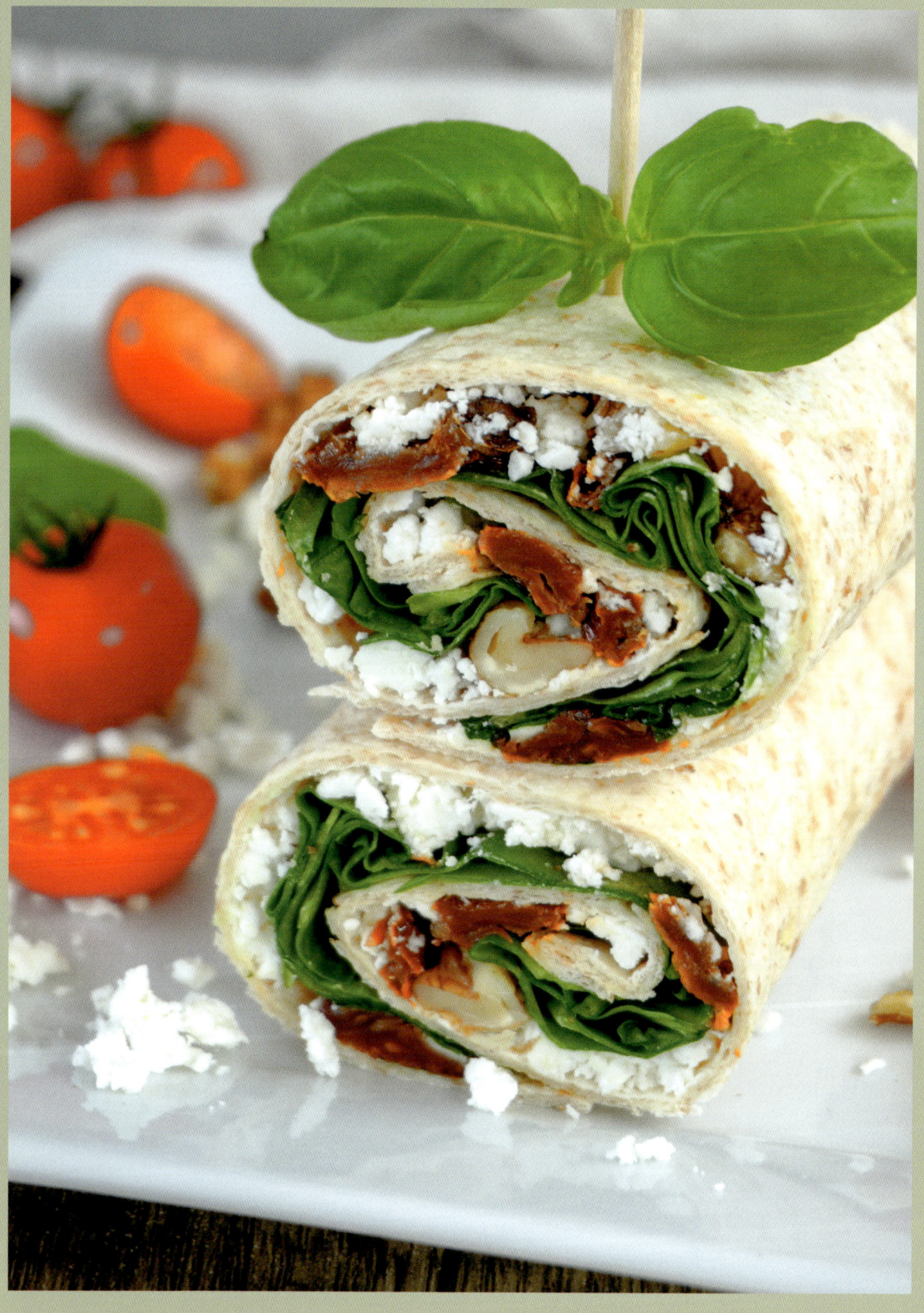

# Feta, Spinat und Tomate Wrap

**Zubereitungszeit: 5 Minuten**

**1.** Spinat waschen und trocken schütteln. Frische Tomaten waschen und in kleine Stücke schneiden, die getrockneten Tomaten ebenfalls klein schneiden. Den Feta zerbröseln, die Walnüsse grob hacken.

**2.** Den Wrap mittig in einer Reihe mit den Zutaten belegen und zusammenrollen.

**Zutaten:**

1 Handvoll Baby-Blattspinat
3–4 kleine Tomaten
2–3 getrocknete Tomaten
30 g Feta
2–3 Walnüsse
1 Wrap

**Nährwerte:**

365 Kalorien · 16 g Protein
43 g Kohlenhydrate · 12 g Fett

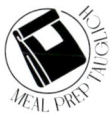

# Zucchini-Puffer

**Zubereitungszeit: 25 Minuten**

## Zutaten:

150 g Zucchini
1 Karotte
1 Frühlingszwiebel
30 g Haferflocken
1 Ei
1 EL frisch gehackte Petersilie
Salz, Pfeffer
geriebene Muskatnuss
½ TL Gemüsebrühepulver
1 TL Olivenöl

**1.** Die Zucchini waschen, putzen und raspeln. Die Raspel in ein Küchentuch geben und die Flüssigkeit auspressen. Die Karotte schälen und raspeln, die Frühlingszwiebel waschen, putzen und in feine Ringe schneiden.

**2.** Das Gemüse in einer Schüssel vermengen. Haferflocken, Ei, Gemüsebrühepulver und Kräuter hinzugeben, mit Salz, Pfeffer sowie Muskat würzen und alles gründlich miteinander vermischen.

**3.** Etwas Öl in einer Pfanne bei mittlerer Temperatur erhitzen, mit einem Löffel oder mit der Hand aus der Gemüsemischung kleine Puffer formen und in die Pfanne geben.

**4.** 1 – 2 Minuten von jeder Seite braten, bis sie goldbraun sind. Nach Wunsch mit Avocadocreme oder einem Kräuter-Dip servieren, die jeweiligen Rezepte findest du auf Seite 215 bzw. Seite 211.

## Nährwerte:

318 Kalorien · 15 g Protein
31 g Kohlenhydrate · 14 g Fett

## Notiz:

*Eines der Lieblingsrezepte meiner Mama!*

 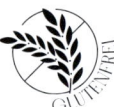 

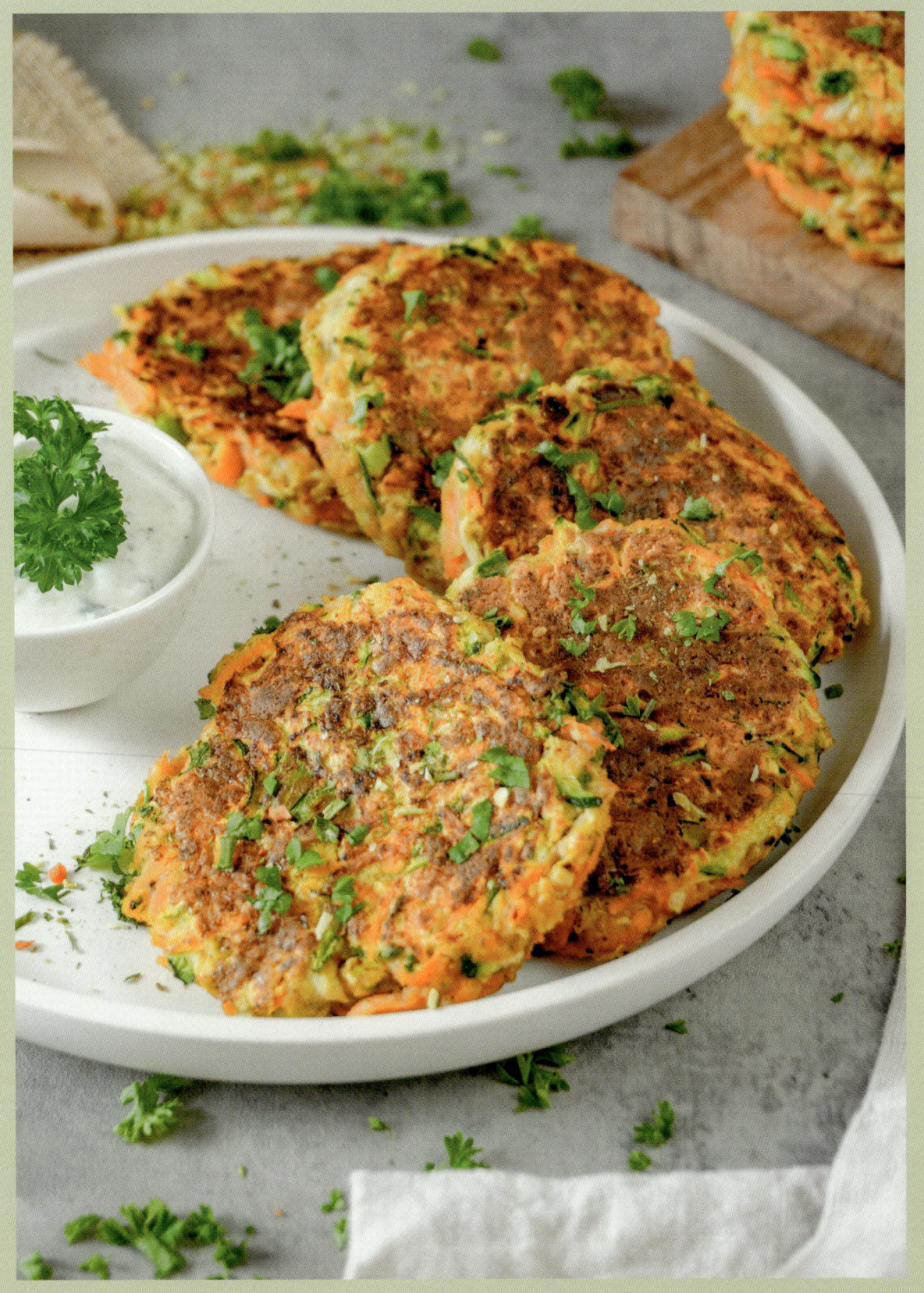

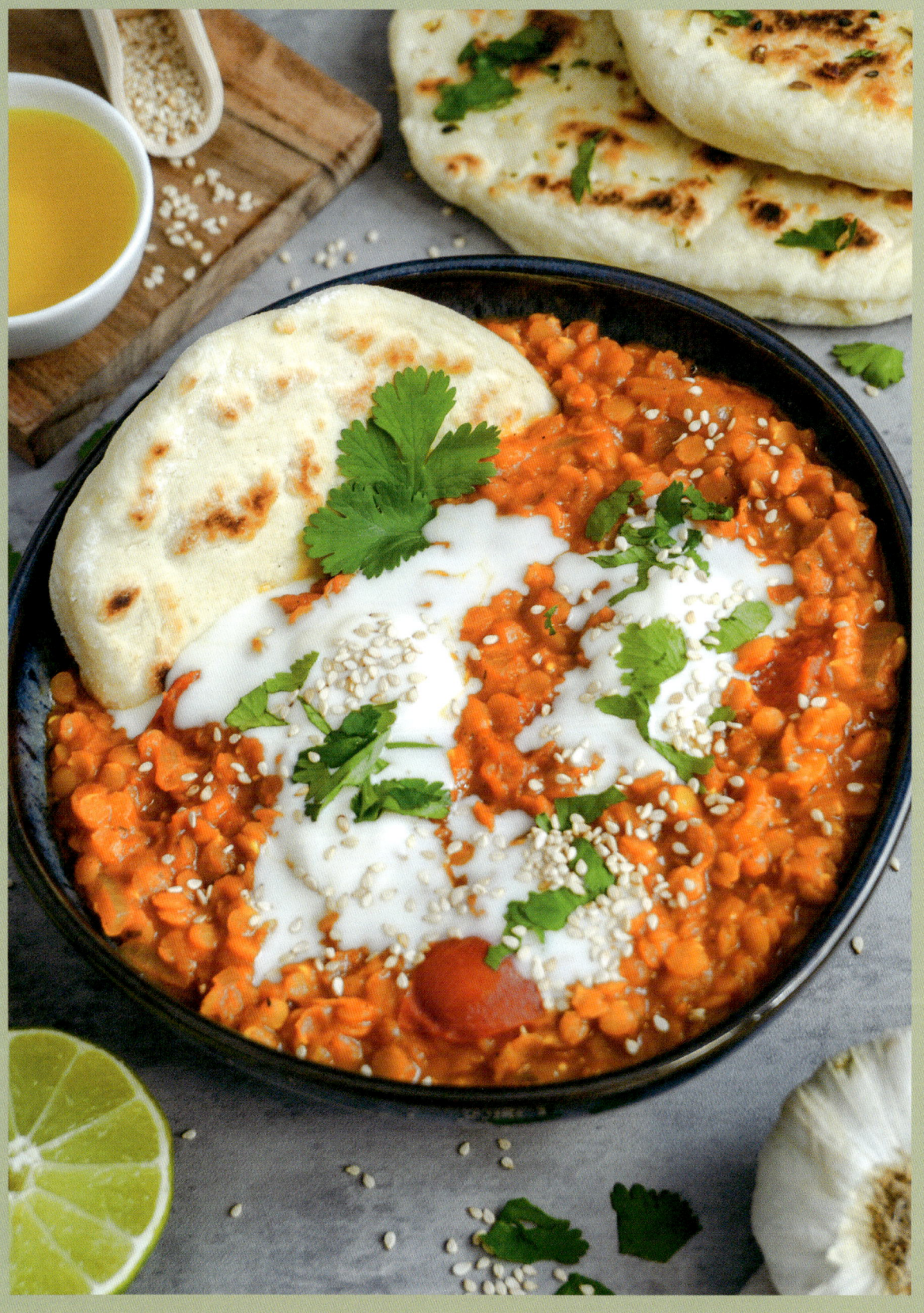

# Rote-Linsen-Dhal

**Zubereitungszeit: 20 Minuten**

1. Die Linsen in ein Sieb geben und gut abspülen. Zwiebel und den Knoblauch schälen und klein hacken. Den Ingwer klein hacken oder fein reiben.

2. Etwas Öl in einer Pfanne erhitzen und die Zwiebel darin glasig anbraten. Anschließend Knoblauch und Ingwer hinzugeben und kurz mitbraten, dann die Linsen dazugeben und mit Gemüsebrühe sowie den passierten Tomaten ablöschen. Tomatenmark sowie die Gewürze unterrühren und das Ganze bei mittlerer Hitze etwa 10 Minuten köcheln lassen, bis die Linsen weich sind.

3. Den Koriander waschen, trocknen und hacken. Das Dhal ggf. nochmals mit den Gewürzen abschmecken und mit frischem Koriander, Limettensaft, Sesam und etwas Joghurt servieren. Dazu passt Reis oder ein selbst gemachtes Naan-Brot (Siehe Seite 197).

## Zutaten:
70 g rote Linsen
1 Zwiebel
1 Knoblauchzehe
1 Scheibe Ingwer
1 EL Olivenöl
100 ml kräftige Gemüsebrühe
200 ml passierte oder gehackte Tomaten
1 EL Tomatenmark
Kurkuma, Curry, Kreuzkümmel, Salz, Chili
einige Stiele frischer Koriander
1 EL Limettensaft
1 EL Sesam
3 EL Joghurt

## Nährwerte:
477 Kalorien · 15 g Protein
73 g Kohlenhydrate · 10 g Fett

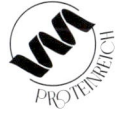
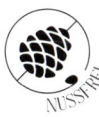
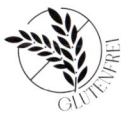
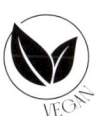

# Bunte Gnocchi-Pfanne

**Zubereitungszeit: 15 Minuten**

## Zutaten:

200 g Gnocchi (Fertigprodukt
  aus dem Kühlregal)
1 Frühlingszwiebel
150 g Champignons
1 kleine Tomate
40 g Erbsen, TK
50 ml pflanzliche Sahne
1 TL Gemüsebrühepulver
2 EL Wasser
Paprikapulver
Salz, Pfeffer
1 EL frisch gehackter Basilikum

**1.** Die Gnocchi in einer Pfanne mit etwas Olivenöl anbraten.

**2.** Frühlingszwiebel und Tomate waschen und putzen. Frühlings-zwiebel in feine Ringe, Tomate in kleine Stücke schneiden. Die Champignons mit einem Küchentuch sauber abreiben und ebenfalls klein schneiden.

**3.** Das zerkleinerte Gemüse zusammen mit den Erbsen zu den Gnocchi geben und bei mittlerer Temperatur anbraten. Sahne, Gemüsebrühepulver und etwas Wasser verrühren und in die Pfanne geben. Erhitzen und alles noch kurz köcheln lassen, bis die Erbsen aufgetaut sind. Die Gnocchi-Pfanne mit Paprika, Salz, Pfeffer und frischem Basilikum abschmecken.

## Nährwerte:

447 Kalorien · 15 g Protein
73 g Kohlenhydrate · 10 g Fett

## Lebensmittel-ABC:

*Champignons und Pilze allgemein zählen streng genommen nicht zu Gemüse, sondern bilden eine eigene Lebensform. Sie enthalten meistens viel Eiweiß und Eisen.*

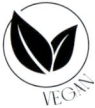
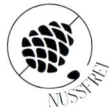

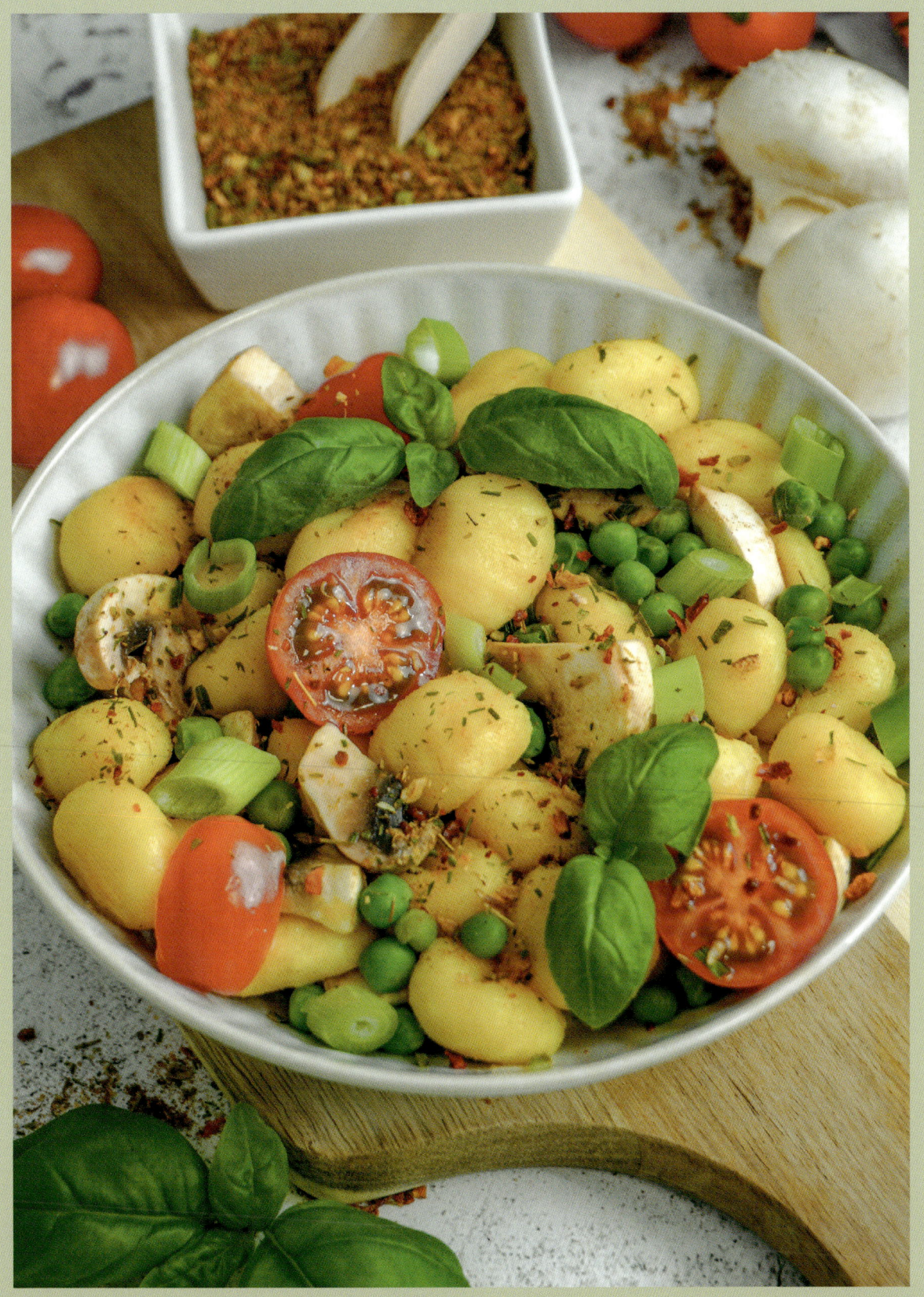

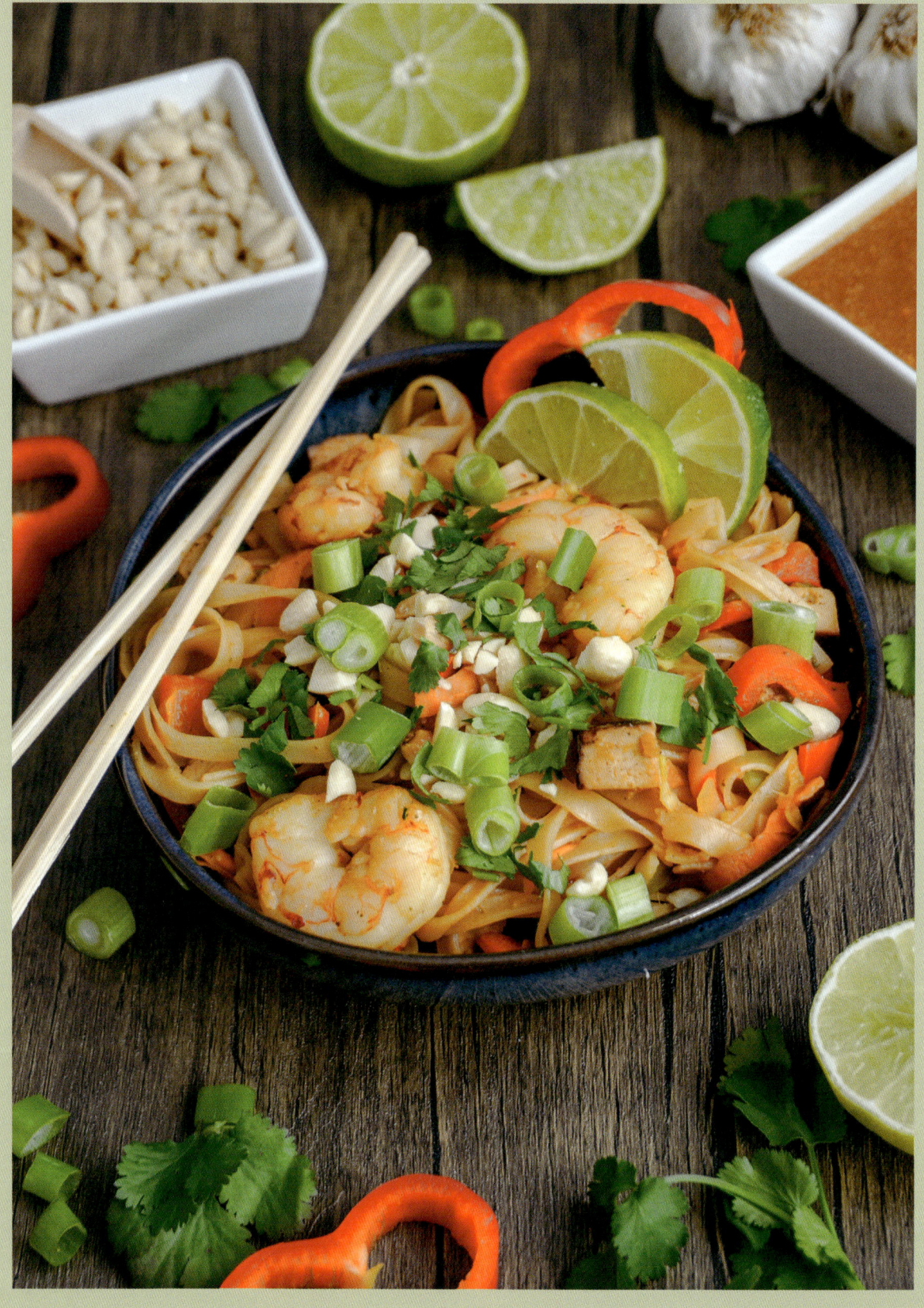

# Pad Thai
## mit Tofu und Garnelen

**Zubereitungszeit: 20 Minuten**

1. Die Reisnudeln in eine große Schüssel geben und mit kochendem Wasser übergießen. Etwa 10 Minuten quellen lassen

2. In der Zwischenzeit das Gemüse waschen und putzen. Die rote Paprika in Streifen, die Karotte und Zucchini in Stifte schneiden oder durch den Spiralschneider drehen. Die Frühlingszwiebel in feine Ringe schneiden. Den Tofu ausdrücken, trocken tupfen und in Würfel schneiden.

3. Für die Sauce alle Zutaten in einen kleinen Mixer geben und ca. 30 Sekunden verrühren.

4. Das Öl in einer Pfanne oder einem Wok erhitzen, das vorbereitete Gemüse dazugeben und bei mittlerer Stufe ca. 3 Minuten dünsten, bis es weicher wird.

5. Den Tofu und die Garnelen dazugeben und ebenfalls kurz anbraten. Die fertigen Nudeln und die Sauce hinzufügen und alle Zutaten gut vermengen. Unter Rühren nochmals 2–3 Minuten erwärmen.

6. Den Pfanneninhalt auf eine Seite schieben. Das Ei verquirlen und auf die freie Fläche in die Pfanne geben. Mit einem Pfannenwender für ca. 10 Sekunden rühren, bis es gebraten ist. Anschließend mit den anderen Zutaten vermengen.

7. Das Pad Thai nach Belieben mit Koriander und gehackten Erdnüssen bestreuen und auf einem Teller mit einer frischen Limette servieren.

## Zutaten:
60 g Reisnudeln
½ rote Paprikaschote
100 g Zucchini
1 Karotte
1 Frühlingszwiebel
50 g Tofu
50 g Garnelen
1 EL Kokos- oder Sesamöl
1 Ei

## Sauce:
1 Knoblauchzehe
2 Scheiben Ingwer
2 EL Sojasauce
1 Schuss Limettensaft
2 EL Ahorn- oder Reissirup
1 TL Erdnussmus

## Optional zum Servieren:
1 EL gehackte Erdnüsse
1 EL frisch gehackter Koriander
1 Limette in Spalten

## Nährwerte:
611 Kalorien · 33 g Protein
71 g Kohlenhydrate · 21 g Fett

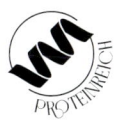

# Hirserisotto
## mit Spargel und Erbsen

**Zubereitungszeit: 20 Minuten**

## Zutaten:

100 g Hirse
1 kleine Zwiebel
1 Knoblauchzehe
200 ml Gemüsebrühe
Salz, Pfeffer
geriebene Muskatnuss
5 Stangen grüner Spargel
50 g Erbsen, TK
2 EL geriebener Parmesan
1 EL frisch gehackte Petersilie

## Toppings:

optional: geröstete Kicher-
    erbsen (Seite 229) und
    frische Tomaten

1. Die Hirse in ein Sieb geben und gut spülen. Zwiebel und Knob-lauch schälen, hacken und in etwas Olivenöl andünsten. Anschließend mit Gemüsebrühe aufgießen, Hirse einstreuen und mit Salz, Pfeffer und Muskatnuss würzen. Aufkochen und etwa 5 Minuten köcheln lassen.

2. Währenddessen den Spargel waschen, die Enden abschneiden und die Stangen in gleich große Stücke schneiden. Erbsen und Spargelstücke zur Hirse geben und alles 10 Minuten bei niedriger Hitze quellen lassen.

3. Zuletzt Parmesan und frische Petersilie einrühren. Optional gerös-tete Kichererbsen und ein paar frische Tomaten dazu servieren.

## Nährwerte:

476 Kalorien · 18 g Protein
83 g Kohlenhydrate · 7 g Fett

## Notiz:

*Das Rezept lässt sich beliebig abwandeln: Statt Erbsen und Spargel kannst du beispielsweise Champignons, Tomaten und Mozzarella verwenden oder ein leckeres Hirserisotto mit klein gewürfeltem Kürbis zubereiten.*

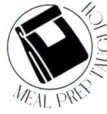 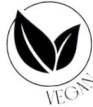 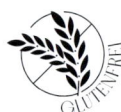 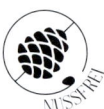

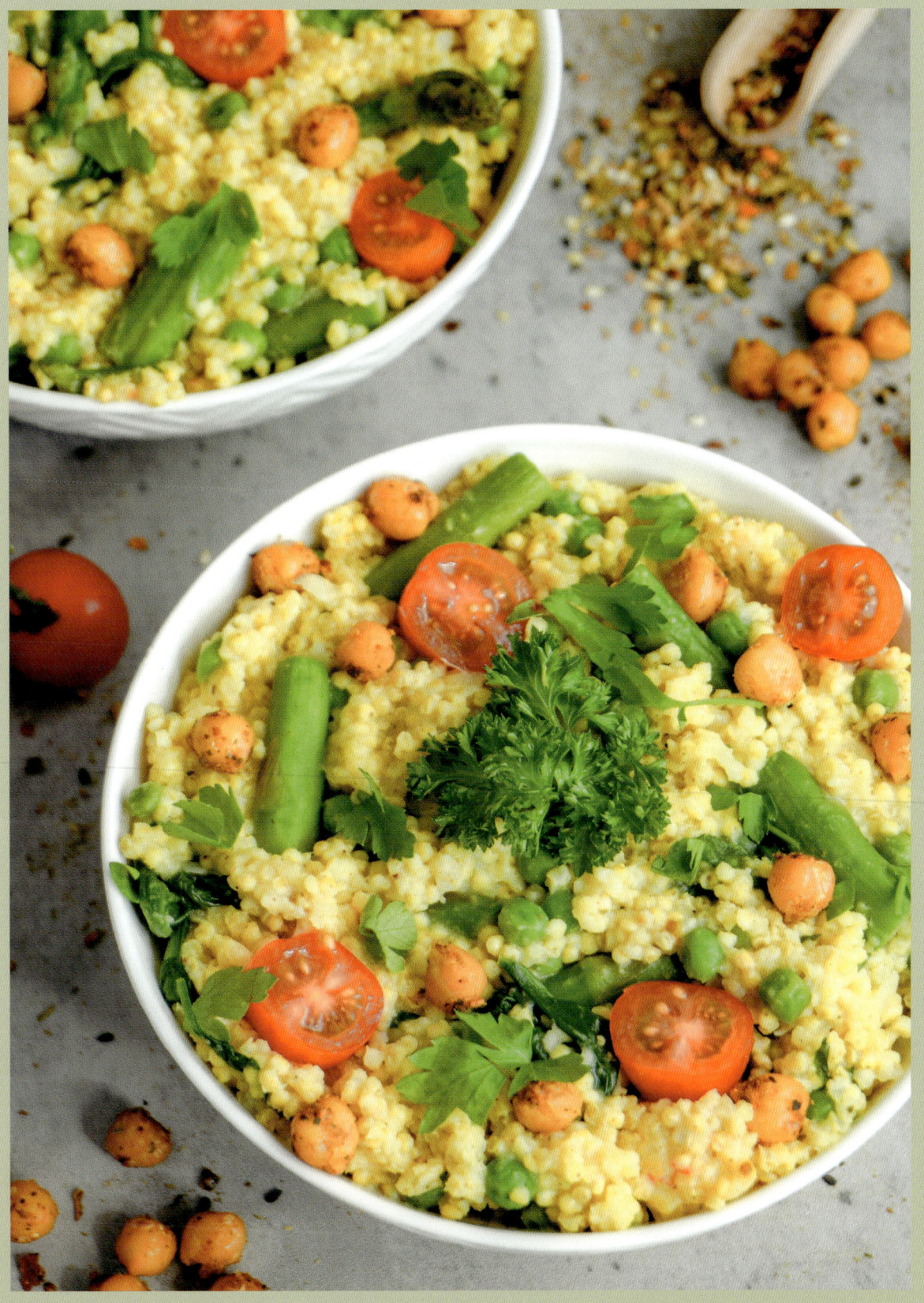

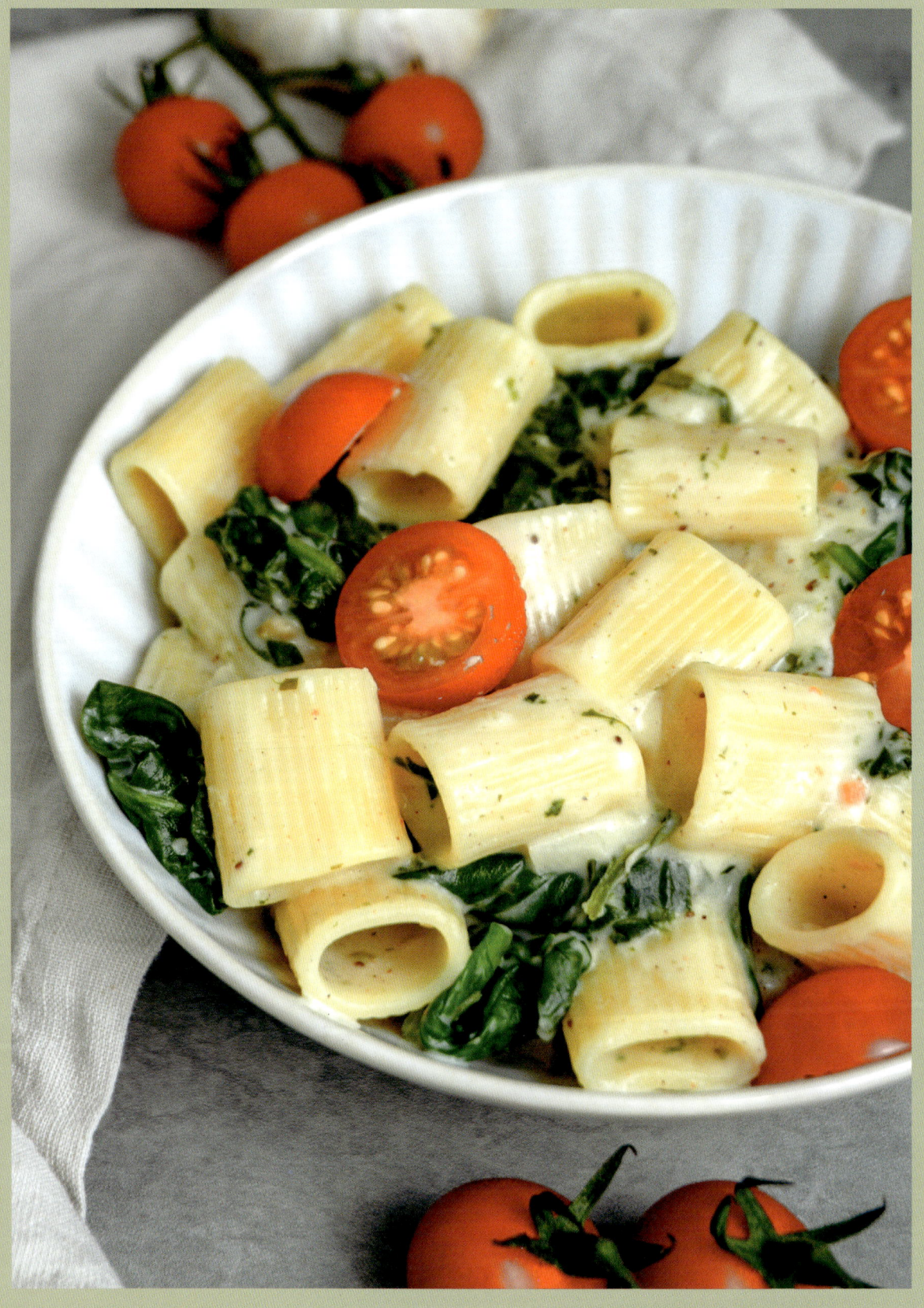

# Pasta mit cremiger Spinatsauce

**Zubereitungszeit: 20 Minuten**

1. Die Nudeln nach Packungsanweisung zubereiten.

2. Währenddessen Zwiebel und Knoblauch schälen und fein hacken. In einer Pfanne mit etwas Olivenöl andünsten.

3. Gemüsebrühe, Sahne und Frischkäse hinzugeben, gut mit Salz, Pfeffer und Muskat würzen und alles kurz aufkochen lassen. Den Spinat waschen, ggf. die harten Stiele entfernen und die Blätter in mundgerechte Stücke zupfen. In die Pfanne geben und unterrühren.

4. Die fertig gekochten Nudeln in die Pfanne geben, alles gut miteinander vermengen und mit 1 Spritzer Zitronensaft sowie Parmesan oder Hefeflocken bestreut servieren.

## Zutaten:

80 g Nudeln deiner Wahl
1 Zwiebel
1 Knoblauchzehe
1 TL Olivenöl
50 ml Gemüsebrühe
50 ml pflanzliche Sahne, z.B. Soja Cuisine
100 g Frischkäse, z.B. fettreduziert oder pflanzlich
Salz, Pfeffer
1 Prise geriebene Muskatnuss
250 g Blattspinat, frisch oder TK
1 Spritzer Zitronensaft
1–2 EL geriebener Parmesan, Cashew-Parmesan (S. 216) oder Hefeflocken

## Notiz:

*Wenn du Hefeflocken statt Parmesan verwendest, nimm zuerst höchstens ½ EL – der Geschmack der Hefeflocken kann sonst schnell sehr dominant werden.*

## Nährwerte:

546 Kalorien · 36 g Protein
73 g Kohlenhydrate · 11 g Fett

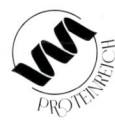 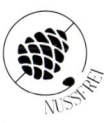 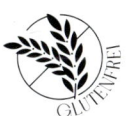

# Avocado-Pasta

## Zubereitungszeit: 15 Minuten

### Zutaten:
70 g Nudeln deiner Wahl
50 g Avocado
1 Handvoll Basilikumblätter
1 EL Olivenöl
1 Knoblauchzehe
1 Spritzer Zitronensaft
1 EL Hefeflocken
50 ml Pflanzendrink
2–3 EL Cashewmus,
    alternativ Frischkäse
Salz, Pfeffer

### Toppings:
1 EL Pinienkerne
80 g Cocktailtomaten

**1.** Die Nudeln nach Packungsanweisung zubereiten.

**2.** In der Zwischenzeit die Avocado halbieren, den Kern entfernen und 50 g Fruchtfleisch mit einem Löffel herauslösen. Mit allen weiteren Zutaten für die Sauce cremig pürieren und ggf. mit Pfeffer und etwas Salz abschmecken.

**3.** Die Pinienkerne in einer Pfanne ohne Öl anrösten, die Tomaten waschen und halbieren. Nach Wunsch ebenfalls kurz in der Pfanne anbraten.

**4.** Die gekochten Nudeln mit der Avocadosauce auf einem Teller anrichten und mit den Tomaten und Pinienkernen bestreuen.

### Nährwerte:
650 Kalorien · 22 g Protein
68 g Kohlenhydrate · 31 g Fett

### Notiz:
*Um den Proteinanteil bei einem Pasta-Rezept zu erhöhen, verwende ich gerne Nudeln aus Hülsenfrüchten, z.B. aus Kichererbsen oder Linsen!*

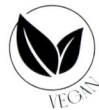 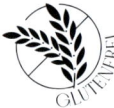 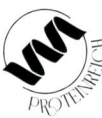

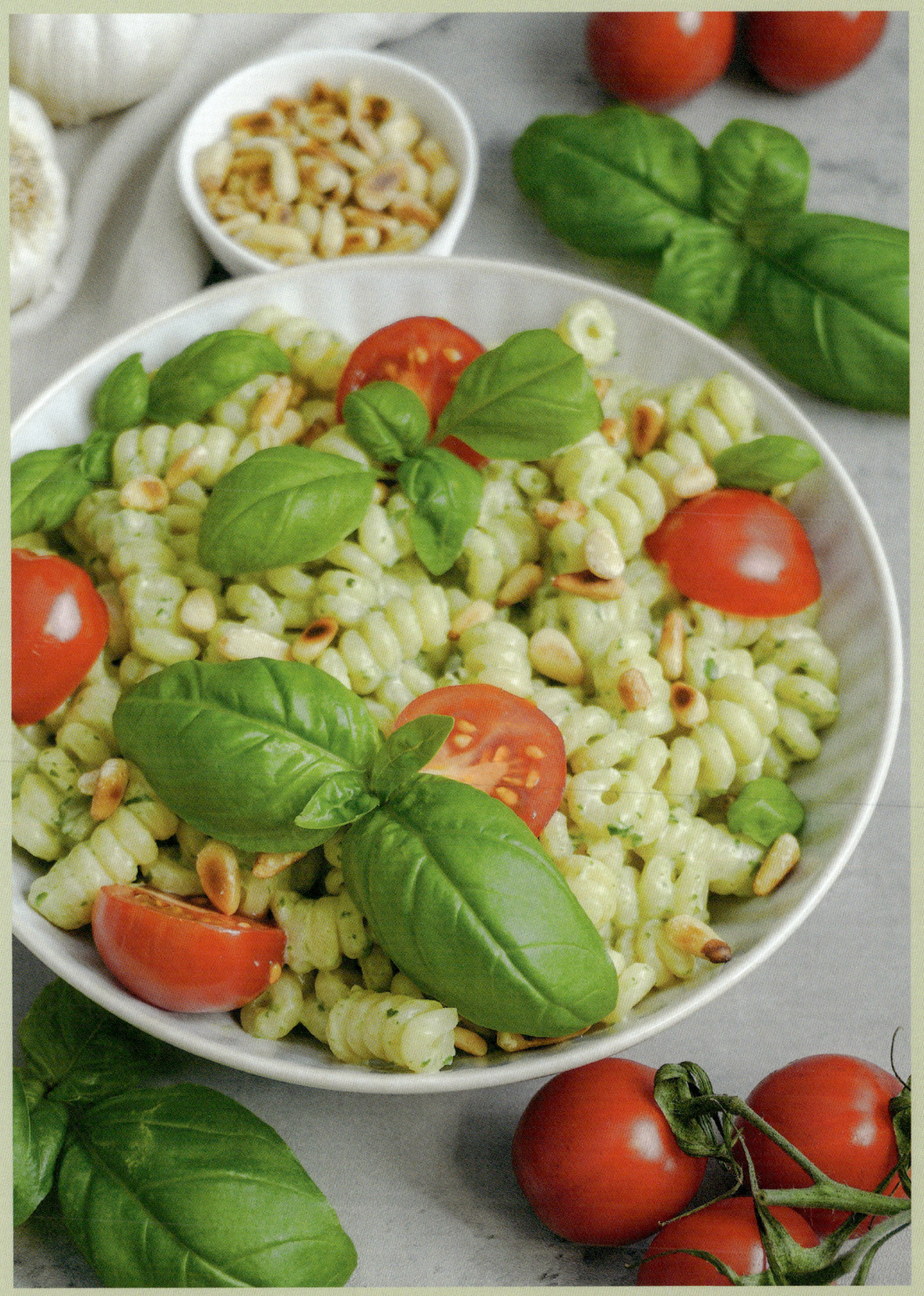

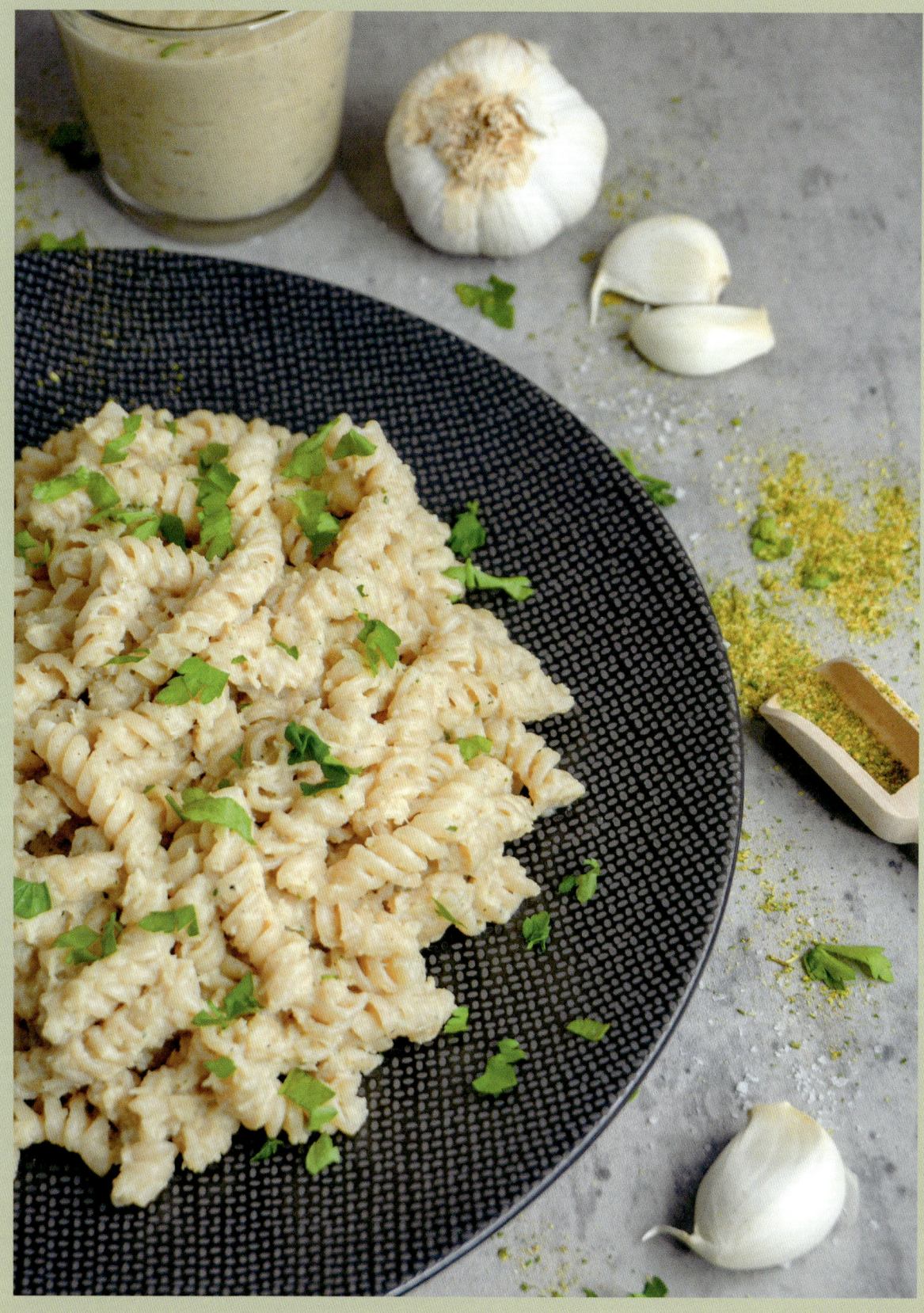

# Cremige weiße Pasta

**Zubereitungszeit: 20 Minuten**

1. Die Nudeln nach Packungsanweisung zubereiten. Währenddessen den Blumenkohl in Röschen schneiden. Zwiebel und Knoblauch schälen und fein hacken.

2. Das Öl in einem Topf erhitzen und die Zwiebel darin anschwitzen. Anschließend Knoblauch und kurz danach den Blumenkohl dazugeben. Mit Brühe aufgießen.

3. Aufkochen und ca. 5 Minuten köcheln lassen, bis der Blumenkohl gar ist.

4. Den Topfinhalt zusammen mit den restlichen Zutaten in ein hohes Gefäß oder in einen Hochleistungsmixer füllen und zu einer cremigen, glatten Sauce pürieren.

5. Die Sauce mit den gekochten Nudeln vermengen. Nach Wunsch mit Champignons und frischen Kräutern servieren.

## Zutaten:

70 g Nudeln deiner Wahl
250 g Blumenkohl, frisch oder TK
1 Zwiebel
1 Knoblauchzehe
1 TL Öl
250 ml Gemüsebrühe
2 EL weißes Mandelmus oder Cashewmus
100 ml pflanzliche Sahne, z.B. Soja Cuisine
2 EL Hefeflocken
1 Spritzer Zitronensaft
Salz, Pfeffer
geriebene Muskatnuss

## Notiz:

*Das Rezept schmeckt auch hervorragend mit Kürbis – einfach den Blumenkohl durch Kürbis ersetzen, der Rest bleibt gleich.*

## Nährwerte:

668 Kalorien · 29 g Protein
64 g Kohlenhydrate · 29 g Fett

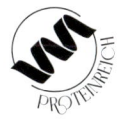 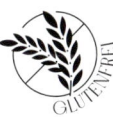 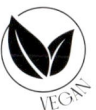

# Schnelle grüne Pasta

**Zubereitungszeit: 15 Minuten**

### Zutaten:

70 g Nudeln deiner Wahl
100 g Brokkoli
1 Knoblauchzehe
20 g Walnüsse
1 Handvoll Spinat
1 Handvoll frische
    Basilikumblätter
1 EL Olivenöl
50 g Joghurt
1 Spritzer Zitronensaft
1 EL Parmesan oder
    Hefeflocken
Salz, Pfeffer

**1.** Die Nudeln nach Packungsanweisung zubereiten.

**2.** Währenddessen den Brokkoli waschen, in Stücke schneiden und 3 – 4 Minuten dämpfen.

**3.** In der Zwischenzeit den Knoblauch schälen, die Walnüsse in einer Pfanne ohne Öl anrösten und Spinat sowie die Basilikumblätter waschen und trocken schütteln.

**4.** Alle Zutaten in ein hohes Gefäß oder in einen Hochleistungsmixer geben und zu einer cremigen Paste pürieren. Mit Salz und Pfeffer abschmecken und zu den Nudeln servieren.

### Nährwerte:

565 Kalorien · 28 g Protein
59 g Kohlenhydrate · 21 g Fett

### Lebensmittel-ABC:

*Die Walnuss hat von allen Nüssen mit Abstand das beste Verhältnis von Omega-3- und Omega-6-Säuren.*

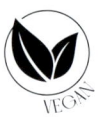
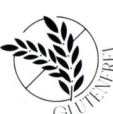
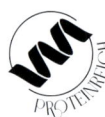

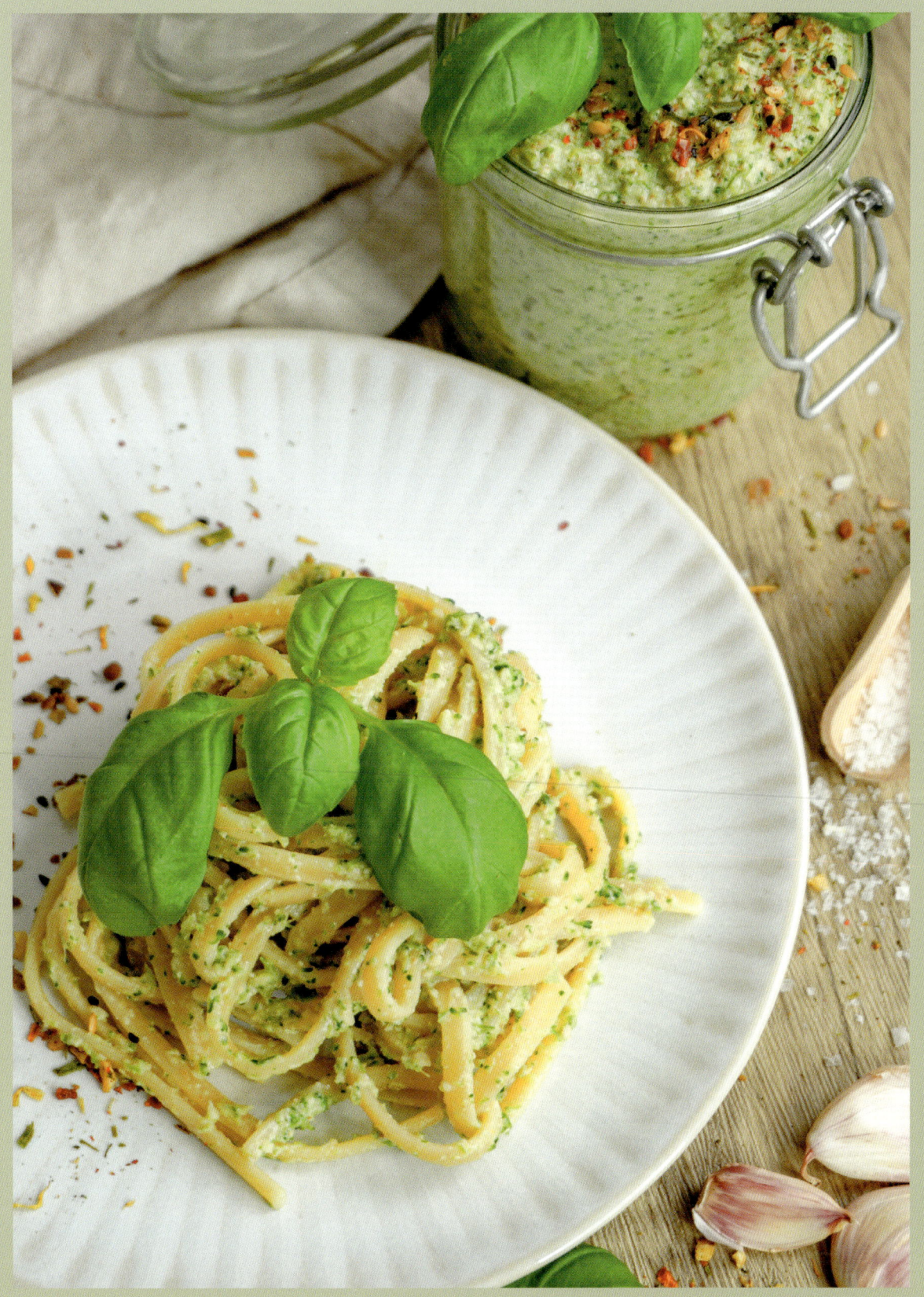

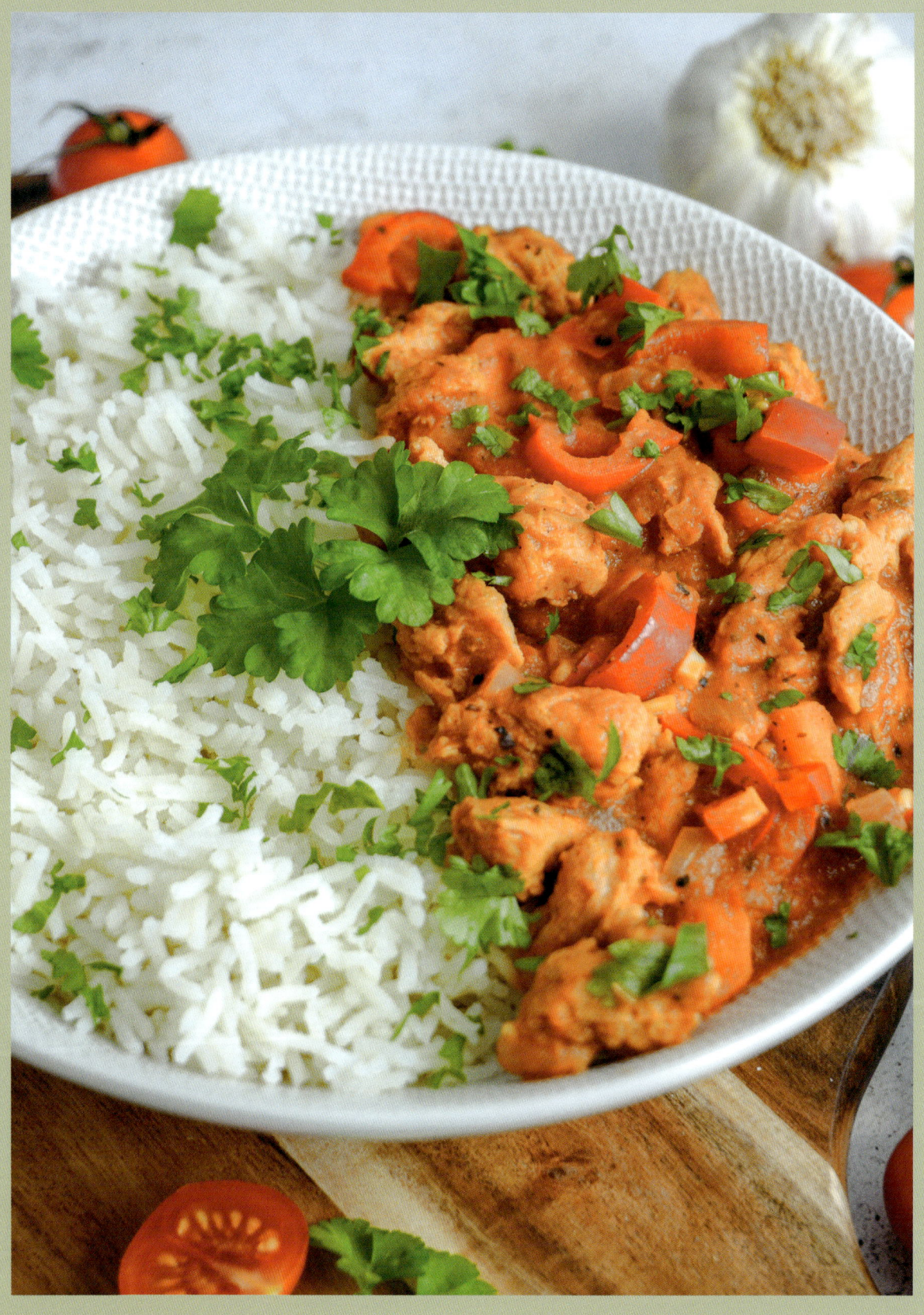

# Paprika-Geschnetzeltes

**Zubereitungszeit: 20 Minuten**

1. Den Reis nach Packungsanweisung garen.

2. Die Schnetzel mit heißem Wasser übergießen, etwas Gemüse-brühepulver hinzugeben und etwa 10 Minuten ziehen lassen. Anschließend das Wasser abgießen und die Flüssigkeit gut aus den Schnetzeln pressen.

3. Zwiebel und Knoblauch schälen und in feine Würfel schneiden. Öl in einer Pfanne erhitzen, Zwiebel und Knoblauch dazugeben und glasig anbraten. Die Schnetzel hinzufügen und anbraten, bis sie bräunlich und kross werden. Mit Salz, Pfeffer, Paprikapulver und ggf. einer guten Gewürzmischung für Fleisch würzen.

4. Anschließend pflanzliche Sahne, Tomatenmark und passierte Tomaten hinzugeben und nochmals abschmecken. Die Paprika-schote waschen, putzen, in Würfel oder Streifen schneiden und gemeinsam mit der Petersilie unterrühren.

5. Noch einmal kurz erwärmen, dann das Geschnetzelte mit dem Reis servieren.

## Zutaten:

50 g Reis
35 g Erbsen- oder
    Soja-Schnetzel
1 TL Gemüsebrühepulver
1 Zwiebel
1 Knoblauchzehe
1 TL Olivenöl
Salz, Pfeffer
Paprikapulver
Gewürzmischung für Fleisch
50 ml pflanzliche Sahne,
    z.B. Soja Cuisine
1 EL Tomatenmark
150 ml passierte Tomaten
1 rote Paprikaschote
1 EL frisch gehackte Petersilie

## Notiz:

*Ich gebe die Paprika erst zum Schluss hinzu, damit beim Erhitzen das wertvolle Vitamin C darin nicht zerstört wird. Außerdem finde ich es gut, wenn die Paprika noch Biss hat.*

## Nährwerte:

479 Kalorien · 37 g Protein
51 g Kohlenhydrate · 16 g Fett

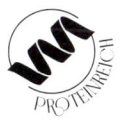 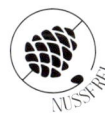 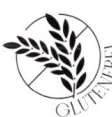 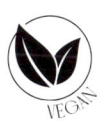 

# Ofengemüse mit Feta

**Zubereitungszeit: 20 Minuten**

## Zutaten:

1 Karotte
½ Zucchini
1 Zwiebel
1 Knoblauchzehe
4–5 Cocktailtomaten
1 Paprikaschote
1–2 EL Olivenöl
einige Zweige frischer Thymian
Salz, Pfeffer
100 g Feta
1 EL frisch gehackte Kräuter
    nach Geschmack

1. Den Backofen auf 180 °C vorheizen und ein Backblech mit Backpapier auslegen.

2. Die Karotte putzen, schälen und in Scheiben oder Stifte schneiden. Die Zucchini waschen, putzen und in Scheiben schneiden, Zwiebel und Knoblauch schälen und nach Belieben in Ringe oder Würfel schneiden.

3. Tomaten waschen und halbieren oder ganz lassen. Paprikaschote waschen, entkernen und klein schneiden.

4. Das Gemüse mit Olivenöl und Thymian vermengen, mit Salz und Pfeffer würzen und auf einem mit Backpapier ausgelegtem Backblech verteilen. 15 Minuten im Ofen backen, dann den Feta zerbröseln, darüber verteilen und alles weitere 5–10 Minuten backen. Das Gemüse aus dem Ofen holen, mit den Kräutern bestreuen und servieren.

## Nährwerte:

372 Kalorien · 24 g Protein
20 g Kohlenhydrate · 22 g Fett

## Notiz:

*Ofengemüse ist nicht nur unglaublich lecker und vielseitig, sondern auch supereinfach und zeiteffizient zubereitet! Während das Gemüse im Ofen ist, kannst du dir z.B. ein Lachsfilet o.Ä. anbraten, bereits die Küche aufräumen oder andere Dinge erledigen. Stelle dir aber am besten einen Timer!*

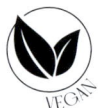 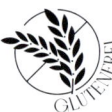  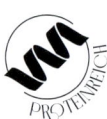

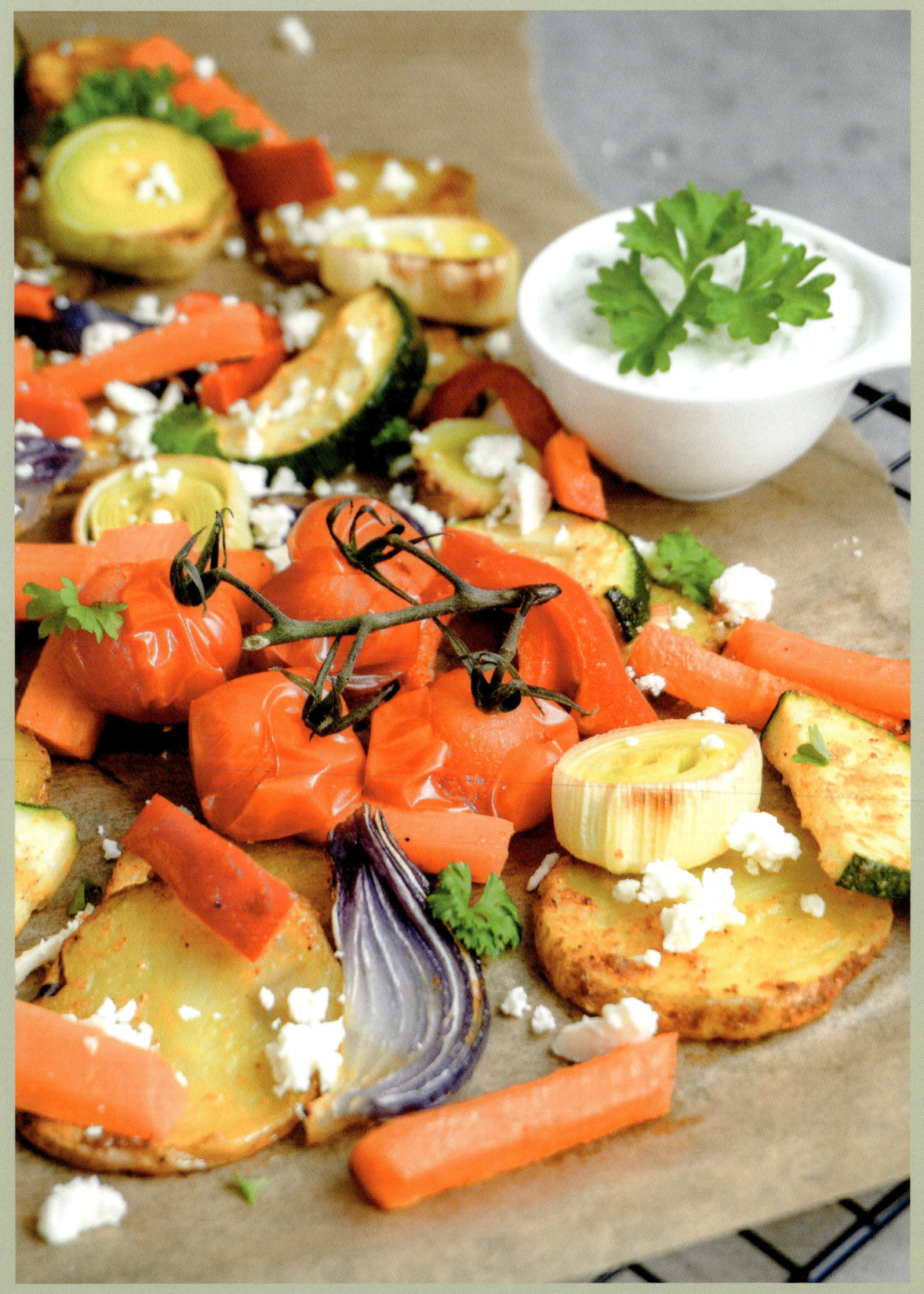

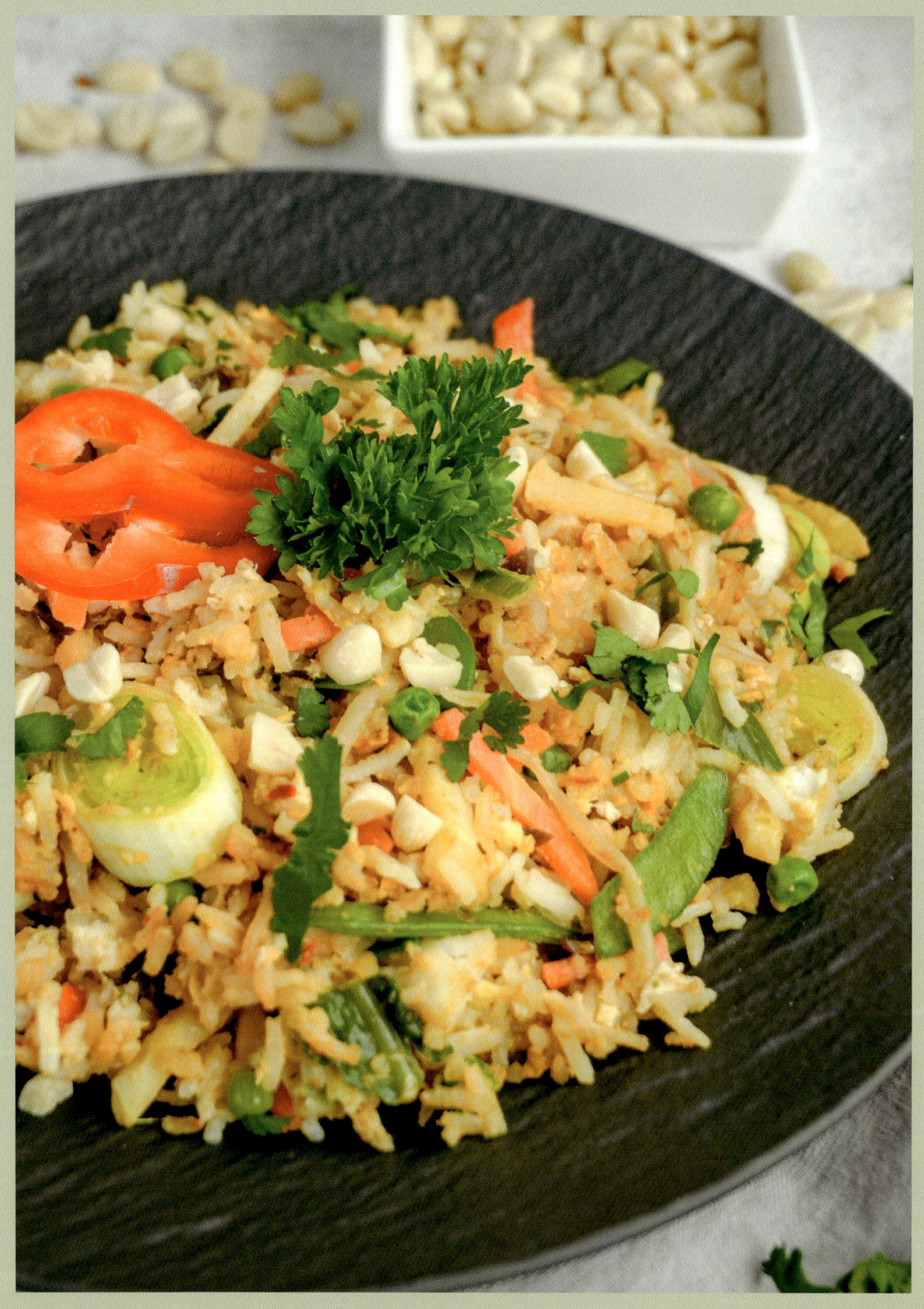

# Schnelle Reispfanne

## Zubereitungszeit: 15 Minuten

1. Für die Sauce Knoblauch und Ingwer durch eine Knoblauchpresse drücken bzw. fein reiben. Mit den restlichen Zutaten vermengen und beiseitestellen.

2. Kaiserschoten, Porree und Paprika waschen, putzen und klein schneiden. Karotten schälen und in feine Stifte oder Würfel schneiden.

3. Eine Pfanne mit etwas Kokosöl einpinseln und erhitzen. Das klein geschnittene Gemüse sowie die Erbsen hineingeben und 5 Minuten andünsten. Die Hitze reduzieren und das Gemüse mit der Sauce ablöschen. Anschließend Currypulver und den Reis dazugeben.

4. Das Ei aufschlagen und über den Reis geben. Unter Rühren weiterbraten, bis sich die Eiermasse verteilt hat und gestockt ist.

5. Die Reispfanne auf einem Teller servieren, nach Belieben mit Sojasauce und Limettensaft abschmecken und mit gehackten Erdnüssen sowie optional etwas Chili garnieren.

## Zutaten
### (ergibt 2 Portionen):
50 g Kaiserschoten
½ Stange Porree
½ rote Paprikaschote
1 Karotte
½ TL Kokosöl
50 g Erbsen, TK
¼ TL Currypulver
60 g gegarter Reis
1 Ei
optional: Sojasauce, Limettensaft und Chiliflocken zum Abschmecken
1 EL gehackte Erdnüsse

## Sauce:
1 Knoblauchzehe
1 Scheibe Ingwer
1 EL Sojasauce
1 EL Erdnussmus
2–3 EL Wasser
1 Spritzer Limettensaft
Salz, Pfeffer
Chilipulver

## Notiz:
*Alternativ zum frischen Gemüse kannst du auch eine TK-Asia-Gemüse-Mischung verwenden, dann ist das Rezept noch schneller und einfacher zubereitet!*

## Nährwerte:
607 Kalorien · 27 g Protein
82 g Kohlenhydrate · 18 g Fett

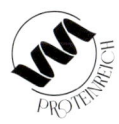 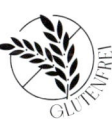 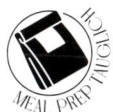

# Kichererbsen-Ratatouille mit Polenta

**Zubereitungszeit: 25 Minuten**

## Zutaten:

½ Aubergine
Salz
200 – 220 ml Gemüsebrühe
50 g Polenta
1 kleine Zwiebel
1 Knoblauchzehe
100 g Zucchini
½ rote Paprikaschote
1 Karotte
100 g Kichererbsen, aus dem
    Glas oder der Dose
1 EL Olivenöl
1 EL Tomatenmark
1 EL getrocknete mediterrane
    Kräuter, z.B. Thymian,
    Rosmarin, Oregano
jeweils 1 Msp. Paprikapulver
    und schwarzer Pfeffer
250 ml passierte Tomaten
frische Kräuter zum Servieren

## Nährwerte:

501 Kalorien · 19 g Protein
81 g Kohlenhydrate · 9 g Fett

1. Die Aubergine waschen, putzen und in mundgerechte Stücke schneiden. Mit Salz bestreuen und mindestens 10 Minuten ziehen lassen, dann gründlich trocken tupfen.

2. Die Gemüsebrühe zum Kochen bringen, dann den Herd auf kleinste Stufe stellen. Die Polenta mit einem Schneebesen einrühren, sodass eine glatte Masse entsteht. Auf kleinster Stufe etwa 10 Minuten auf dem Herd quellen lassen.

3. Währenddessen die Zwiebel und den Knoblauch schälen und fein hacken. Die Zucchini waschen, putzen und in Würfel oder Scheiben schneiden. Die Paprika längs halbieren, entkernen, waschen und in grobe Stücke schneiden. Die Karotte schälen, putzen und in Scheiben schneiden. Die Kichererbsen in einem Sieb abtropfen lassen.

4. Etwas Öl in einem Topf erhitzen und zunächst die Zwiebel und den Knoblauch darin anbraten, anschließend Zucchini, Paprika und Karotte dazugeben. Zuletzt die Aubergine und die Kichererbsen hinzufügen. Alles etwa 4–5 Minuten anbraten, dann Tomatenmark und die Gewürze einrühren. Mit den passierten Tomaten ablöschen und das Ratatouille bei schwacher bis mittlerer Hitze etwa 15 Minuten köcheln lassen. Bei Bedarf etwas Wasser nachgießen.

5. Polenta und Ratatouille mit frischen Kräutern anrichten und servieren.

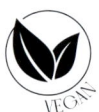 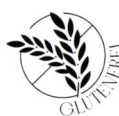 

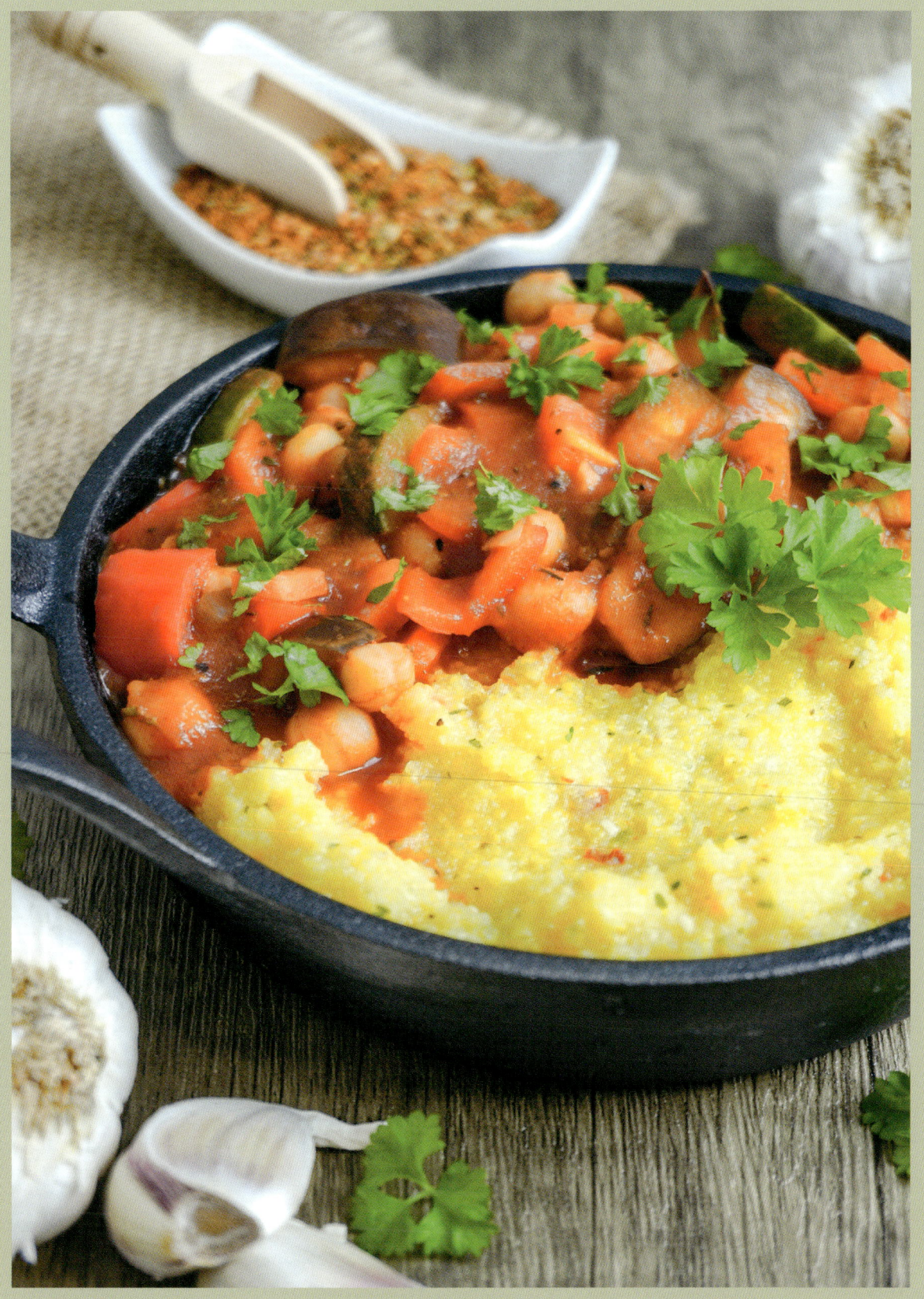

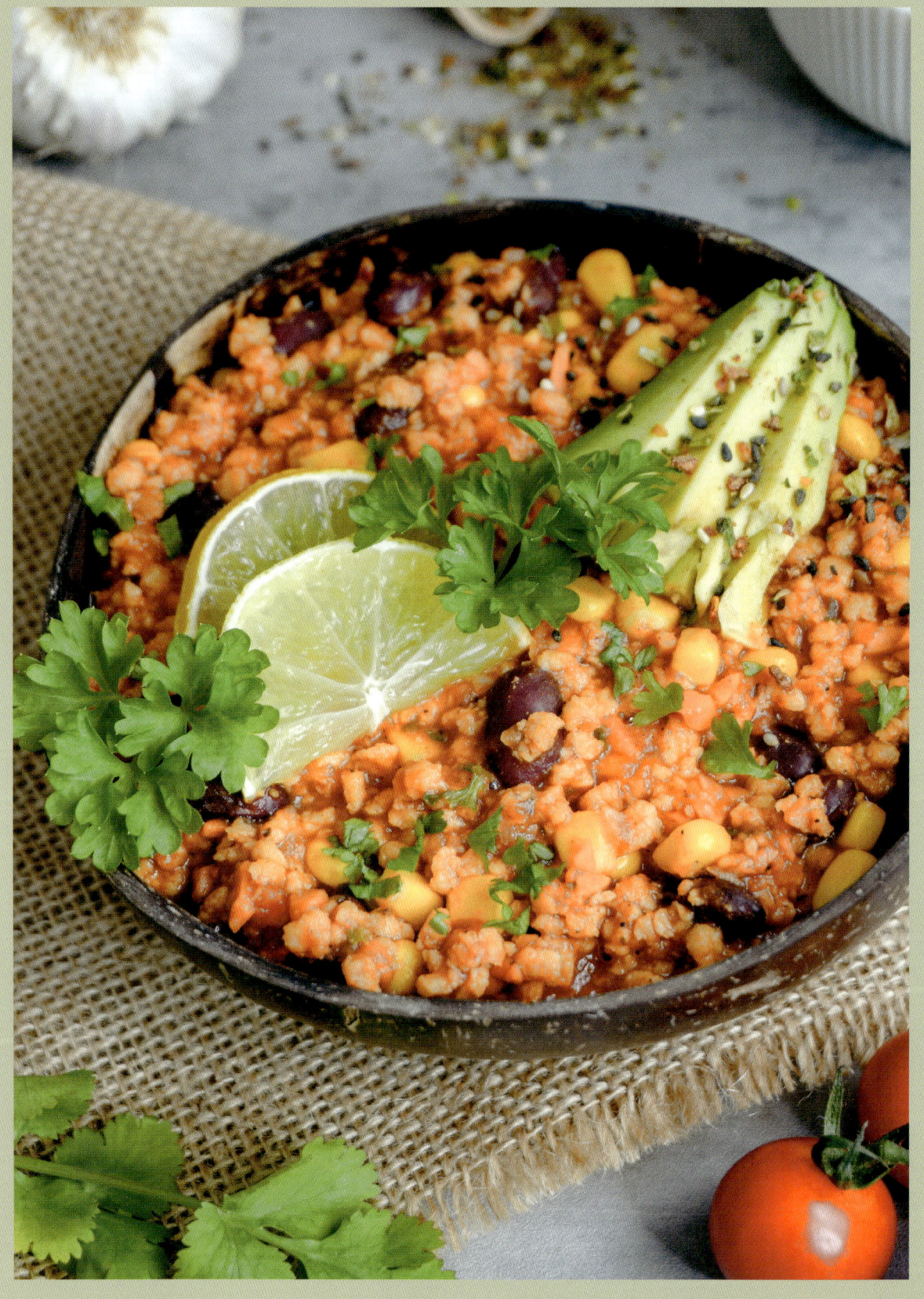

# Chili sin Carne

**Zubereitungszeit: 20 Minuten**

**1.** Das Sojagranulat abspülen, mit heißem Wasser übergießen und quellen lassen.

**2.** In der Zwischenzeit Zwiebel und Knoblauch fein hacken und in etwas Olivenöl in einer Pfanne oder einem großen Topf andünsten.

**3.** Anschließend Sojagranulat sowie Tomatenmark dazugeben, mit der Gemüsebrühe und den gehackten Tomaten ablöschen. Gut würzen und bei mittlerer Temperatur etwa 10 Minuten köcheln lassen. Je länger du es köcheln lässt, desto intensiver wird das Aroma!

**4.** Kidneybohnen abschütten und gut abspülen, Kidneybohnen und Mais dazugeben. Ggf. nochmal mit Gewürzen abschmecken und mit frischen Kräutern servieren.

## Zutaten:

50 g Sojagranulat
1 Zwiebel
1 Knoblauchzehe
½ EL Olivenöl
1 EL Tomatenmark
50 ml Gemüsebrühe
250 ml gehackte Tomaten
Salz, Pfeffer
Chilipulver, Kreuzkümmel, Paprikapulver
150 g Kidneybohnen, aus dem Glas oder der Dose
50 g Mais, aus dem Glas oder der Dose
frische Petersilie oder frischer Koriander zum Servieren

## Notiz:

*Du kannst das Chili auch super für mehrere Tage vorbereiten oder portionsweise einfrieren. Ich esse dazu gerne noch etwas Avocado, Reis oder ein selbst gemachtes Naan (siehe Rezept Seite 197)!*

## Nährwerte:

439 Kalorien · 41 g Protein
47 g Kohlenhydrate · 7 g Fett

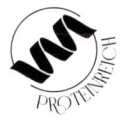  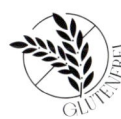 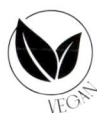 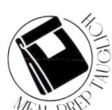

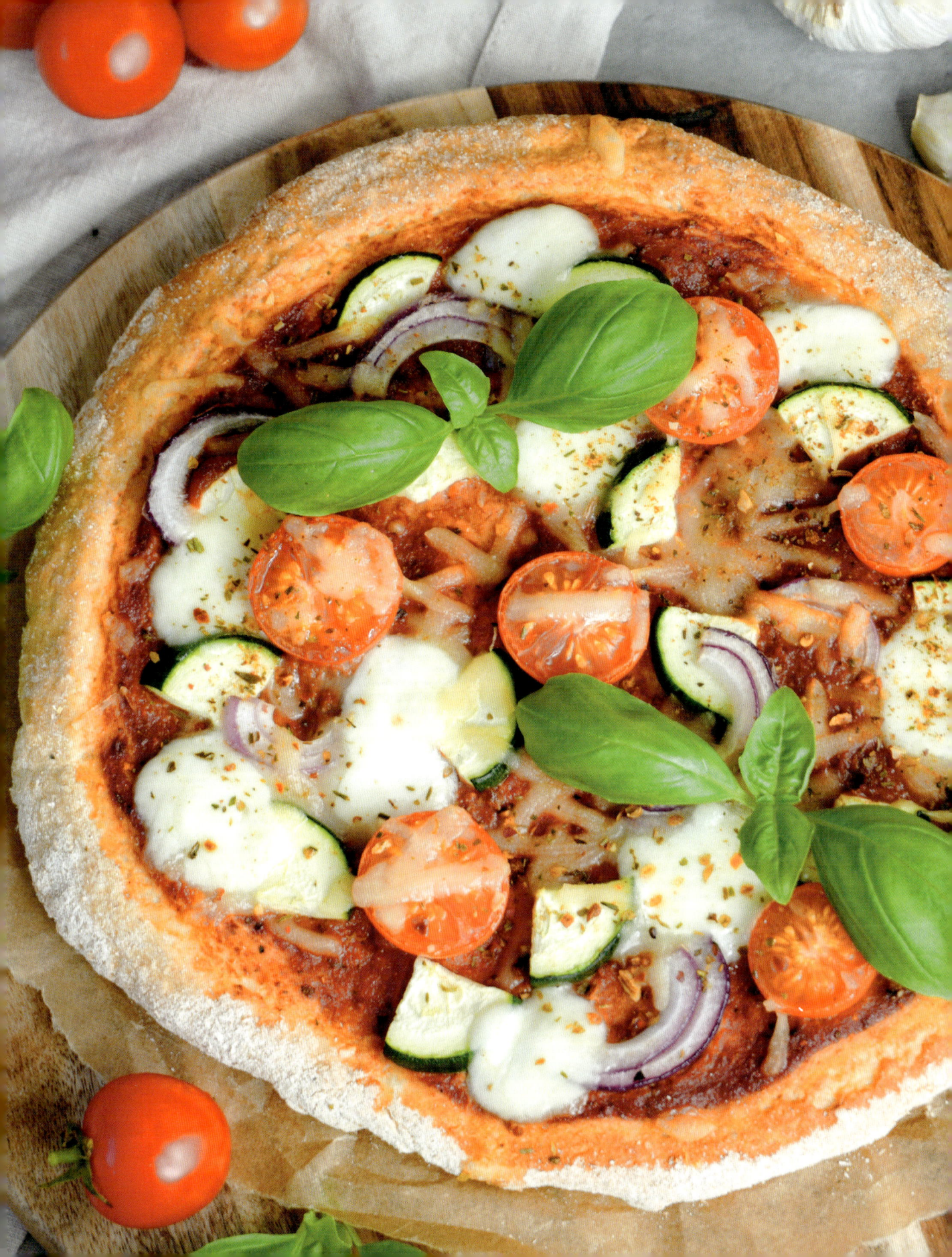

# FÜR BESONDERE ANLÄSSE

Ob für ein gemütliches Dinner am Wochenende oder gemeinsames Kochen mit Freunden und Familie - hier findest du leckere Rezepte wie Burger, Falafel, Pizza oder Curry.

# Thai-Curry mit Gemüse

## Zubereitungszeit: 25 Minuten

### Zutaten
**(ergibt ca. 2 Portionen):**

100 g Reis
150 g Hähnchenbrustfilet bzw.
    eine pflanzliche Alternative
2 TL Kokosöl
Currypulver, Paprikapulver
    edelsüß, Salz, Kreuzkümmel
50 g Kaiserschoten
2 Frühlingszwiebeln
100 g Karotten
½ rote Paprikaschote
50 g Zucchini
1 Knoblauchzehe
1 Scheibe Ingwer
1 Stängel Zitronengras
1 EL rote Currypaste
200 ml Kokosmilch
optional: 1 EL Kokos-
    blütenzucker

### Nährwerte
**(pro Portion):**

583 Kalorien · 24 g Protein
56 g Kohlenhydrate · 28 g Fett

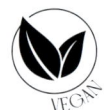
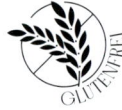

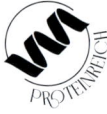

**1.** Den Reis nach Packungsanweisung zubereiten.

**2.** Hähnchenfleisch bzw. pflanzliche Alternative in mundgerechte Stücke schneiden und in einer Pfanne mit 1 TL Kokosöl anbraten. Anschließend nach Belieben mit Currypulver, Salz, Paprikapulver und Kreuzkümmel würzen und beiseitestellen.

**3.** Die Kaiserschoten waschen und die Enden knapp abschneiden. Die Frühlingszwiebeln waschen und ebenfalls die Enden abschneiden.

**4.** Die Karotten schälen, die Enden abschneiden und die Karotten in Stifte oder dünne Scheiben schneiden. Die Paprika waschen, vierteln, entkernen und in dünne Streifen schneiden. Die Zucchini waschen, die Enden abschneiden und die Zucchini in Scheiben schneiden.

**5.** Den Knoblauch schälen und fein hacken. Den Ingwer mit Schale klein schneiden oder reiben. Den Zitronengrasstängel etwas platt klopfen, bis er aufplatzt, dann kann sich das Aroma besser entfalten.

**6.** In einem großen Topf das restliche Kokosöl erhitzen. Knoblauch, Ingwer sowie die Currypaste dazugeben und anrösten. Anschließend das Gemüse hinzufügen und 2–3 Minuten mitdünsten.

**7.** Kokosmilch und Zitronengras hinzufügen, alles einmal aufkochen und ca. 15 Minuten auf mittlerer Stufe köcheln lassen. Zum Schluss das Hähnchenfleisch bzw. die Alternative dazugeben und aufwärmen.

**8.** Das Curry optional mit etwas Kokosblütenzucker abschmecken und mit dem Reis servieren.

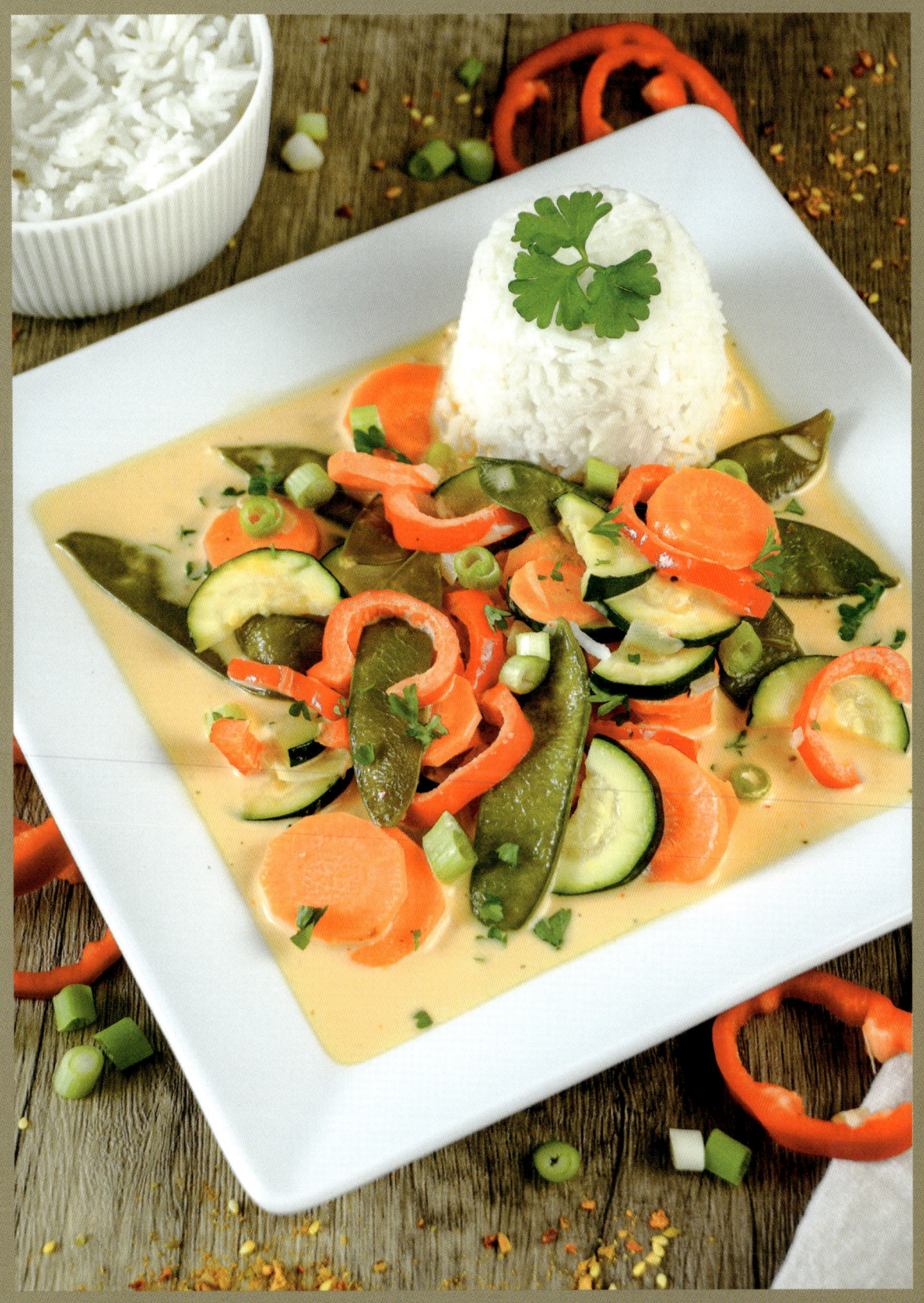

# Vegetarischer Burger

**Zubereitungszeit: 45 Minuten**

## Zutaten
**(ergibt 2 Burger):**

### Burger-Brötchen:
150 g Dinkelmehl
1 TL Backpulver
1 Prise Salz
100 g Quark
1–2 EL Wasser
optional: 1 TL Sesam
    als Topping

### Vegane Patties:
100 g Champignons
1 kleine Karotte
100 g Kidneybohnen, aus dem
    Glas oder der Dose
1 Knoblauchzehe
1 Zwiebel
25 g Walnüsse
1 TL Senf
2 EL Haferflocken
Salz, Pfeffer und Paprikapulver
    bzw. eine gute Fleisch-
    Gewürzmischung
1 EL frische Petersilienblätter
1 EL Olivenöl

## Nährwerte
**(pro Burger):**
597 Kalorien · 27 g Protein
82 g Kohlenhydrate · 15 g Fett

1. Den Backofen auf 180°C vorheizen. Ein Backblech mit Backpapier auslegen.

2. Für die Brötchen Mehl, Backpulver und Salz in einer Rührschüssel vermengen, dann Quark und 1–2 EL Wasser hinzugeben. Die Zutaten am besten zunächst mit einer Gabel vermengen und anschließend mit den Händen zu einem Teig verkneten. Ggf. 1 EL Wasser ergänzen, der Teig sollte jedoch nicht zu klebrig werden.

3. Den Teig in zwei Hälften teilen, jeweils mit den Händen zu einem Brötchen formen und auf das Backblech legen. Nach Belieben mit etwas Sesam bestreuen und im Backofen 15–20 Minuten backen.

4. In der Zwischenzeit die Burger-Patties zubereiten. Dafür die Champignons putzen, die Karotte putzen, schälen und 2 Minuten in der Mikrowelle erhitzen, sodass sie weich wird. Kidneybohnen in ein Sieb abschütten und gut abspülen. Knoblauch und Zwiebel schälen.

5. Alle Zutaten für die Patties, bis auf das Olivenöl, in ein hohes Gefäß oder in einen Hochleistungsmixer geben und pürieren. Anschließend mit den Händen zwei gleich große Patties formen und diese in Olivenöl in einer großen Pfanne bei mittlerer Temperatur von beiden Seiten braten.

6. Die Zutaten für die Sauce vermengen und beiseitestellen. Tomaten waschen und in Scheiben schneiden, die Zwiebel schälen und in Ringe schneiden, Salatblätter waschen und trocken tupfen.

7. Die Burger-Brötchen aus dem Ofen nehmen und kurz abkühlen lassen. Die Brötchen aufschneiden und mit den Patties, der Sauce sowie Salat, Tomaten und Zwiebeln belegen.

**Burger-Sauce:**

1 EL Cashewmus
1 EL Tomatenmark
1 EL Senf
1 EL Essig
2 EL Joghurt
1 EL Kokosblütenzucker
oder Erythrit
Knoblauchpulver
Salz, Pfeffer

**Sonstiges:**

2 große Tomaten
½ rote Zwiebel
3 – 4 große Salatblätter

VEGAN

GLUTENFREI

PROTEINREICH

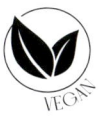

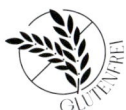

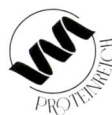

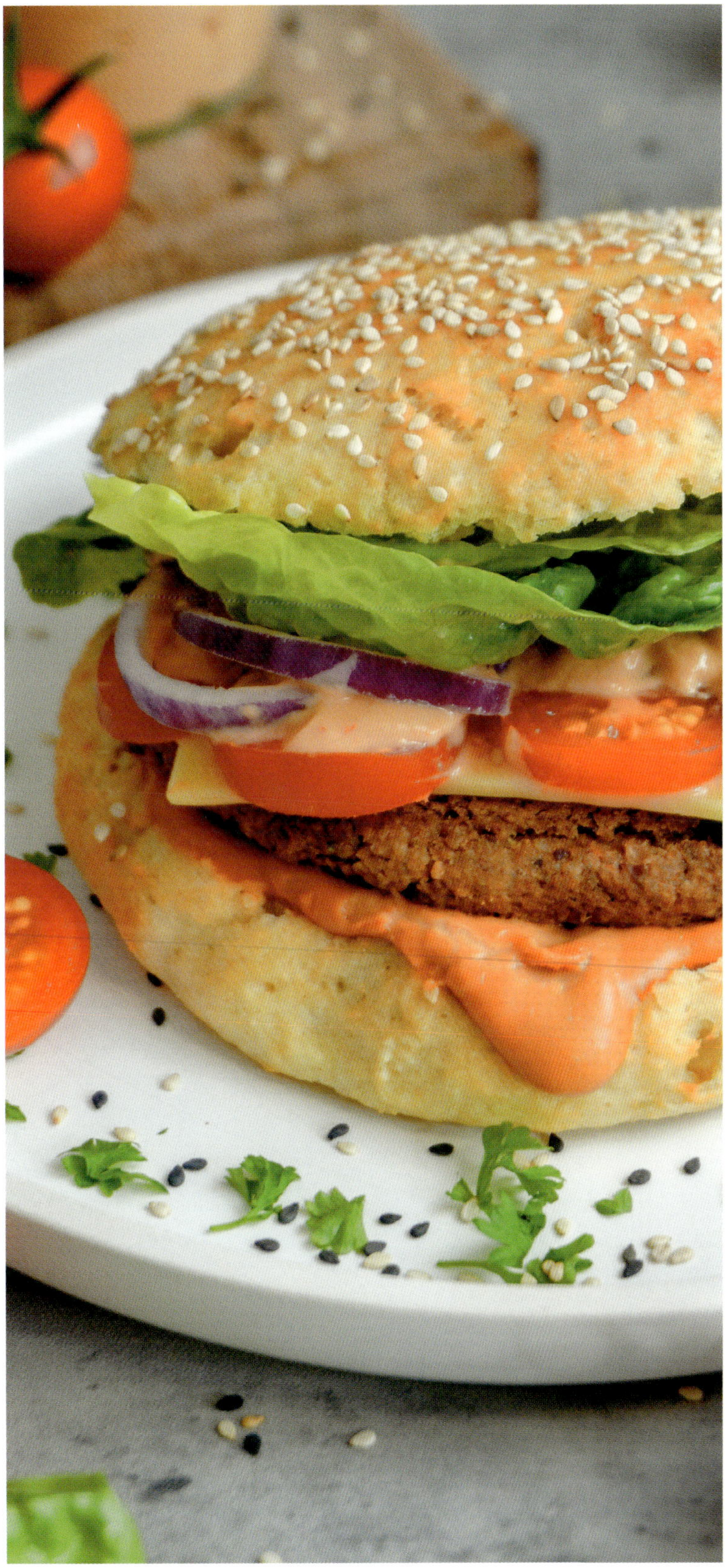

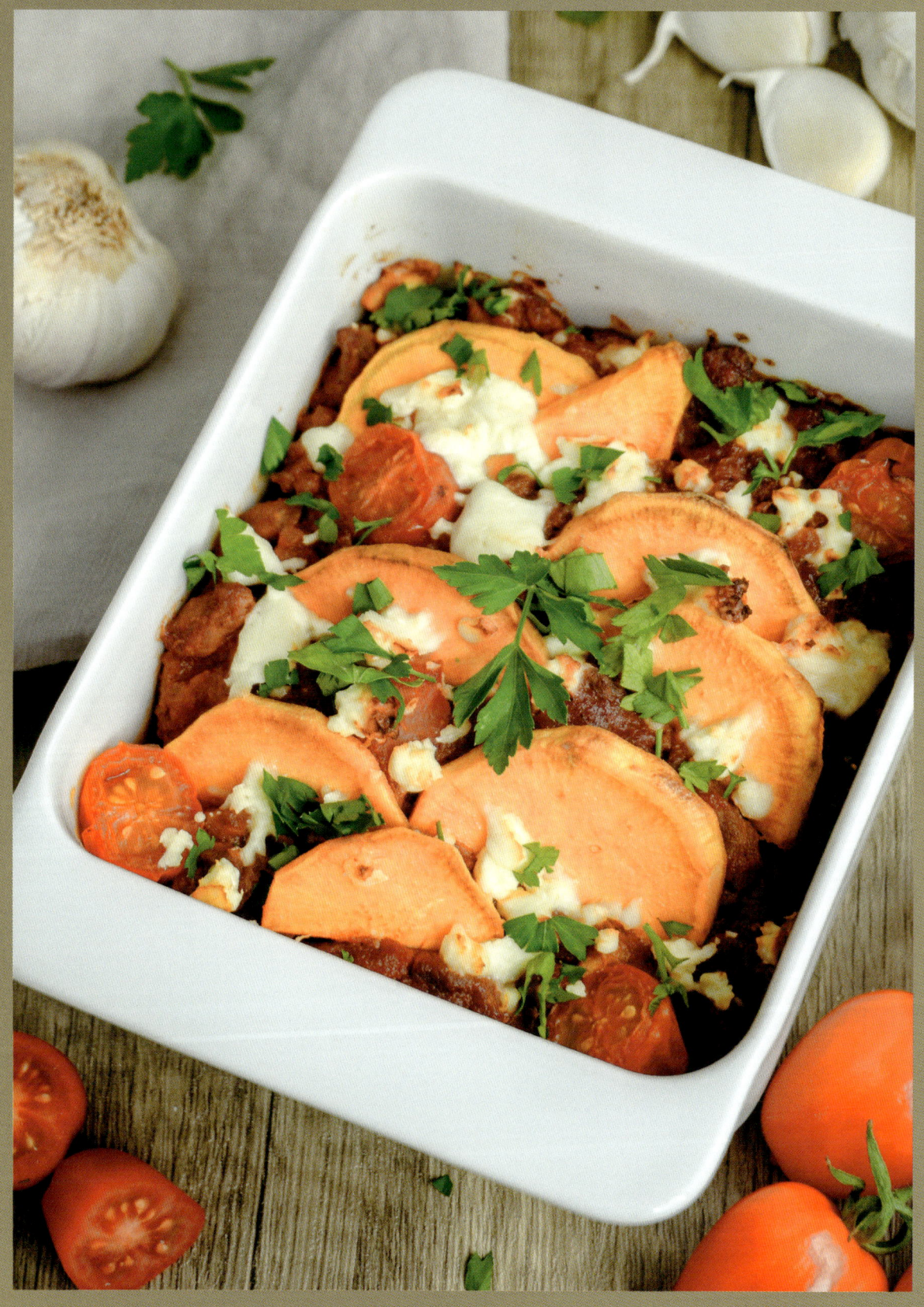

# Süßkartoffel-Hack-Auflauf

**Zubereitungszeit: 40 Minuten**

1. Den Backofen auf 200°C vorheizen.

2. Süßkartoffeln schälen, längs halbieren und in etwa 0,5 cm dicke Scheiben schneiden. In eine Auflaufform geben, mit 2 EL Olivenöl mischen sowie mit Salz und Pfeffer würzen. Etwa 15 Minuten im Backofen backen.

3. In der Zwischenzeit Zwiebel und Knoblauch schälen und in feine Würfel schneiden. In einer Pfanne mit dem restlichen Olivenöl anbraten, das Hackfleisch bzw. die Alternative dazugeben und scharf anbraten. Passierte Tomaten und Tomatenmark dazugeben, etwa 5 Minuten köcheln lassen und mit Salz, Pfeffer und Paprikapulver abschmecken.

4. Die Cocktailtomaten waschen und halbieren. Die Süßkartoffeln aus dem Ofen nehmen, die Hackfleischsauce darübergeben und die Cocktailtomaten darauf verteilen. Den Feta darüberbröseln und den Auflauf im heißen Ofen weitere 15–20 Minuten backen.

## Zutaten
**(ergibt 4 Portionen):**
2 große Süßkartoffeln
2 EL Olivenöl
Salz, Pfeffer
1 große Zwiebel
2 Knoblauchzehen
250 g Hackfleisch bzw. eine pflanzliche Alternative
400 ml passierte Tomaten
2 EL Tomatenmark
2 Handvoll Cocktailtomaten
Paprikapulver edelsüß
200 g Feta

## Nährwerte:
451 Kalorien · 29 g Protein
59 g Kohlenhydrate · 11 g Fett

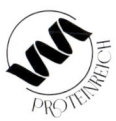 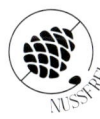 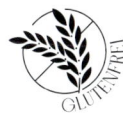 

# Spaghetti mit Linsen-Bolognese

**Zubereitungszeit: 25 Minuten**

## Zutaten
**(ergibt 2 Portionen):**

150 g Spaghetti
70 g rote Linsen
1 Zwiebel
1 Knoblauchzehe
2 Karotten
1 EL Olivenöl
1 EL Tomatenmark
2 TL getrocknete
    italienische Kräuter
Salz, Pfeffer
400 ml passierte Tomaten
150 ml Gemüsebrühe
optional: Parmesan oder
    Cashew-Parmesan
    (Seite 216) und frische
    Kräuter zum Bestreuen

1. Die Spaghetti nach Packungsanweisung kochen.

2. Die Linsen in einem Sieb unter fließendem Wasser gut abspülen und beiseitestellen. Zwiebel und Knoblauch schälen und fein hacken. Die Karotten putzen, schälen und klein hacken.

3. Das Öl in einer Pfanne bei mittlerer Stufe erhitzen, die Zwiebel dazugeben und ca. 2 Minuten glasig anschwitzen. Die Karotten hinzugeben und 2 Minuten mitbraten.

4. Tomatenmark, Knoblauch, Kräuter, Salz und Pfeffer hinzufügen und ca. 1 Minute anrösten.

5. Anschließend Linsen, passierte Tomaten und Gemüsebrühe dazugeben und unterrühren. Die Sauce zum Kochen bringen, dann mit einem Deckel abdecken. Die Temperatur herunterstellen und die Bolognese ca. 15 Minuten köcheln lassen, bis die Linsen gar sind. Bei Bedarf etwas mehr Wasser hinzufügen und ggf. nachwürzen.

6. Die Linsen-Bolognese mit den Spaghetti anrichten und nach Belieben mit Parmesan oder einer pflanzlichen Alternative sowie frischen Kräutern garnieren.

## Nährwerte:

535 Kalorien · 23 g Protein
91 g Kohlenhydrate · 8 g Fett

## Lebensmittel-ABC:

*Rote Linsen sind eine wertvolle pflanzliche Proteinquelle, denn sie enthalten pro 100 Gramm ca. 26 Gramm Protein. Außerdem stecken sie voller Ballaststoffe, Mineralstoffe und Vitamine!*

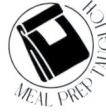 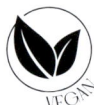 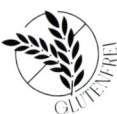 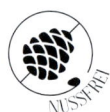 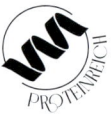

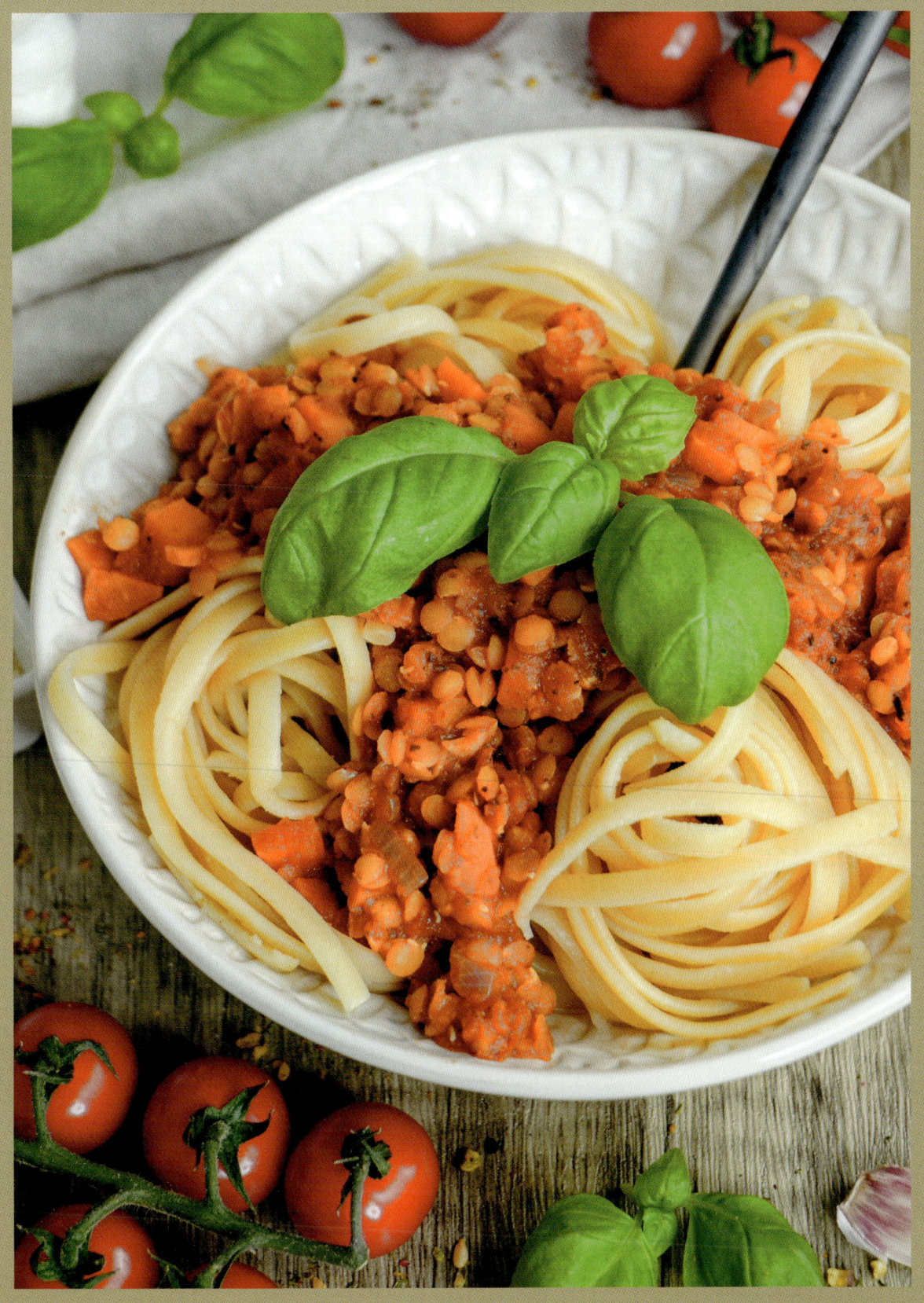

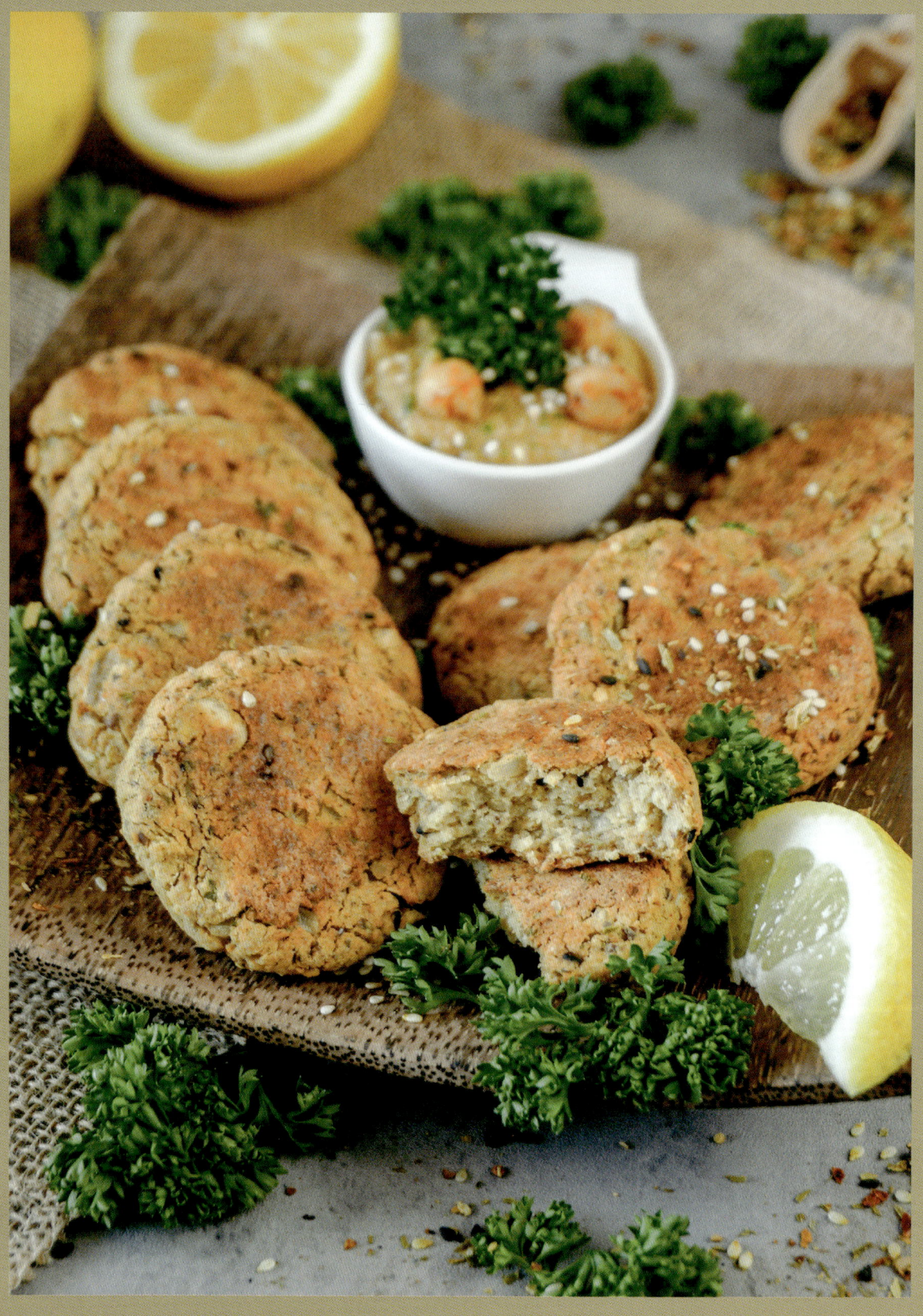

# Vegane Falafel

1. Die Kichererbsen waschen und abtropfen lassen. In der Zwischenzeit Knoblauch und Zwiebel schälen und fein hacken. Petersilie waschen und ebenfalls fein hacken.

2. Die Kichererbsen in eine Küchenmaschine geben und mixen, bis eine körnige Masse entsteht. Die Masse in eine Schüssel füllen, die restlichen Zutaten dazugeben und alles gründlich vermischen.

3. Den Backofen auf 180°C vorheizen. Ein Backblech mit Backpapier auslegen. Den Falafelteig zu Patties formen, diese auf das Backblech legen, leicht andrücken und mit etwas Olivenöl bepinseln. Etwa 30 Minuten backen, nach 15 Minuten einmal wenden.

4. Falls du eine Heißluftfritteuse besitzt, kannst du die Falafel auch damit super zubereiten! Forme hierfür aus dem Teig am besten Kugeln, pinsel diese mit etwas Öl ein und backe sie bei 190°C ca. 15 Minuten aus. Nach 10 Minuten einmal wenden.

## Zutaten
**(ergibt ca. 15 Stück):**

250 g Kichererbsen, aus dem Glas oder der Dose
2 Knoblauchzehen
2 Zwiebeln
1 EL frische Petersilienblätter
2 EL Tahini
2 EL Zitronensaft
2 EL geschrotete Leinsamen
1 TL Backpulver
1 TL Kreuzkümmelpulver
½ TL Salz
½ TL Pfeffer
1 EL Olivenöl + etwas Olivenöl zum Bestreichen

## Notiz:
*Die Falafel kannst auch super als Patty für einen Burger, als Füllung für Wraps oder als Bestandteil in einer leckeren, bunten Bowl verwenden. Auch als gesunder Snack für unterwegs sind sie perfekt geeignet!*

## Nährwerte
**(für alle 15 Stück):**

589 Kalorien · 27 g Protein
38 g Kohlenhydrate · 31 g Fett

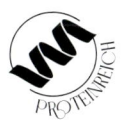  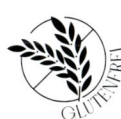 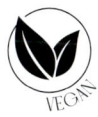 

# Nudelauflauf
## mit Gemüse und Hähnchen

**Zubereitungszeit: 45 Minuten**

## Zutaten
**(ergibt 2 Portionen):**

180 g Nudeln

400 g Gemüse nach Wahl,
z.B. Brokkoli, Tomaten,
Zucchini, Pilze

1 Zwiebel

1 Knoblauchzehe

1 TL Olivenöl

1 EL Tomatenmark

300 ml gehackte Tomaten

getrockneter Oregano oder
eine getrocknete italienische
Gewürzmischung

180 g Hähnchenbrustfiletstücke
bzw. eine pflanzliche
Alternative

50 g Reibekäse,
fettreduziert oder eine
pflanzliche Alternative

frischer Basilikum zum Servieren

1. Die Nudeln nach Packungsanweisung 5–7 Minuten vorkochen, sie sollen auf jeden Fall noch bissfest sein. Den Backofen auf 180°C vorheizen.

2. Das Gemüse waschen, wenn nötig putzen und schälen, und in mundgerechte Stücke oder Scheiben schneiden.

3. Zwiebel und Knoblauch schälen und fein hacken. Zwiebel in einer Pfanne mit etwas Olivenöl bei mittlerer Hitze andünsten. Knoblauch hinzufügen, kurz verrühren und anschließend Tomatenmark, gehackte Tomaten und das Gemüse dazugeben. Alles miteinander vermengen und mit italienischen Gewürzen, Salz und Pfeffer abschmecken.

4. Das Hähnchen bzw. die pflanzliche Alternative kurz anbraten, salzen und pfeffern und nach Belieben mit weiteren Gewürzen abschmecken.

5. Nudeln, Gemüsepfanne und Hähnchen in einer Auflaufform vermischen. Reibekäse darüber verteilen und den Auflauf ca. 25 Minuten im Ofen backen. Mit frischem Basilikum garniert servieren.

## Nährwerte
**(pro Portion):**

609 Kalorien · 38 g Protein

77 g Kohlenhydrate · 12 g Fett

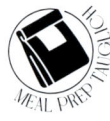  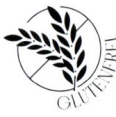  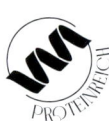

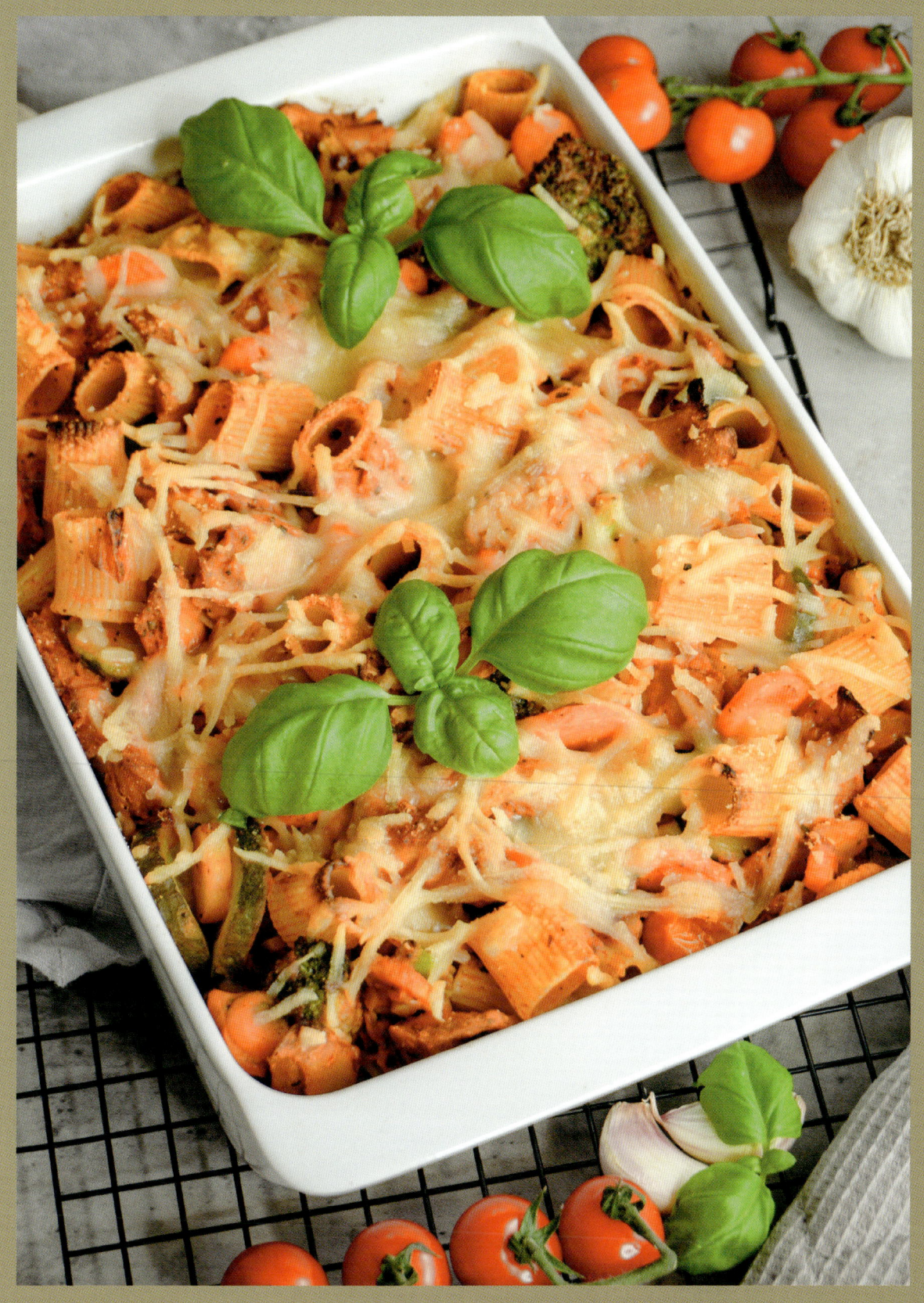

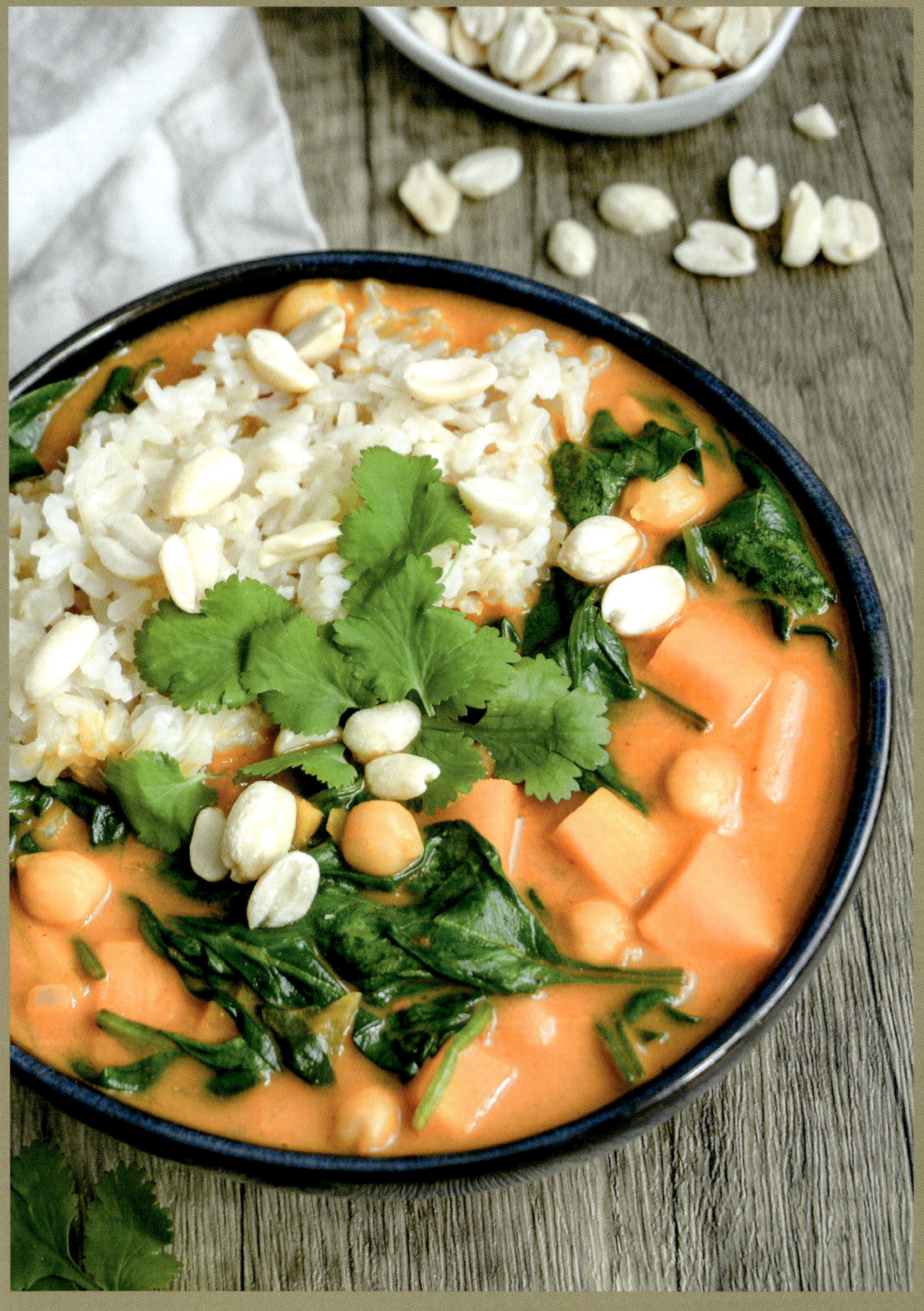

# Süßkartoffel-Kokos-Curry mit Spinat und Kichererbsen

**Zubereitungszeit: 25 Minuten**

1. Wenn du das Curry mit Reis servieren möchtest, zu Beginn gemäß der Packungsanweisung den Reis zubereiten.

2. Süßkartoffel schälen und in kleine Würfel schneiden. Knoblauch und Zwiebel schälen und fein hacken. Die Kichererbsen in ein Sieb abschütten und gründlich mit Wasser abspülen.

3. Kokosöl in einem großen Topf erhitzen, Knoblauch und Zwiebel hinzufügen und bei mittlerer Hitze etwa 3 Minuten andünsten.

4. Süßkartoffel, Gewürze, Tomatenmark, Tomaten, Kichererbsen und Kokosmilch dazugeben. Alles gut verrühren und bei mittlerer Hitze 10 – 15 Minuten köcheln lassen, bis die Süßkartoffeln gar sind.

5. Den Spinat waschen und unterrühren. Mit Salz, Pfeffer und Chili nach Geschmack abschmecken und mit gehackten Erdnüssen und frischem Koriander bestreut servieren. Nach Wunsch Reis oder Naan-Brot als Beilage reichen.

## Zutaten
**(ergibt 2 Portionen):**

1 große Süßkartoffel (ca. 350 g)
1 Knoblauchzehe
1 Zwiebel
150 g Kichererbsen, aus dem
    Glas oder der Dose
1 TL Kokosöl
1 TL Currypulver
1 TL Kreuzkümmelpulver
1 EL Tomatenmark
200 ml passierte Tomaten
200 ml Kokosmilch
2 Handvoll Baby-Blattspinat
Salz, Pfeffer
Chilipulver
2 EL gehackte Erdnüsse
frischer Koriander
    zum Servieren
optional: Reis oder Naan-Brot
    (Seite 197) als Beilage

## Nährwerte
**(pro Portion):**

559 Kalorien · 16 g Protein
51 g Kohlenhydrate · 31 g Fett

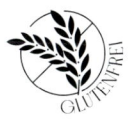
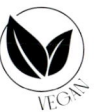

# Einfache Pizza

**Zubereitungszeit: 30 Minuten**

## Tomatensauce:

1 Knoblauchzehe
½ kleine Zwiebel
1 TL Olivenöl
30 ml passierte Tomaten
1 TL Tomatenmark
1 TL Kokosblütenzucker
Salz, Pfeffer
1 TL getrockneter Oregano

## Pizzateig:

100 g Dinkelmehl
1 TL Backpulver
1 Prise Salz
75 g Quark
1 EL Wasser
Mehl für die Arbeitsfläche

## Belag:

nach Wunsch, z.B. 25 g Reibe-
    käse und 100 g klein
    geschnittenes Gemüse
frisches Basilikum
    zum Garnieren

1. Den Backofen auf 200°C vorheizen. Ein Backblech mit Backpapier auslegen.

2. Für die Sauce den Knoblauch schälen und durch eine Knoblauchpresse drücken. Die Zwiebel schälen und fein hacken. Zwiebel mit etwas Olivenöl andünsten, Knoblauch dazugeben. Die restlichen Zutaten hinzufügen und einmal kurz aufkochen lassen. Auf niedriger Stufe weiterköcheln lassen, währenddessen den Teig zubereiten.

3. Dinkelmehl, Backpulver und Salz vermengen. Anschließend Quark mit einem Löffel unterrühren, 1 EL Wasser dazugeben und alles (am besten mit den Händen) zu einer Teigkugel verkneten. Sollte die Masse zu trocken sein, noch ein wenig Wasser hinzufügen. Sei dabei geduldig und arbeite vorsichtig mit der Wassermenge. Wird der Teig zu feucht und klebrig, lässt er sich nicht mehr gut formen. Daher lieber etwas länger kneten.

4. Etwas Mehl auf der Arbeitsfläche verteilen, den Teig darauf ausrollen und auf das Backpapier geben. Mit der Tomatensauce und dem gewünschten Belag toppen und ca. 15 Minuten im Ofen auf unterster Schiene backen.

## Nährwerte:

542 Kalorien · 31 g Protein
84 g Kohlenhydrate · 7 g Fett

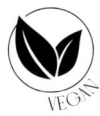 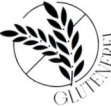 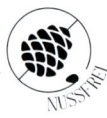 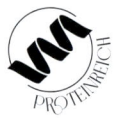

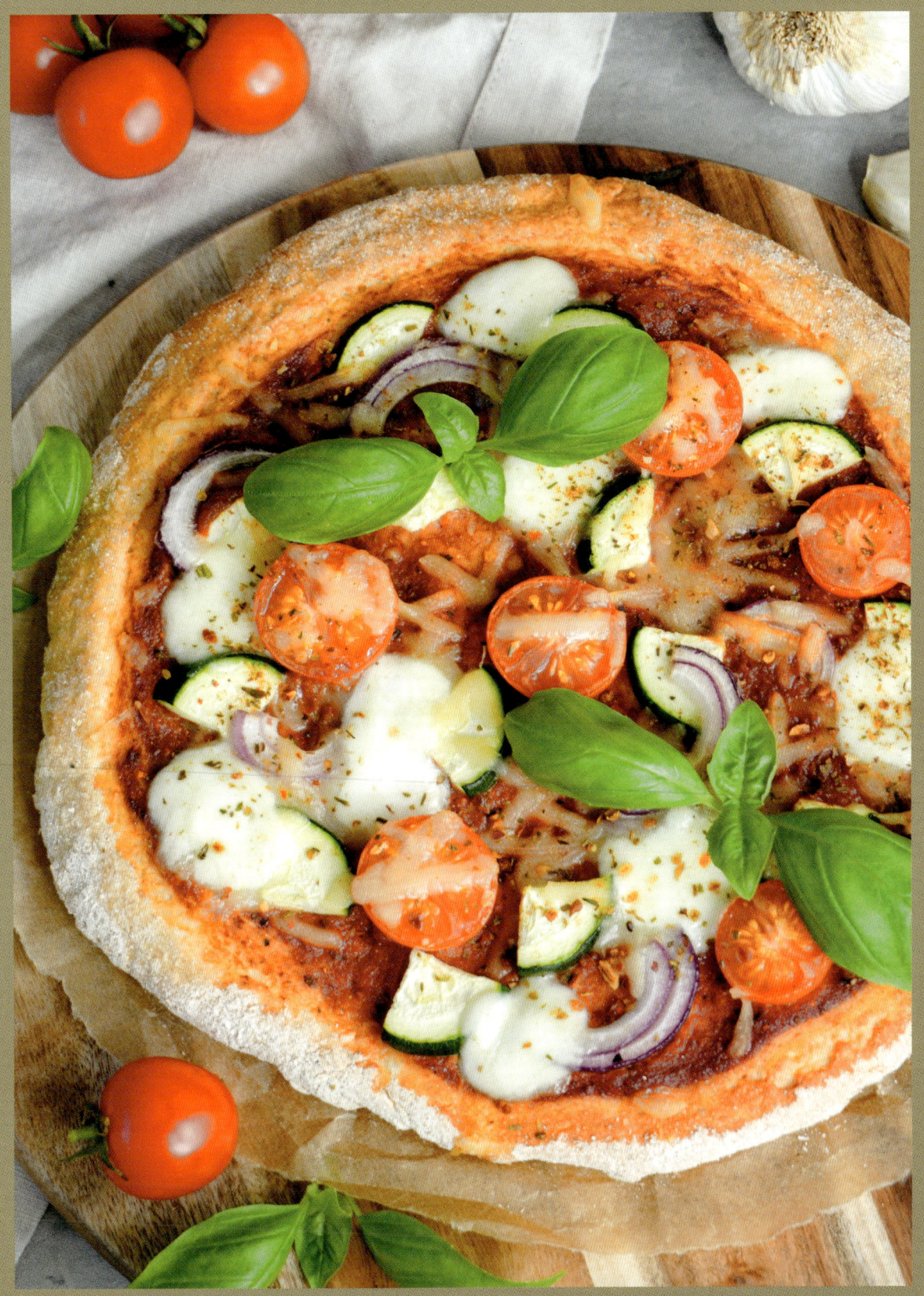

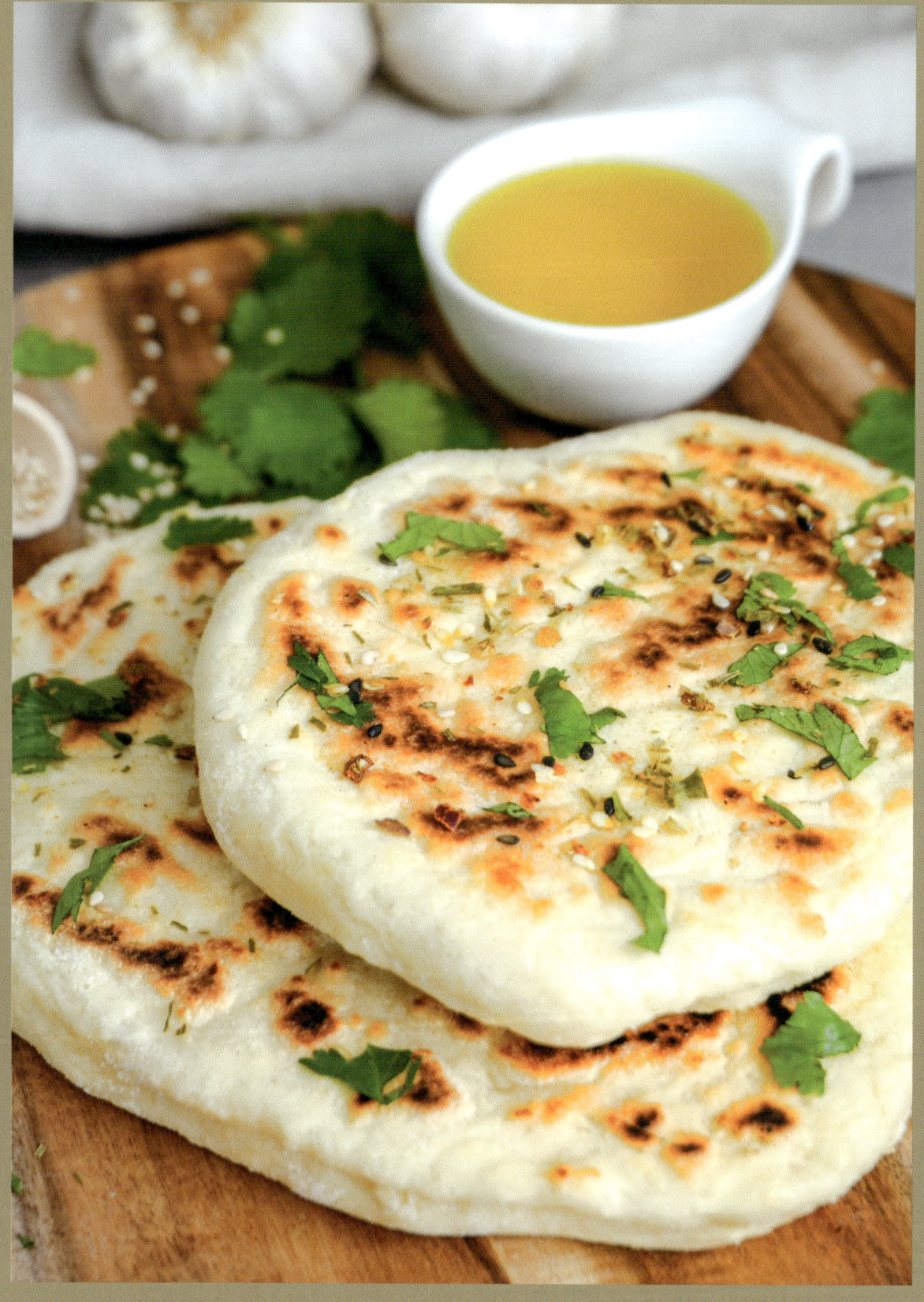

# Naan-Brot

**Zubereitungszeit: 15 Minuten**

1. Mehl, Backpulver und Salz verrühren. Optional Gewürze dazugeben. Anschließend den Quark dazugeben und gut mit einer Gabel vermengen. Schritt für Schritt jeweils ein wenig Wasser dazugeben, währenddessen immer weiterrühren. Sei dabei geduldig und arbeite vorsichtig mit der Wassermenge. Wird der Teig zu feucht und klebrig, lässt er sich nicht mehr gut formen. Daher lieber etwas länger kneten.

2. Den Teig halbieren und auf einer bemehlten Fläche zu zwei Fladen formen. Die Fladen optional mit etwas Öl bepinseln und in einer Pfanne (ohne Öl!) bei mittlerer Temperatur von jeder Seite 1–2 Minuten backen.

## Zutaten
**(ergibt 2 Stück):**
100 g Dinkelmehl
1 TL Backpulver
1 Prise Salz
optional: Gewürze nach
    Wunsch, z.B. mediterran
    oder orientalisch
60 g Quark
1–2 EL Wasser
Mehl für die Arbeitsfläche
optional: Olivenöl
    zum Bepinseln

## Nährwerte
**(pro Stück):**
195 Kalorien · 10 g Protein
35 g Kohlenhydrate · 1 g Fett

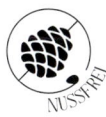 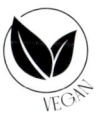 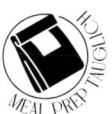

# Selbstgemachte Wraps

## Zubereitungszeit: 15 Minuten

### Zutaten
**(ergibt 3 Wraps):**

100 g Dinkel(vollkorn)mehl oder Hafermehl (gemahlene Haferflocken)

30 g Mandelmehl oder geschmacksneutrales Proteinpulver

1 TL Backpulver

optional: 1 EL geschrotete Leinsamen

1 Prise Salz

150 – 200 ml Wasser

1. Die trockenen Zutaten in eine Rührschüssel füllen, das Wasser hinzufügen und alles miteinander zu einem glatten, eher flüssigen Teig verrühren. Dafür am besten einen Schneebesen oder ein Handrührgerät benutzen. Die Wassermenge je nach Mehlsorte etwas anpassen: Vollkornmehl benötigt etwas mehr Wasser als helles.

2. Jeweils eine Kelle Teig in eine Pfanne geben und bei mittlerer Temperatur nacheinander drei Wraps backen. Anschließend nach Belieben füllen.

### Nährwerte
**(pro Wrap):**

180 Kalorien · 10 g Protein

24 g Kohlenhydrate · 4 g Fett

### Notiz:

*Wenn du kein Mandelmehl oder geschmacksneutrales Proteinpulver hast, kannst du auch nur Dinkelvollkornmehl, Hafermehl o. Ä. verwenden. Durch das Proteinpulver oder Mandelmehl werden die Wraps jedoch proteinreicher und somit auch sättigender.*

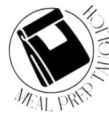  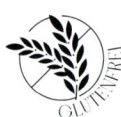 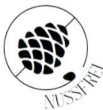

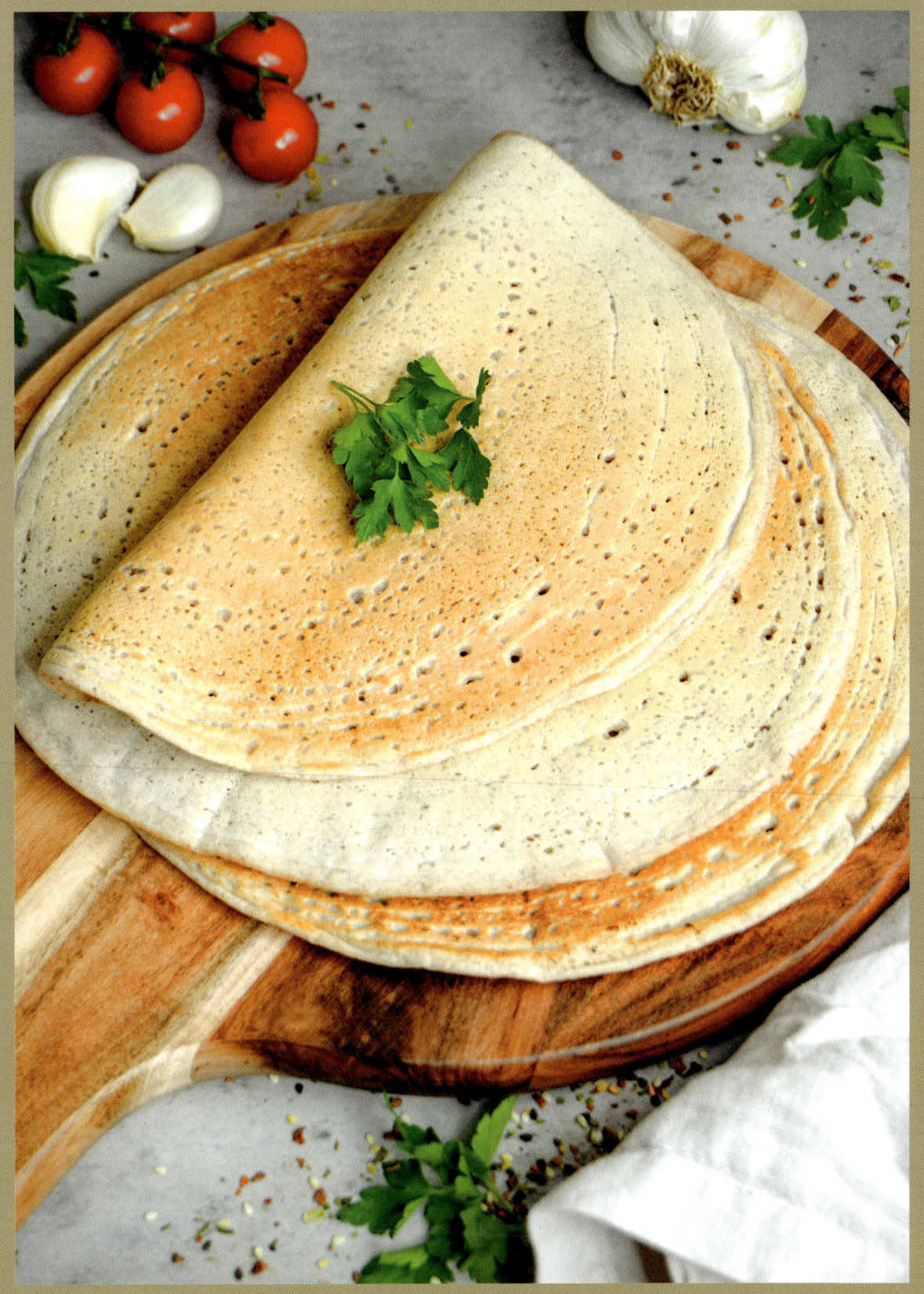

# DRESSINGS, DIPS, SAUCEN UND ANDERE BASICS

Ein gutes Dressing oder eine gute Sauce sind bei Salaten und Bowls oftmals das Entscheidende. Hier findest du meine liebsten Rezepte für Dressings, Dips und Saucen.

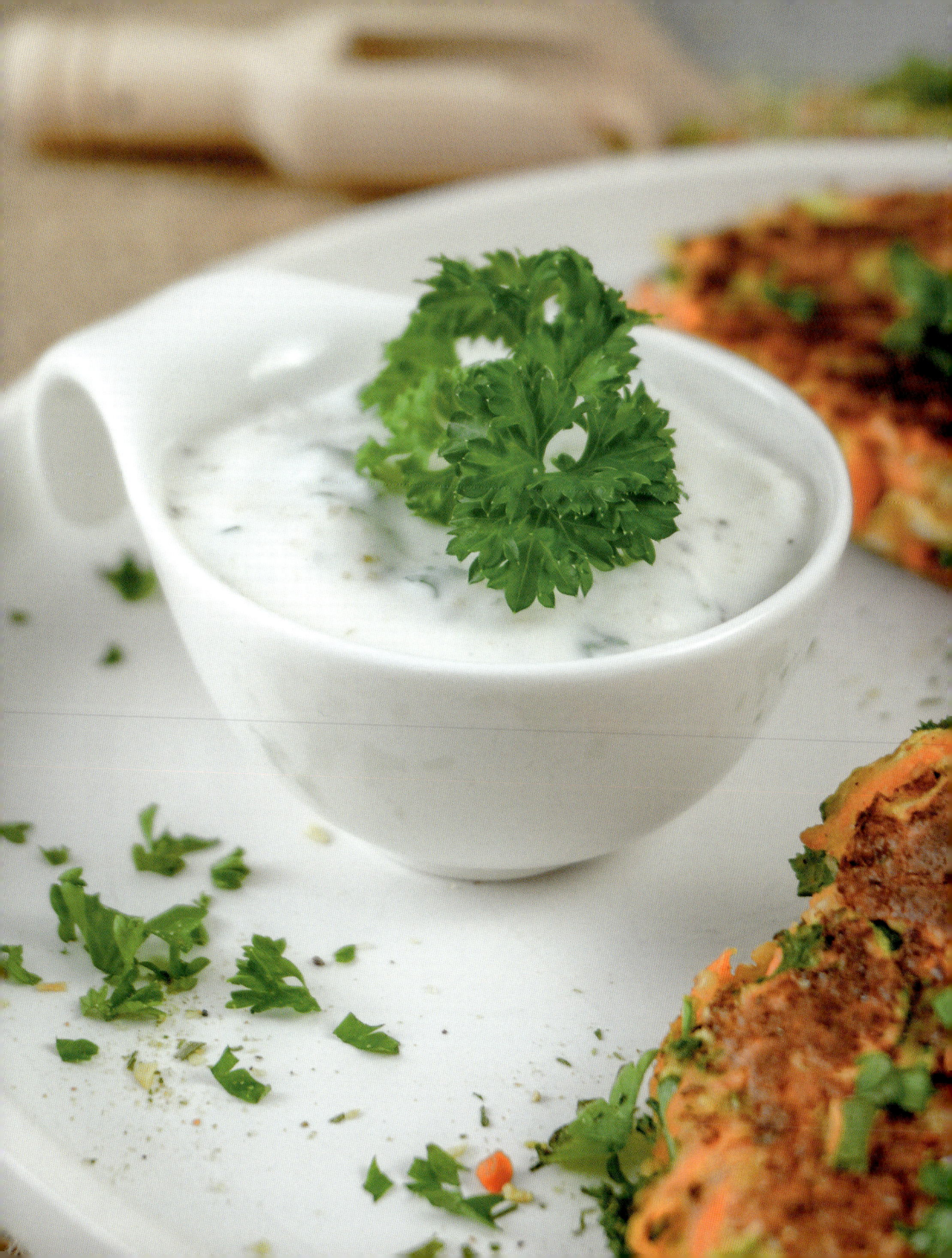

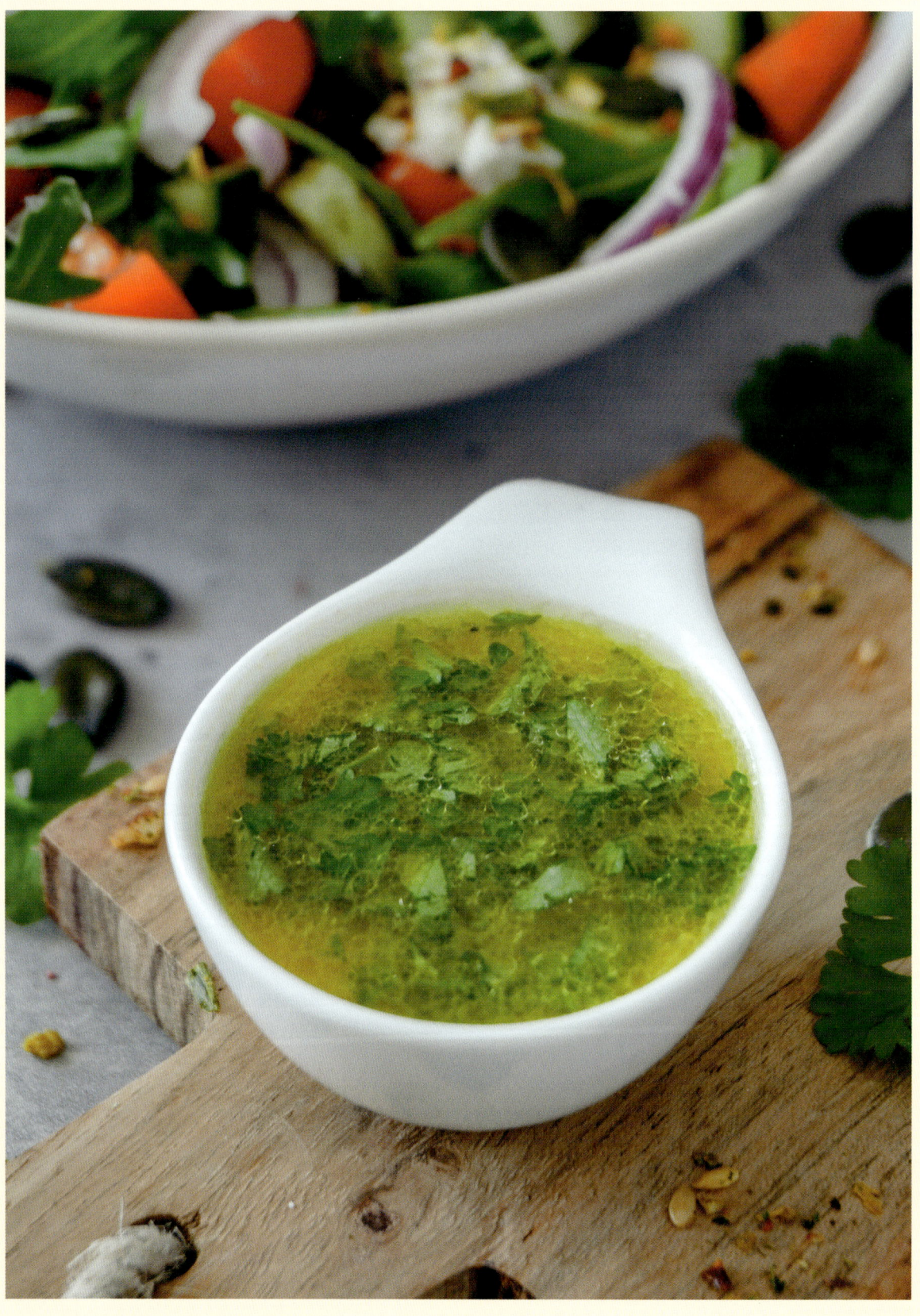

# Klassisches Salatdressing

**Zubereitungszeit: 5 Minuten**

1. Schnittlauch waschen, trocken schütteln und in feine Röllchen schneiden.

2. Senf, Essig, Öl, Süße, Zitronensaft und Schuss Wasser in eine Schüssel geben. Mit einem Schneebesen verrühren. Salz, Pfeffer und Schnittlauch hinzufügen und mindestens 10 Minuten ziehen lassen.

## Zutaten:

einige Halme frischer Schnittlauch
1 TL Dijon-Senf
1 EL Balsamico-Essig
1 TL Olivenöl
1 EL Dattel- oder Ahornsirup
1 Spritzer Zitronensaft
1–2 EL Wasser
Salz, Pfeffer

## Notiz:

*Ich verwende für mein Dressing meist nur wenig Öl und toppe den Salat dafür mit ein paar Kürbiskernen, Sonnenblumenkernen oder Walnüssen. Diese liefern reichlich gesunde Fette, die unter anderem wichtig sind, um die fettlöslichen Vitamine aus dem Salat aufzunehmen. Und wenn du die Nüsse oder Kerne vorher kurz in einer Pfanne ohne Öl anröstest, schmecken sie noch armoatischer.*

*Du kannst auch eine größere Menge zubereiten und das Dressing gekühlt und gut verschlossen 3–4 Tage im Kühlschrank lagern.*

## Nährwerte:

104 Kalorien · 0 g Protein
7 g Kohlenhydrate · 7 g Fett

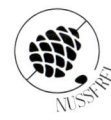 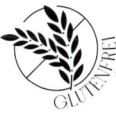 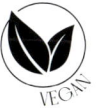

# Schnelles Lieblings-Dressing

## Zubereitungszeit: 5 Minuten

### Zutaten:

50 g Joghurt oder
    pflanzliche Alternative
1 EL Mandelmus
1 Spritzer Zitronensaft
2 EL Wasser
optional: Süße,
    z.B. 1 EL Reissirup

1. Alle Zutaten für das Dressing, bis auf das Wasser, in eine Schale geben und verrühren.

2. Wasser hinzufügen, bis die gewünschte Konsistenz erreicht ist.

### Nährwerte:

120 Kalorien · 5 g Protein
3 g Kohlenhydrate · 10 g Fett

### Notiz:

*Besonders für meine bunten Bowls liebe ich dieses Dressing!*

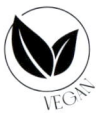
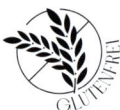

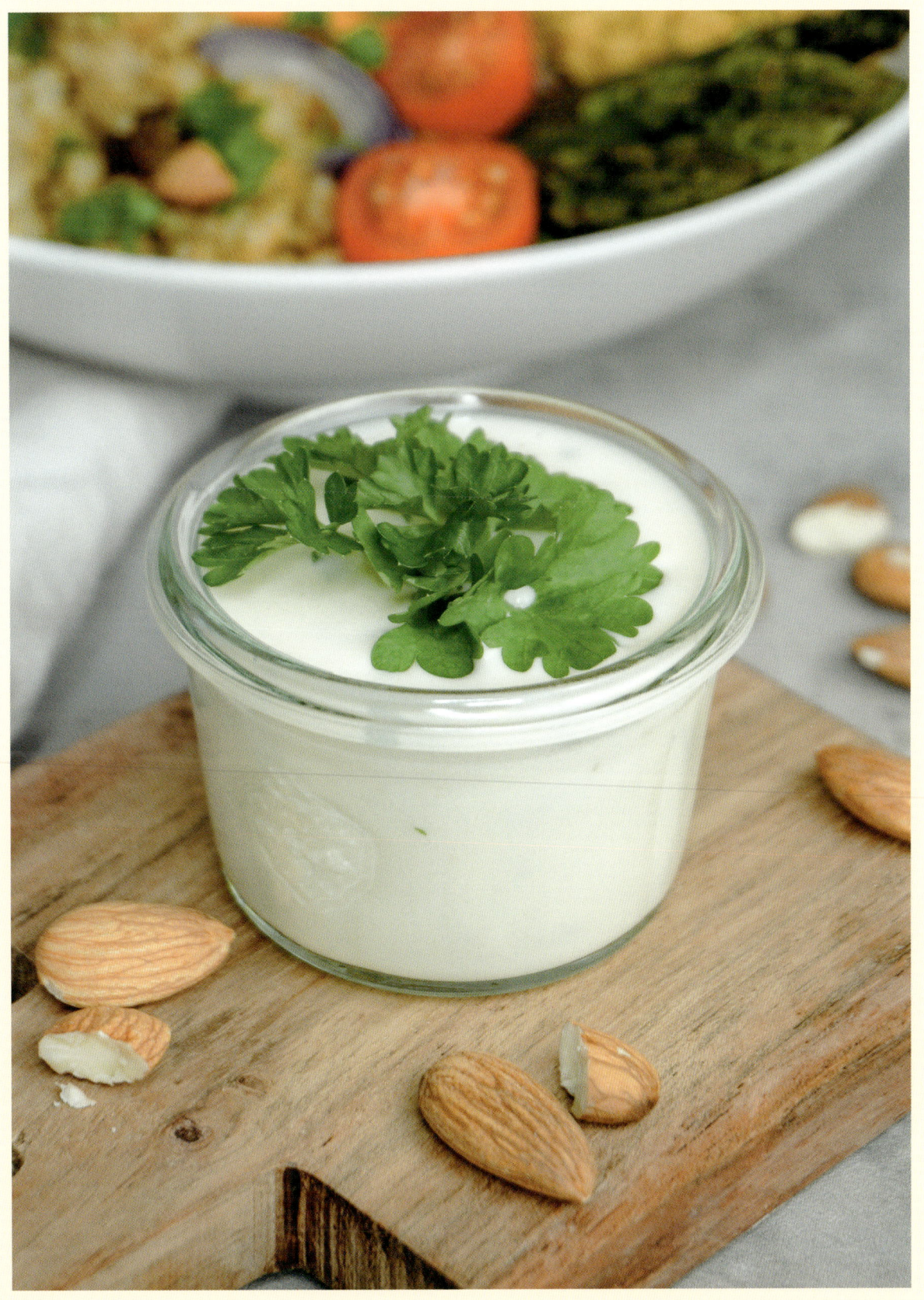

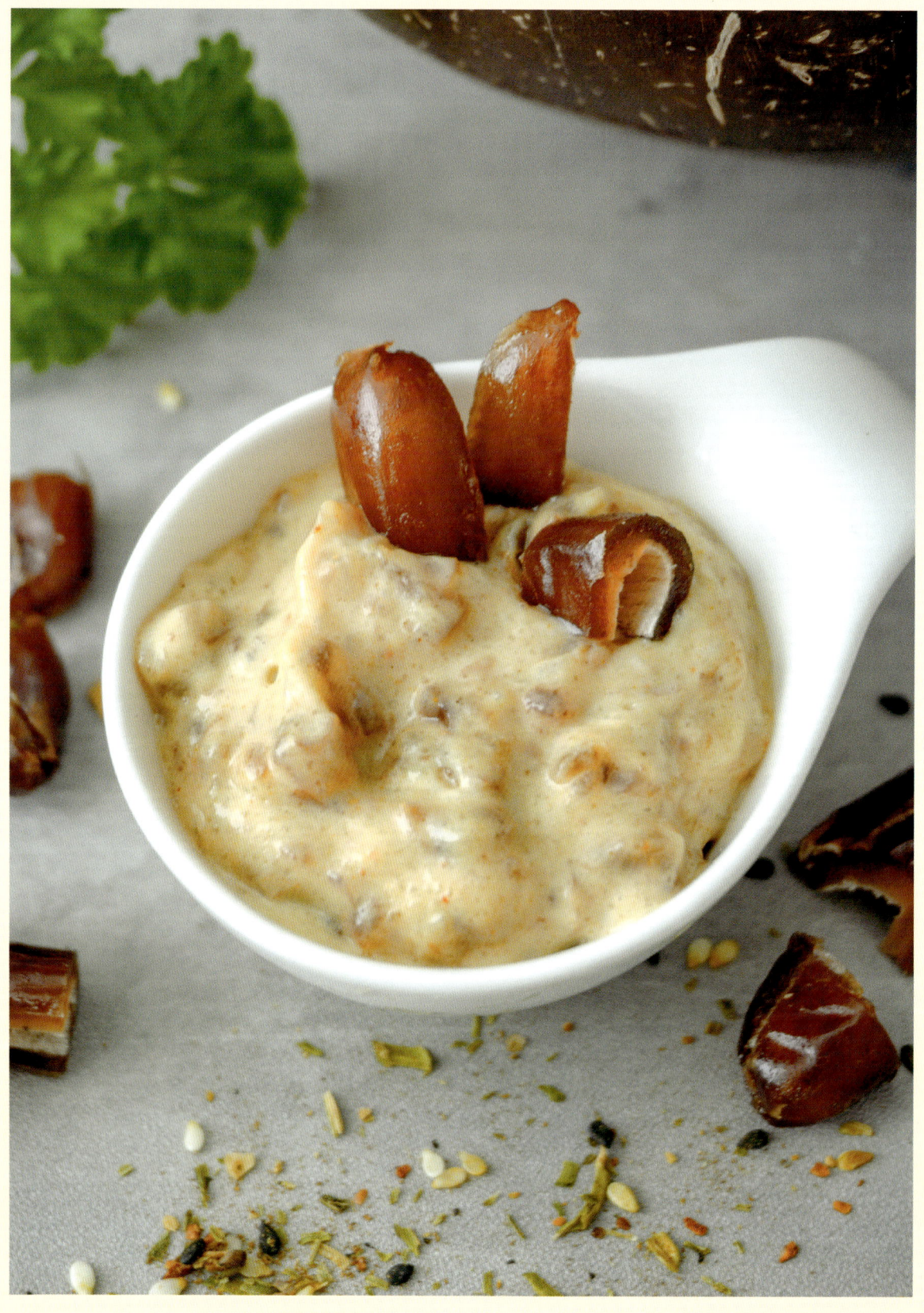

# Dattel-Dip

**Zubereitungszeit: 10 Minuten**

1. Die Datteln mit etwas heißem Wasser übergießen und ca. 5 Minuten einweichen.

2. Anschließend gemeinsam mit den anderen Zutaten sowie 1–2 EL vom Einweichwasser der Datteln in ein hohes Gefäß oder einen Hochleistungsmixer füllen und pürieren.

## Zutaten:

30 g Datteln, entsteint
50 g Joghurt, z.B. Mandel- oder Sojajoghurt
Gewürze wie Curry, Paprika- pulver, Knoblauchpulver, Kreuzkümmel
1 Prise Salz

## Notiz:

*Dieser Dip schmeckt leicht orientalisch und süßlich. Er ist super geeignet als Dip, Brotaufstrich oder Sauce zu einer Quinoa-Bowl.*

## Nährwerte:

107 Kalorien · 3 g Protein
22 g Kohlenhydrate · 1 g Fett

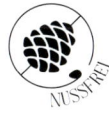 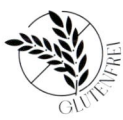 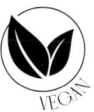

# Asia-Sauce

## Zubereitungszeit: 5 Minuten

### Zutaten:
2 EL Sojasauce
1 TL Sesamöl
1 Spritzer Zitronensaft
1 TL Ahornsirup

**1.** Alle Zutaten in eine kleine Schale füllen und mit einem Löffel vermengen.

### Nährwerte:
100 Kalorien · 2 g Protein
7 g Kohlenhydrate · 7 g Fett

### Notiz:
*Die Asia-Sauce passt hervorragend zu Reispfannen, asiatischen Nudelgerichten, Sommerrollen oder einem asiatischen Salat.*

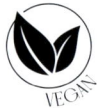 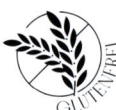 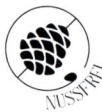

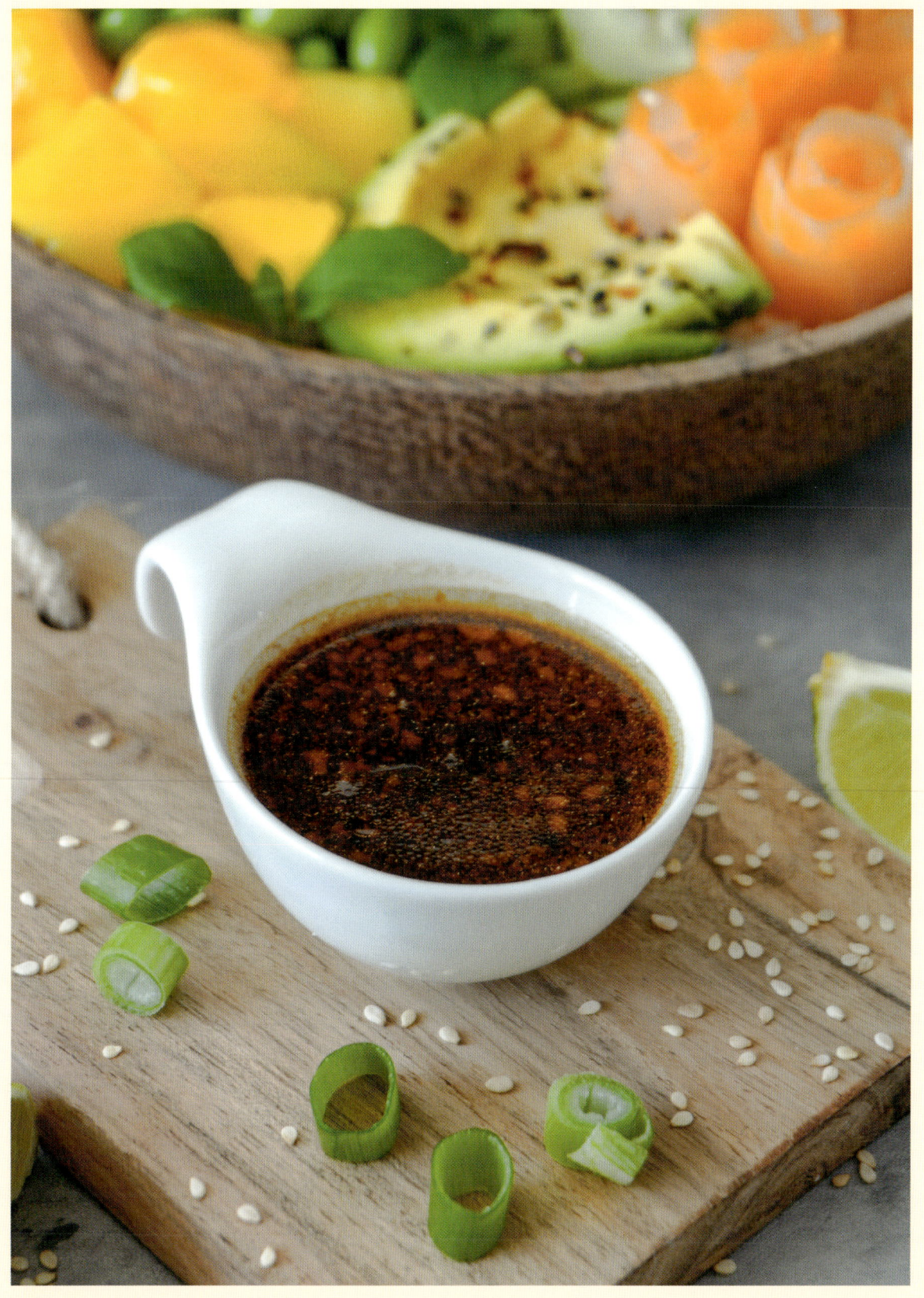

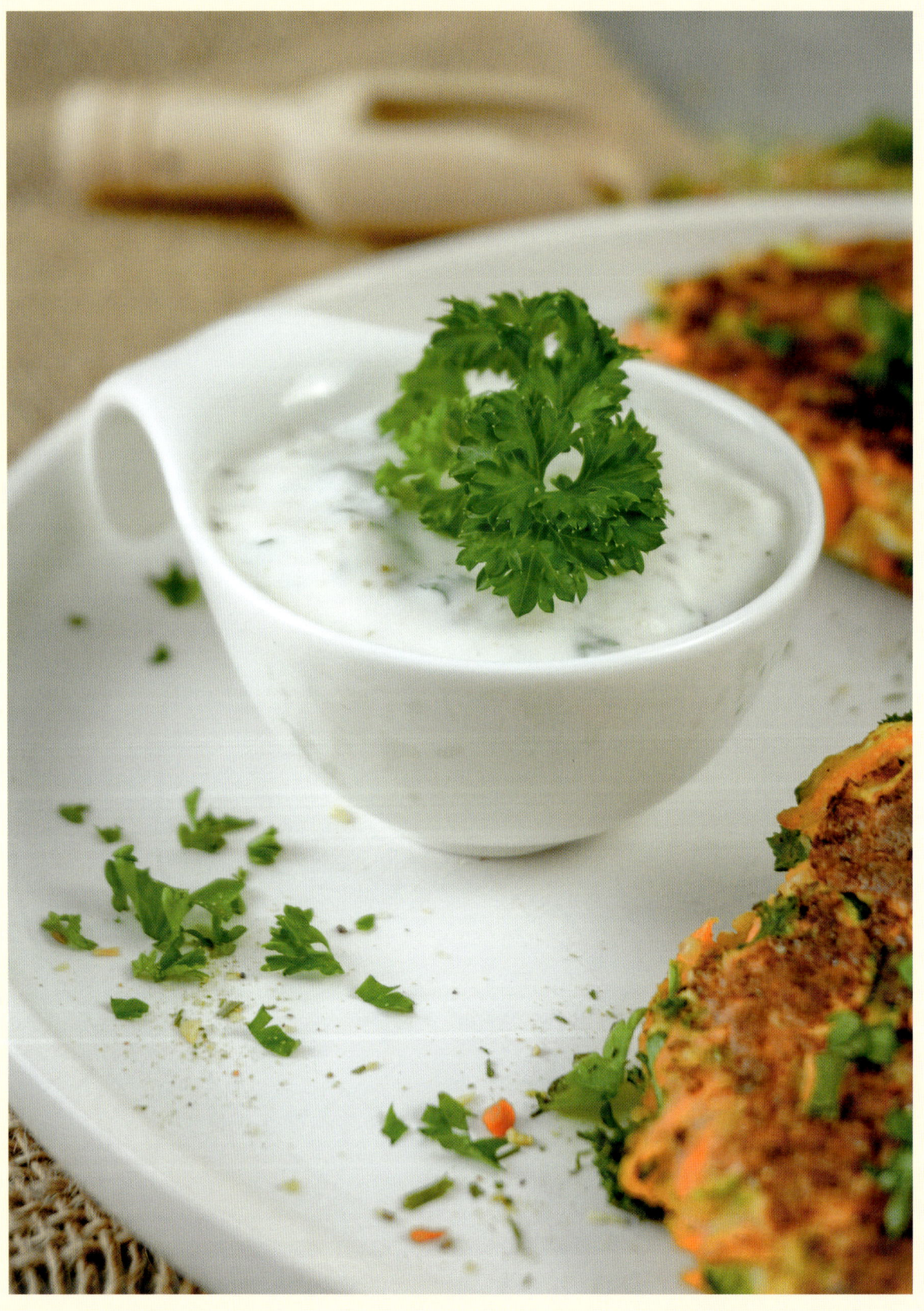

# Kräuter-Dip

**Zubereitungszeit: 5 Minuten**

**1.** Die Frühlingszwiebel waschen, putzen und in feine Ringe schneiden. Die Kräuter waschen, die Blätter von den Stielen zupfen, trocken schütteln und fein hacken.

**2.** Die Knoblauchzehe schälen und durch eine Knoblauchpresse drücken, alternativ Knoblauchpulver verwenden. Mit Frischkäse, Quark und etwas Zitronensaft vermengen.

**3.** Mit Salz und Pfeffer abschmecken, anschließend die Frühlingszwiebelringe und die gehackten Kräuter unterrühren.

## Zutaten:

1 Frühlingszwiebel
einige Stiele frische Kräuter,
    z.B. Petersilie, Schnittlauch
1 Knoblauchzehe, alternativ
    Knoblauchpulver
50 g fettarmer körniger
    Frischkäse
100 g Quark
1 Spritzer Zitronensaft
Salz, Pfeffer

## Notiz:

*Ein paar Gemüse-Sticks dazu und schon hast du einen leckeren, frischen und sättigenden Snack.*

## Nährwerte:

121 Kalorien · 20 g Protein
10 g Kohlenhydrate · 1 g Fett

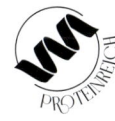  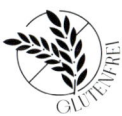

# Hummus

## Zubereitungszeit: 10 Minuten

### Zutaten:

150 g Kichererbsen, aus dem
    Glas oder der Dose
1 EL Tahini
1 gepresste Knoblauchzehe,
    alternativ Knoblauchpulver
Kreuzkümmel-, Curry-
    und Paprikapulver
1 Spritzer Zitronensaft
1 Prise Salz
einige Stiele frische Kräuter,
    z.B. Petersilie oder Koriander

**1.** Die Kichererbsen in ein Sieb schütten, gründlich abspülen und in ein hohes Gefäß oder in einen Hochleistungsmixer füllen.

**2.** Tahini, Knoblauch, Gewürze, Zitronensaft und 1 Prise Salz hinzufügen und alles pürieren.

**3.** Die Kräuter waschen, die Blättchen von den Stielen zupfen, trocken schütteln und fein hacken. In den Hummus rühren.

### Nährwerte:

275 Kalorien · 13 g Protein
22 g Kohlenhydrate · 12 g Fett

### Notiz:

*Ob du den Hummus sehr cremig pürierst oder eher etwas stückig lässt, ist ganz dir überlassen – erlaubt ist, was schmeckt!*

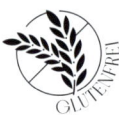
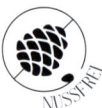

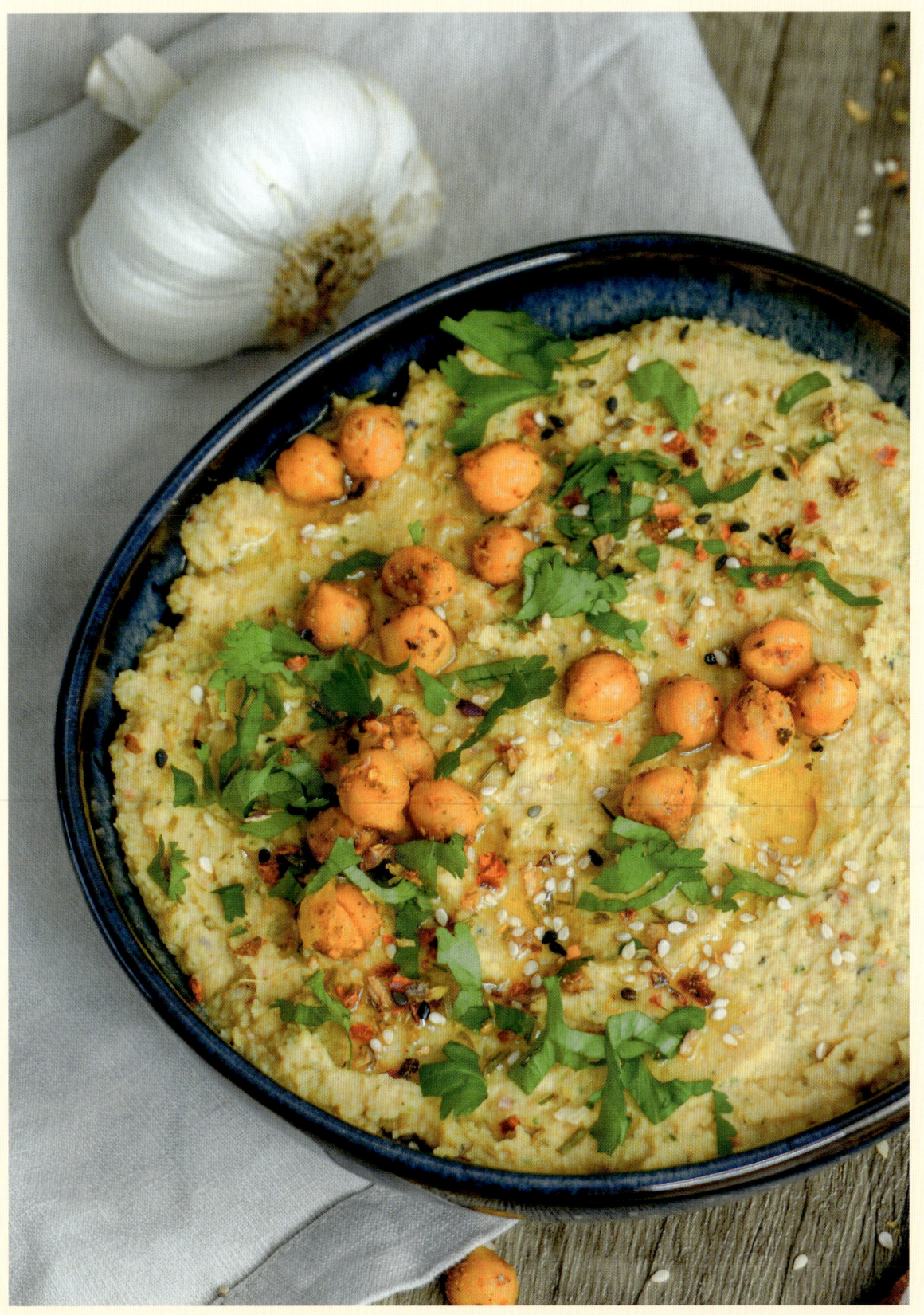

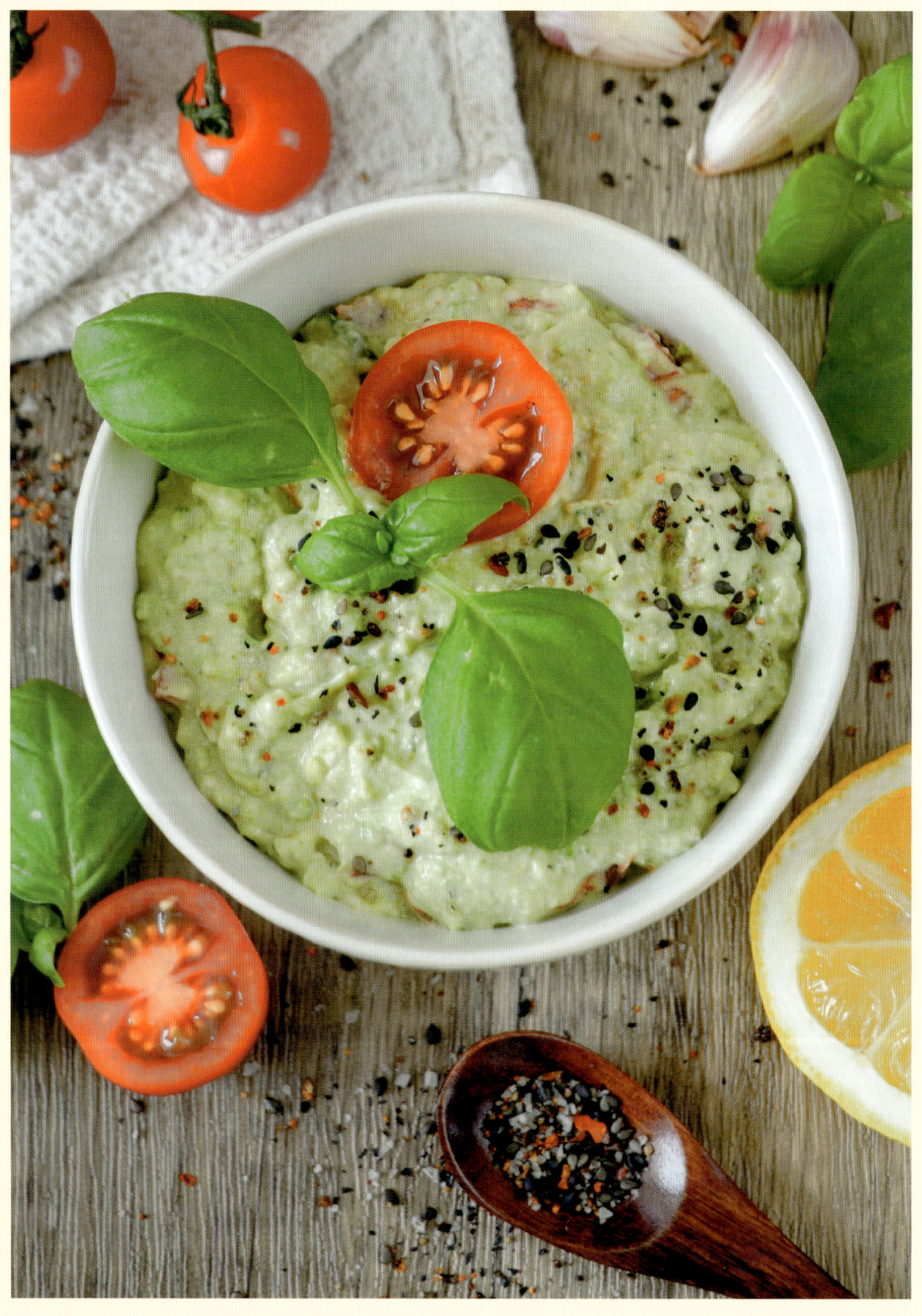

# Avocadocreme

## Zubereitungszeit: 10 Minuten

1. Die Avocado entkernen, aus einer Hälfte das Fruchtfleisch mit einem Löffel herauslösen und mit einer Gabel zerdrücken. Frischkäse, Knoblauch, Zitronensaft, Salz und Pfeffer hinzugeben und alles vermengen.

2. Basilikum waschen, trocken schütteln und klein schneiden, Tomaten waschen und vierteln. Beides unter die Avocadocreme heben.

### Zutaten:

½ Avocado
100 g Frischkäse
1 gepresste Knoblauchzehe,
    alternativ Knoblauchpulver
1 Spritzer Zitronensaft
Salz, Pfeffer
1 EL frische Basilikumblätter
3–4 Cocktailtomaten

### Notiz:

*Ob als Snack mit ein paar Gemüse-Sticks, als Dip zu Kichererbsen-Chips oder auch als Beilage zum Grillen – die Avocadocreme ist super vielseitig und kommt immer gut an!*

### Nährwerte:

167 Kalorien · 13 g Protein
12 g Kohlenhydrate · 8 g Fett

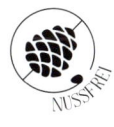
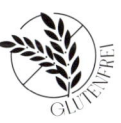

# Cashew-Parmesan

**Zubereitungszeit: 5 Minuten**

## Zutaten
**(ergibt 4 Portionen):**

50 g Cashewkerne
40 g Hefeflocken
Knoblauchpulver,
      Paprikapulver
1 Prise Salz

1. Alle Zutaten in einen Hochleistungsmixer oder in eine Mühle geben und zerkleinern.

2. In ein sauberes, verschließbares Gefäß füllen und am besten im Kühlschrank lagern. Der Cashew-Parmesan hält sich dort mindestens 2 – 3 Wochen.

## Nährwerte
**(pro Portion):**

106 Kalorien · 8 g Protein
4 g Kohlenhydrate · 6 g Fett

## Notiz:
*Ich liebe diesen veganen Parmesan-Ersatz als Topping auf Pasta!*

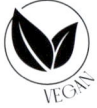
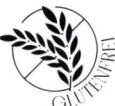

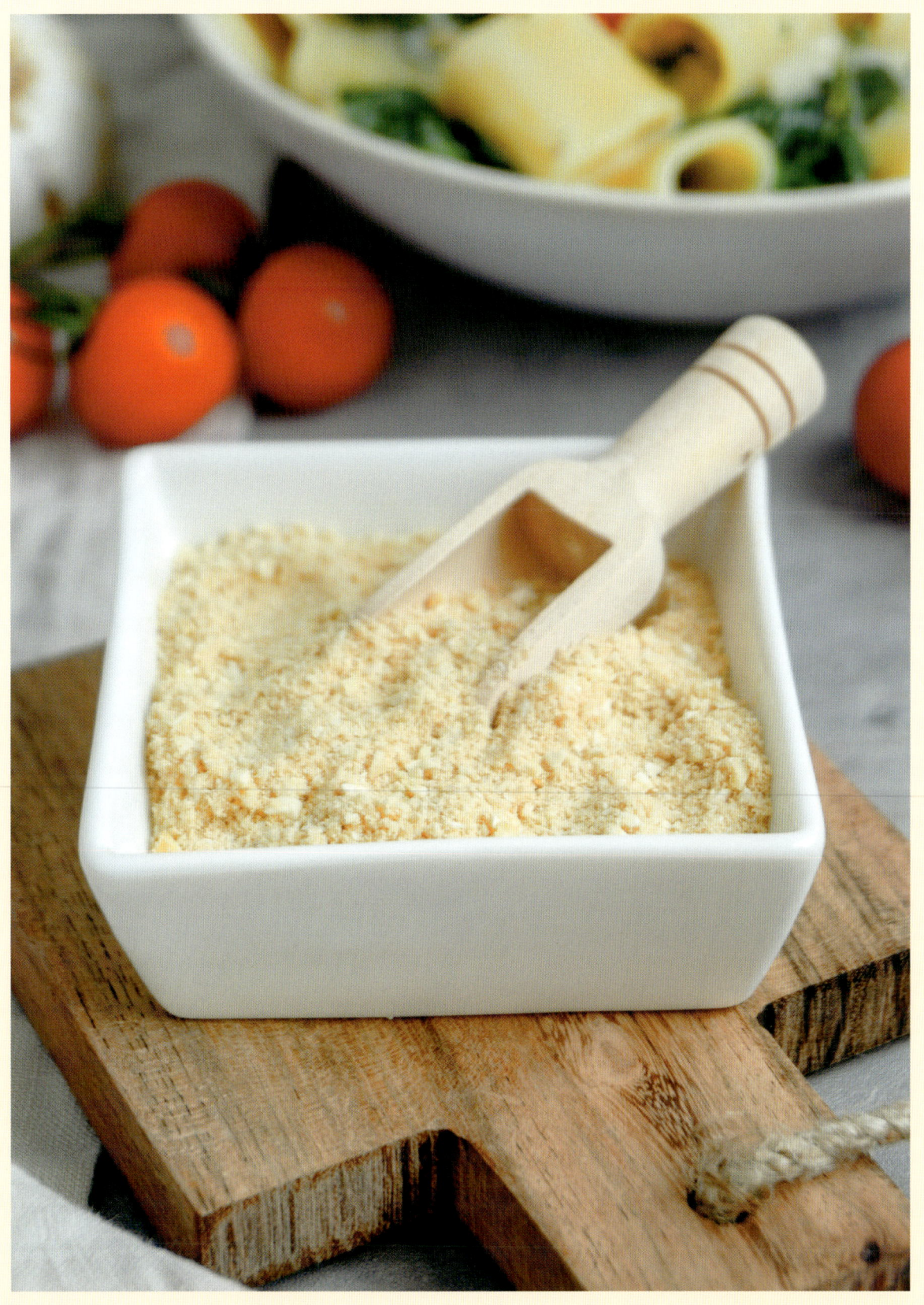

# SMARTE
# SNACK-REZEPTE

Für den kleinen Hunger zwischendurch
empfehle ich dir meine schnellen und
nährstoffreichen Snack-Ideen. Auch in
anstrengenden Phasen bringen sie dich
gesund durch den Tag.

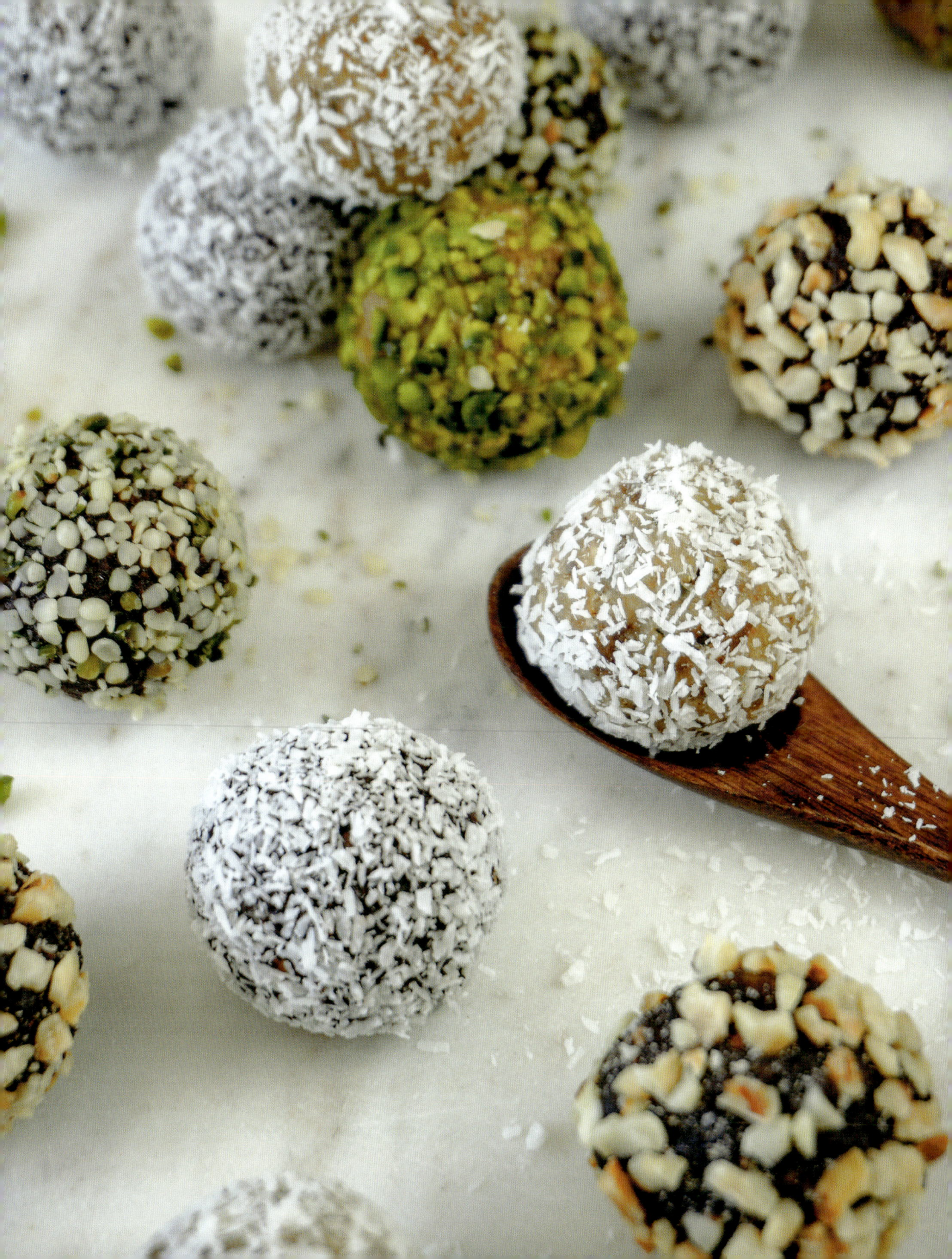

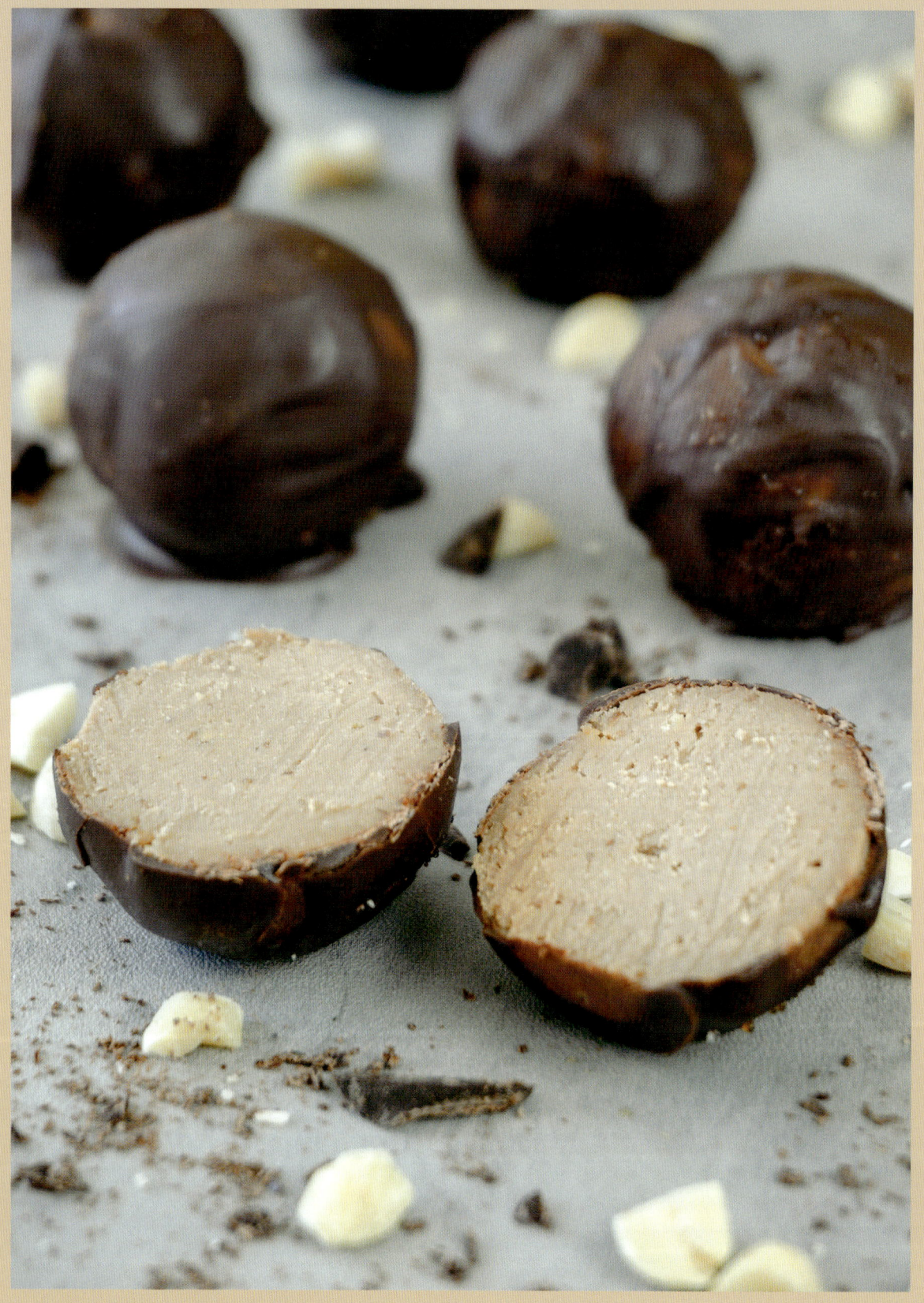

# Protein Cookie Dough Balls

## Zubereitungszeit: 15 Minuten

1. Die Datteln mit etwas heißem Wasser übergießen und ca. 10 Minuten einweichen. Kichererbsen in ein Sieb gießen, abspülen und abtropfen lassen.

2. Kichererbsen, Datteln, Nussmus, Proteinpulver und 1 Prise Salz in den Hochleistungsmixer geben und zerkleinern. 1–2 EL Pflanzendrink dazugeben und mixen, bis eine teigige Masse entsteht.

3. Den Cookie-Dough-Teig in eine Schüssel geben und die Schokolade unterheben.

4. Mit feuchten Händen aus der Masse 10 Kugeln formen und diese optional mit geschmolzener Zartbitterschokolade ummanteln. Die Protein-Balls am besten im Kühlschrank lagern, hier halten sie sich für mindestens 4–5 Tage.

## Zutaten
**(ergibt 10 Stück):**
3–4 Datteln, entsteint
250 g Kichererbsen, aus dem
  Glas oder der Dose
2 EL Nussmus, z.B. Mandel-,
  Cashew- oder Erdnussmus
30 g Vanille-Proteinpulver
1 Prise Salz
2 EL Pflanzendrink, z.B. Mandel
2 EL Schoko-Drops oder
  gehackte Zartbitter-
  schokolade
optional: Zartbitterkuvertüre
  zum Überziehen

## Nährwerte:
70 Kalorien · 5 g Protein
7 g Kohlenhydrate · 2 g Fett

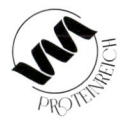
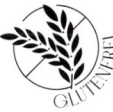
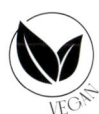
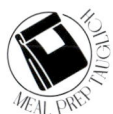

# Müsli-Riegel

## Zubereitungszeit: 30 Minuten

### Zutaten
**(ergibt 12 Riegel):**

100 g Datteln, entsteint
20 g Chiasamen
150 g Haferflocken
100 g Nüsse, z.B. Mandeln,
    Walnüsse, Cashewkerne
50 g Kerne, z.B. Sonnenblu-
    menkerne, Kürbiskerne
3 EL Erythrit
40 g Nussmus
1 Prise Salz
Zimt
Vanille-Extrakt

### Nährwerte
**(pro Stück):**

173 Kalorien · 6 g Protein
14 g Kohlenhydrate · 10 g Fett

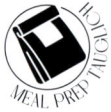 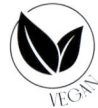

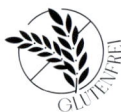

1. Den Backofen auf 175°C vorheizen. Ein Backblech mit Backpapier belegen.

2. Die Datteln mit etwas heißem Wasser übergießen und ca. 10 Minuten einweichen. Die Chiasamen in ca. 40 ml Wasser quellen lassen.

3. Haferflocken, Nüsse und Kerne vermischen und in einer Küchenmaschine grob zerkleinern. Anschließend in eine große Rührschüssel füllen.

4. Die Datteln zusammen mit 2–3 EL des Einweichwassers ebenfalls in die Küchenmaschine geben und pürieren.

5. Dattelmasse, gequollene Chiasamen, Erythrit, Nussmus und Gewürze zur Haferflocken-Nuss-Mischung geben und alles miteinander verkneten.

6. Die Mischung auf das Backblech geben, zu einem Rechteck formen und festdrücken. Im vorgeheizten Backofen ca. 20 Minuten backen. Wenn die Oberseite zu dunkel wird, bedecke sie locker mit einem Stück Backpapier.

7. Die Müsliplatte aus dem Ofen holen, abkühlen lassen und mit einem scharfen Messer in 12 Riegel schneiden.

### Notiz:

*Die Riegel halten sich im Kühlschrank bis zu 1 Woche. Das Grundrezept kann wunderbar abgewandelt werden: Gut passen z.B. getrocknete gehackte Aprikosen oder Feigen, Cranberrys, Bitterschokolade, Sultaninen, Apfelchips oder Pistazien. Auch beim Nussmus kannst du variieren und die Riegel mal mit Mandelmus, mal mit Haselnussmus und mal mit Erdnussmus probieren.*

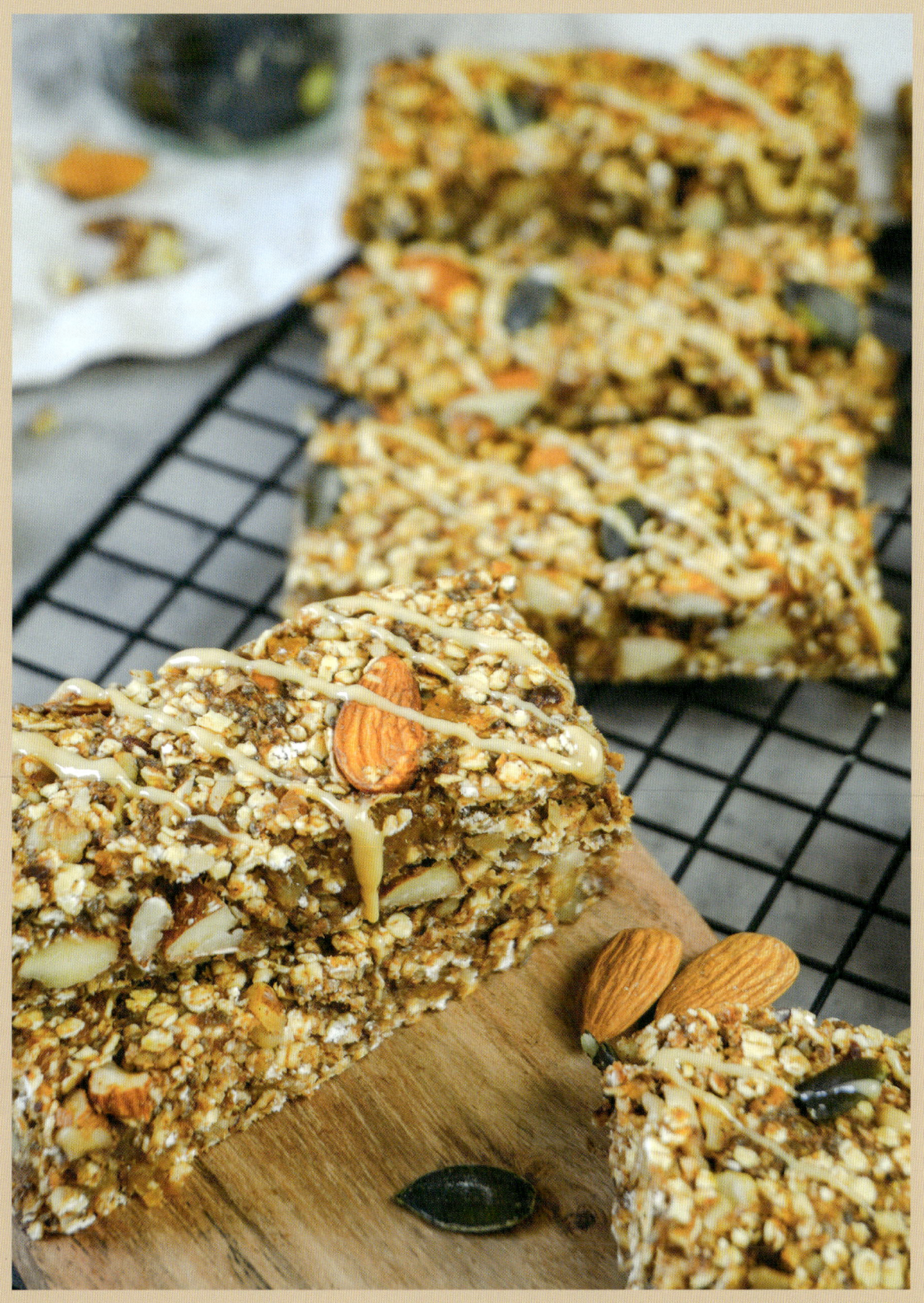

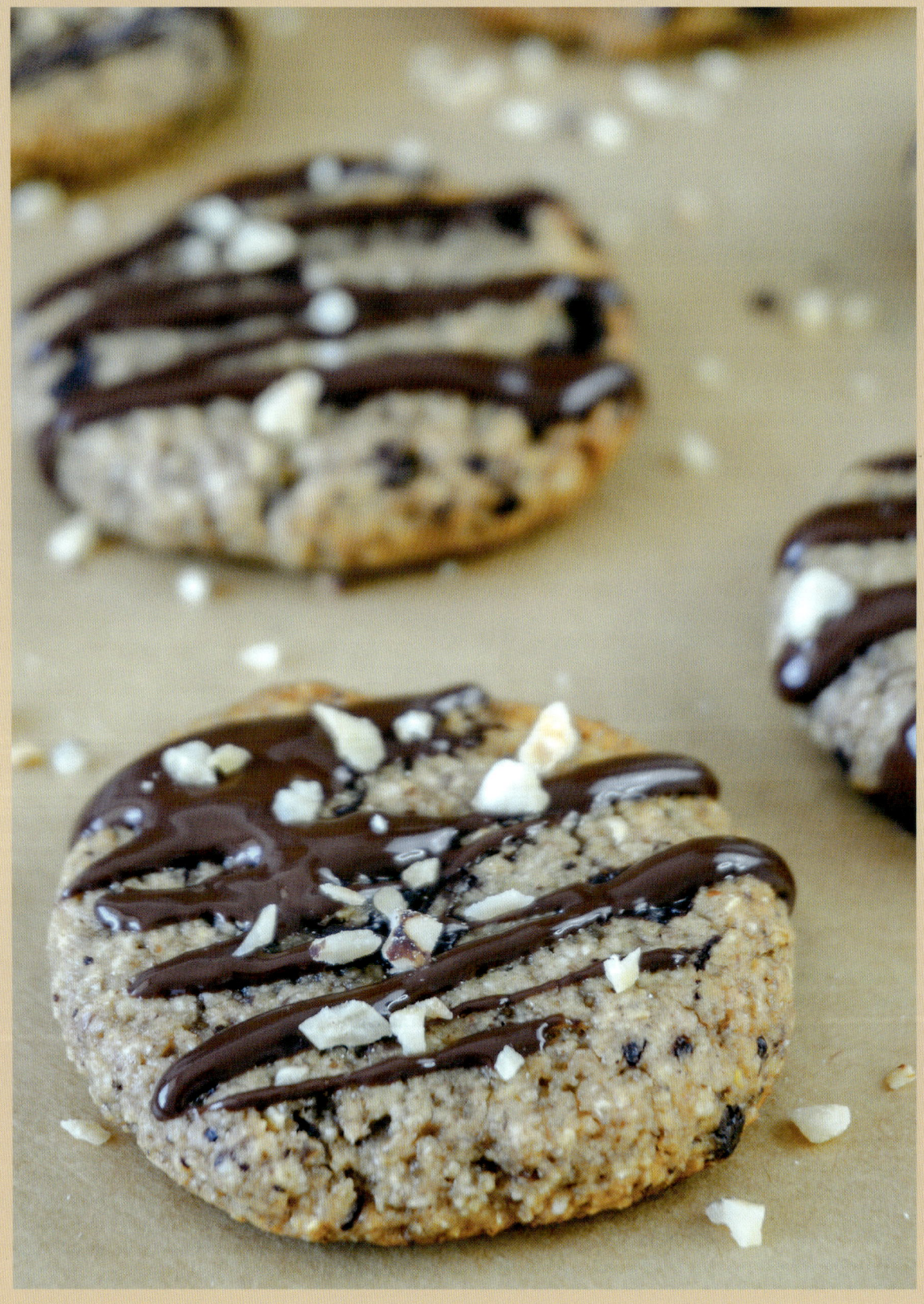

# Hafer-Mandel-Cookies

**Zubereitungszeit: 20 Minuten**

1. Den Backofen auf 180°C vorheizen und ein Backblech mit Backpapier belegen.

2. Alle trockenen Zutaten vermischen. Anschließend die feuchten Zutaten sowie die Schoko-Drops hinzugeben und alles zu einem Teig vermengen. Dieser sollte eine eher feste, leicht klebrige Konsistenz haben und gut formbar sein. Ggf. ein wenig Wasser bzw. Mehl unterkneten.

3. Mit angefeuchteten Händen aus dem Teig 6 Cookies formen, auf das Blech legen und ca. 10 Minuten im Ofen backen.

4. Kurz abkühlen lassen und nach Wunsch mit etwas geschmolzener Schokolade verzieren.

## Zutaten
**(ergibt 6 Cookies):**

30 g Hafermehl (gemahlene Haferflocken)
15 g geschrotete Leinsamen
30 g Mandelmehl
25 g gemahlene Mandeln
1 Prise Salz
1 EL Erythrit
2 EL Reissirup
2 EL Nussmus
1 EL Schoko-Drops oder gehackte Zartbitterschokolade
optional: geschmolzene Zartbitterkuvertüre zum Verzieren

## Nährwerte
**(pro Cookie):**

121 Kalorien · 6 g Protein
7 g Kohlenhydrate · 7 g Fett

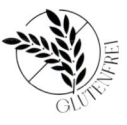

# Energy-Balls

## Zubereitungszeit: 10 Minuten

### Schoko-Nuss
**(ergibt ca. 12 Bällchen):**

100 g Datteln, entsteint
50 g Walnüsse
50 g Mandeln
2 EL Backkakao
Vanille Extrakt
1 Prise Salz
ca. 3 EL Kokosraspeln,
    Hanfsamen oder gehackte
    Nüsse zum Wälzen

### Nährwerte:

84 Kalorien · 2 g Protein
7 g Kohlenhydrate · 5 g Fett

### Mandel-Kokos
**(ergibt ca. 10 Bällchen):**

80 g Datteln, entsteint
30 g Mandelmehl
20 g Kokosmehl
30 g Kürbiskerne
1 EL Mandelmus
Zimt
ca. 3 EL Kokosraspeln,
    Hanfsamen oder gehackte
    Nüsse zum Wälzen

### Nährwerte:

69 Kalorien · 3 g Protein
4 g Kohlenhydrate · 4 g Fett

1. Die Datteln mit etwas heißem Wasser übergießen und ca. 10 Minuten einweichen.

2. Jeweils alle Zutaten in einen Hochleistungsmixer geben und zerkleinern, bis eine klebrige Masse entsteht.

3. Mit angefeuchteten Händen daraus kleine Bällchen formen und nach Belieben in Kokosraspeln, Hanfsamen oder gehackten Nüssen wälzen.

4. Die Energy-Balls am besten im Kühlschrank lagern. Dort werden sie auch etwas fester und halten mindestens 1 – 2 Wochen.

### Notiz:

*Es gibt unzählige leckere Varianten von Energy-Balls – werde kreativ und probiere es einfach aus! Für eine proteinreichere Version kannst du z.B. 1 – 2 EL Proteinpulver hinzufügen, für fruchtige Bällchen ein paar Himbeeren ergänzen und und und …*

  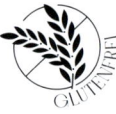

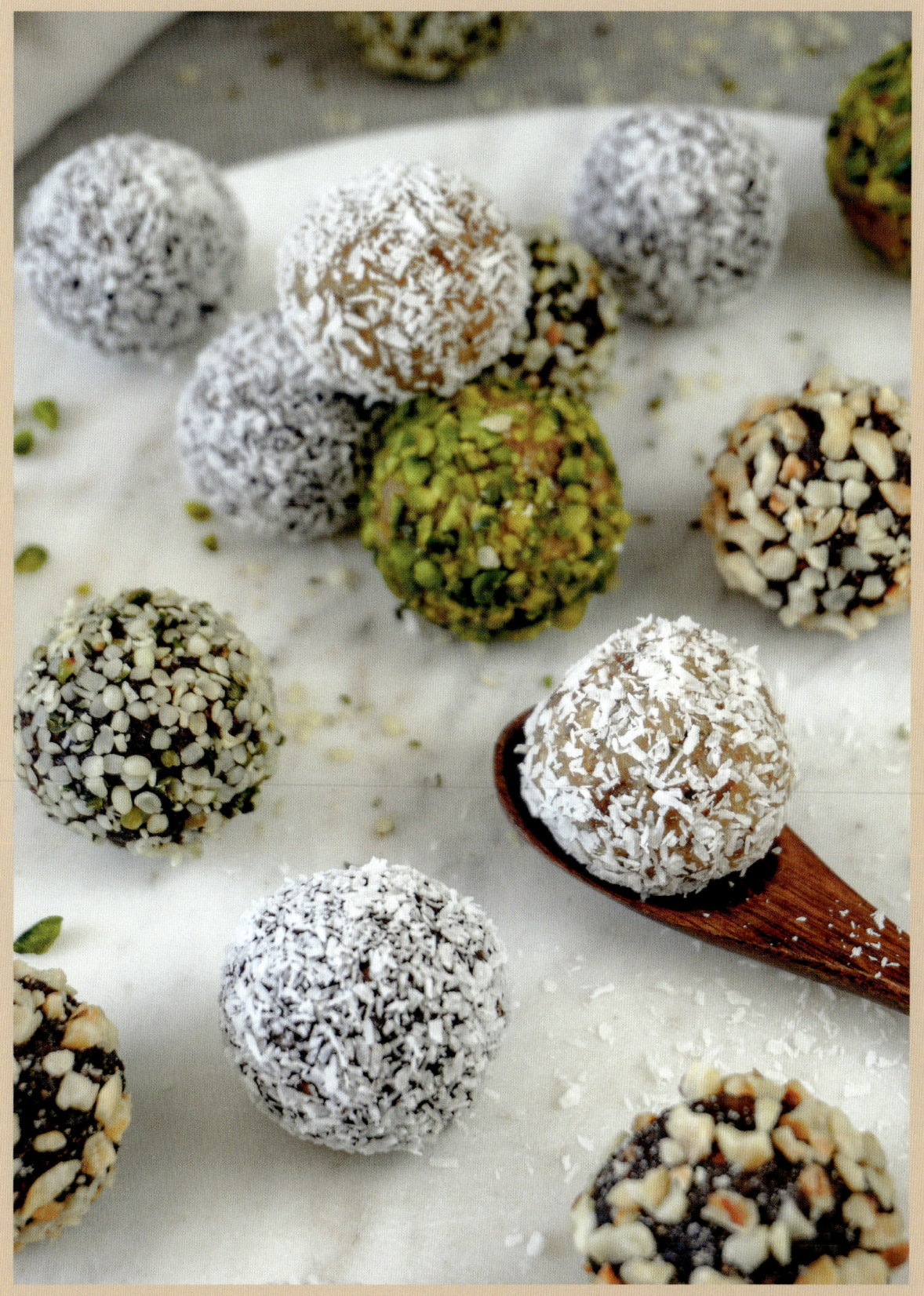

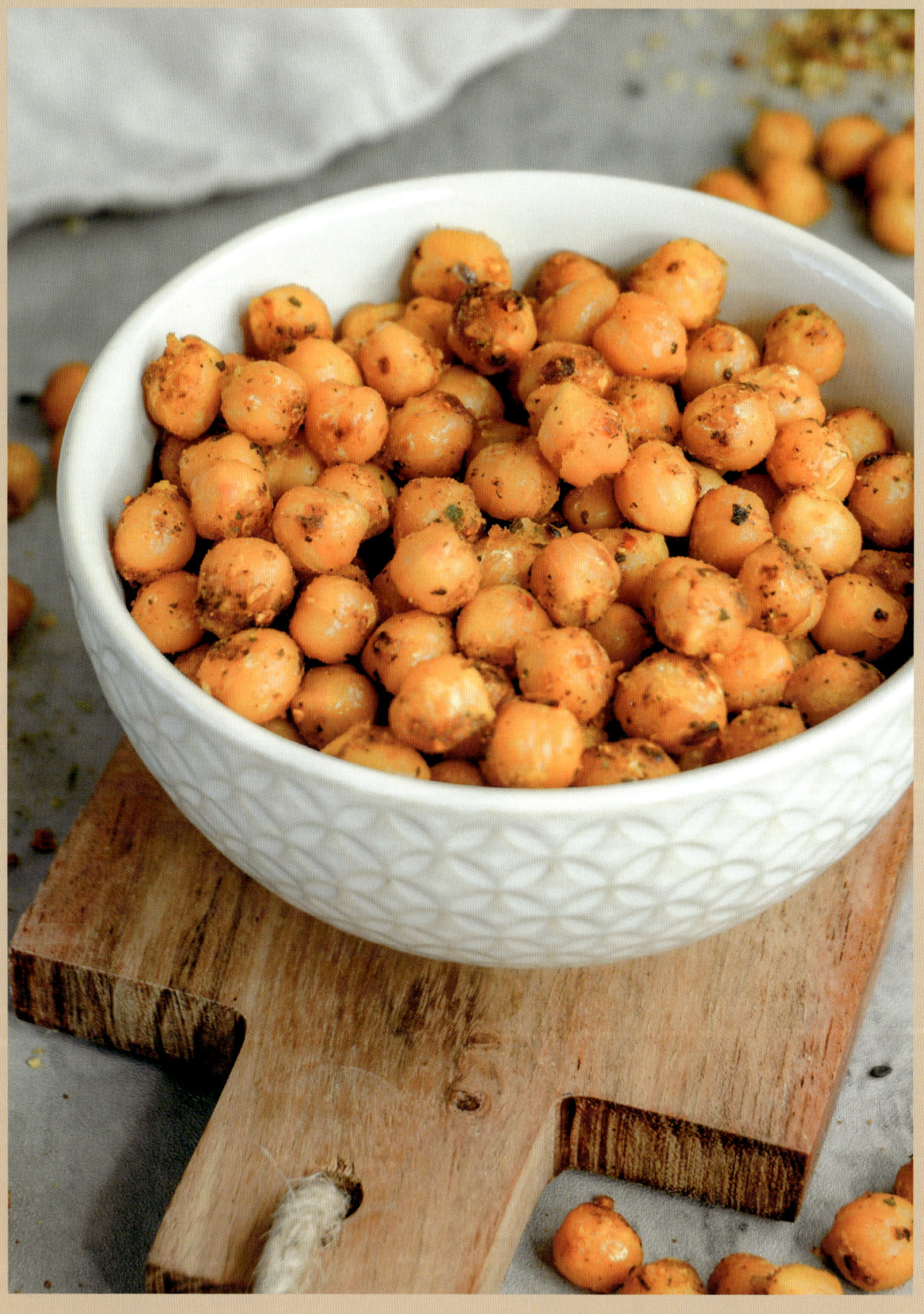

# Geröstete Kichererbsen

**Zubereitungszeit: 40 Minuten**

1. Den Backofen auf 180°C vorheizen. Ein Backblech mit Backpapier belegen.

2. Die Kichererbsen in ein Sieb abgießen und gut mit Wasser abspülen. Anschließend mit einem frischen Geschirrtuch oder Küchenpapier vorsichtig und gründlich trocken tupfen.

3. Die Kichererbsen in einer Schüssel mit dem Olivenöl vermengen. Dann auf dem Backblech verteilen und 15–20 Minuten backen. Anschließend die Kichererbsen in die zuvor benutzte Schüssel geben, die Gewürze hinzufügen und unterrühren, sodass alle Kichererbsen damit bedeckt sind.

4. Die Kichererbsen erneut auf dem Backblech verteilen und nochmals für 10 Minuten backen.

## Zutaten:

250 g Kichererbsen, aus dem
  Glas oder der Dose
1–2 EL Olivenöl
1 TL Paprikapulver
1 TL Knoblauchpulver
Salz, Pfeffer

## Notiz:

*Der perfekte Snack – knusprig, vollgepackt mit Nährstoffen, vegan und supervielseitig! Was die Gewürze angeht, kannst du nämlich ganz kreativ sein und sogar eine süße Variante, z.B. mit 1 EL Reissirup und Zimt, zubereiten.*

*Ob also einfach zwischendurch, als Salat-Topping, als Vorspeise oder zu Pasta – die gerösteten Kichererbsen passen immer.*

## Nährwerte:

414 Kalorien · 16 g Protein
35 g Kohlenhydrate · 19 g Fett

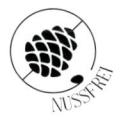 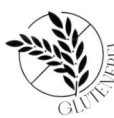 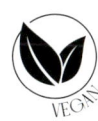 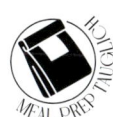

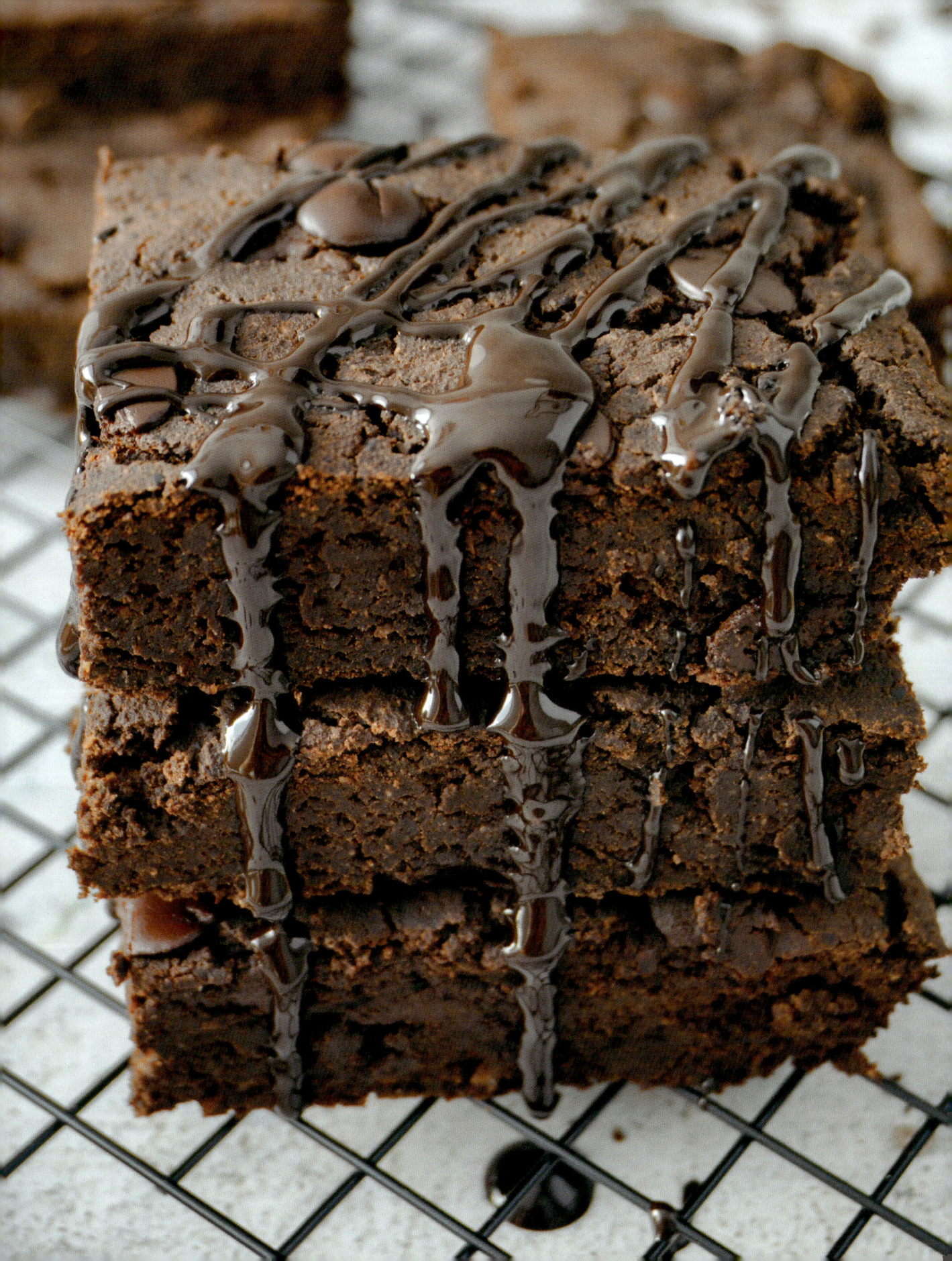

# KUCHEN-REZEPTE

Durch den Austausch gewisser Zutaten
spare ich bei meinen Kuchen-Rezepten
Kalorien ein oder ersetze nährstoffarme
Zutaten durch nährstoffreichere
Alternativen. Doch wo ich nicht einspare,
ist beim Geschmack!

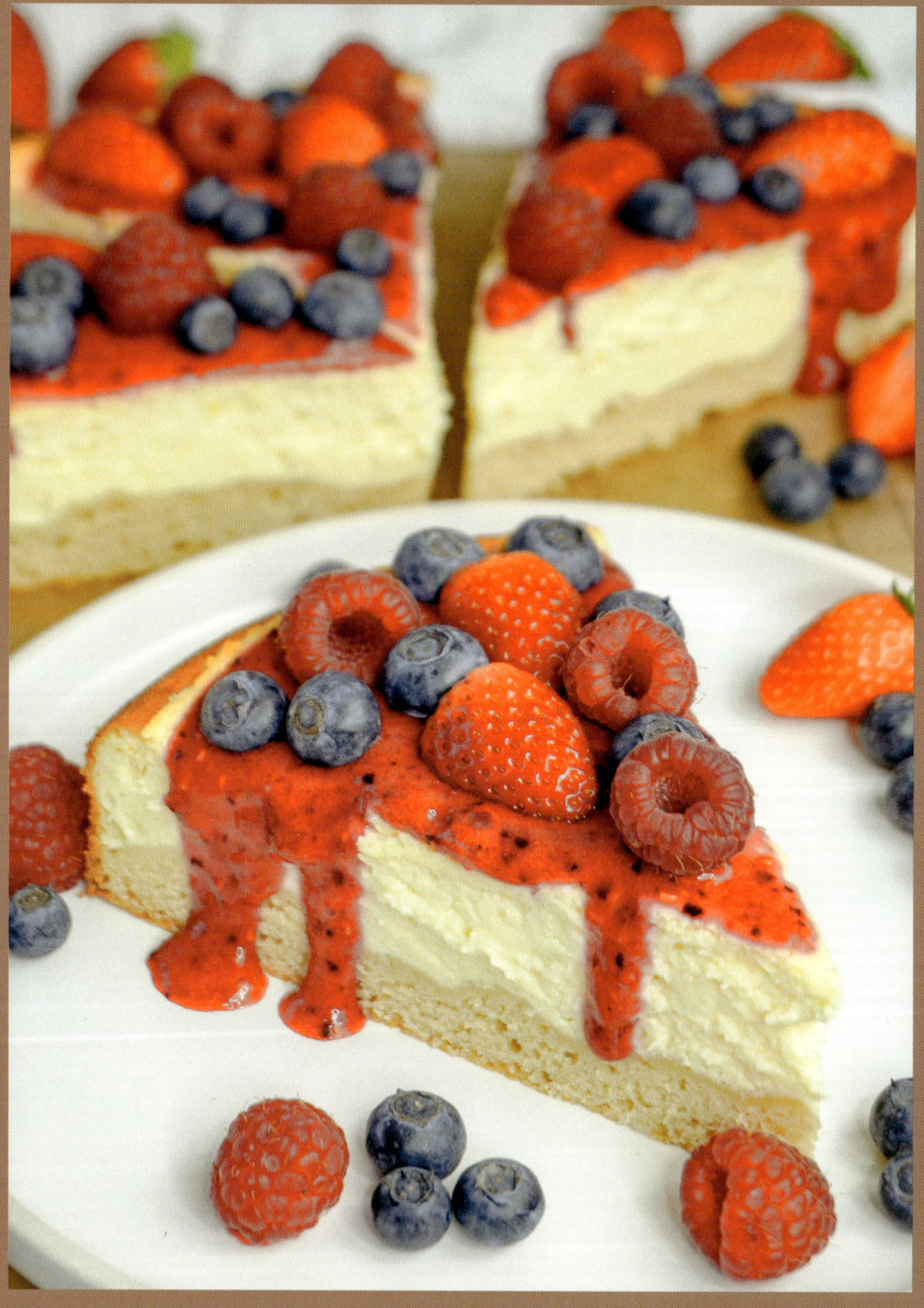

# Käsekuchen
## mit Beeren

**Zubereitungszeit: 1 Stunde**

1. Den Backofen auf 160°C vorheizen. Eine Springform (ca. 20 cm Durchmesser) leicht einfetten und einmehlen.

2. Die Zutaten für den Boden in einer Schüssel vermengen und zu einem glatten Teig verrühren. Den Teig gleichmäßig in der Springform verteilen.

3. Für den Belag die Eier mit Erythrit und Salz schaumig schlagen. Alle weiteren Zutaten, bis auf die Beeren, dazugeben und gut unterrühren. Die Quarkmasse auf dem Boden verteilen und den Käsekuchen ca. 45 Minuten backen.

4. Anschließend bei etwas geöffneter Backofentür für etwa 10 Minuten auskühlen lassen. Herausnehmen und komplett auskühlen lassen (am besten über Nacht im Kühlschrank).

5. Die Beeren waschen, verlesen, pürieren und auf dem ausgekühlten Kuchen verteilen.

## Zutaten
**(ergibt 8 Stücke):**
60 g Dinkelmehl
30 g gemahlene Mandeln
40 g Erythrit
1 TL Backpulver
1 Prise Salz
2 EL weißes Mandelmus
    oder Cashewmus
50 ml Pflanzendrink
Fett und Mehl für die Form

## Belag:
2 Eier
100 g Erythrit
1 Prise Salz
300 g Quark
150 g Frischkäse
35 g Vanille-Puddingpulver
    oder Speisestärke
150 g Beeren

## Nährwerte
**(pro Stück):**
140 Kalorien · 11 g Protein
11 g Kohlenhydrate · 5 g Fett

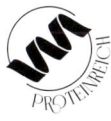

# Protein-Schoko-Brownies

## Zubereitungszeit: 35 Minuten

## Zutaten
**(ergibt 6 Stück):**

50 g Datteln, entsteint
250 g Kidneybohnen, aus dem
     Glas oder der Dose
30 g Mandelmus
100 ml Pflanzendrink
40 g Erythrit
40 g Backkakao
30 g Mandelmehl, alternativ
     gemahlene Mandeln
1 Prise Salz
1 TL Backpulver
1 TL Apfelessig
30 g Schoko-Drops oder
     gehackte Zartbitter-
     schokolade

## Nährwerte
**(pro Stück):**

250 Kalorien · 9 g Protein
10 g Kohlenhydrate · 7 g Fett

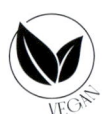
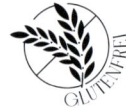
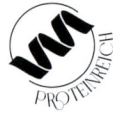

1. Den Backofen auf 175°C vorheizen. Ein Blech mit Backpapier auslegen. Die Datteln mit etwas heißem Wasser übergießen und ca. 10 Minuten einweichen.

2. Die Kidneybohnen in ein Sieb schütten und gut abspülen. Gemeinsam mit den Datteln, Mandelmus und Pflanzendrink in ein hohes Gefäß oder einen Hochleistungsmixer geben und zu einer glatten Masse pürieren.

3. Die trockenen Zutaten in einer Rührschüssel vermengen. Die feuchte Mischung sowie den Apfelessig dazugeben und alles mit dem Handrührgerät zu einem eher festen Teig verrühren. Die Schoko-Drops unterheben. Wem der Teig nicht süß genug ist, der kann noch etwas zusätzliche Süße hinzufügen.

4. Den Brownie-Teig auf das vorbereitet Backblech geben und mit einem Teigschaber in Form eines Rechteckes darauf verstreichen. Optional mit weiteren Schokostücken bestreuen und 15–20 Minuten backen – die Backzeit hängt vom Ofen ab. Je länger sie backen, umso trockener werden sie. Wenn du die Brownies schön saftig magst, dann orientiere dich eher an 15 Minuten Backzeit.

5. Anschließend aus dem Ofen nehmen, abkühlen lassen und in 6 gleich große Stücke schneiden.

### Notiz:
*Ich backe diese Brownies am liebsten mit Mandelmus oder auch Haselnussmus. Du kannst aber genauso eine andere Sorte, wie z.B. Erdnussmus, verwenden.*

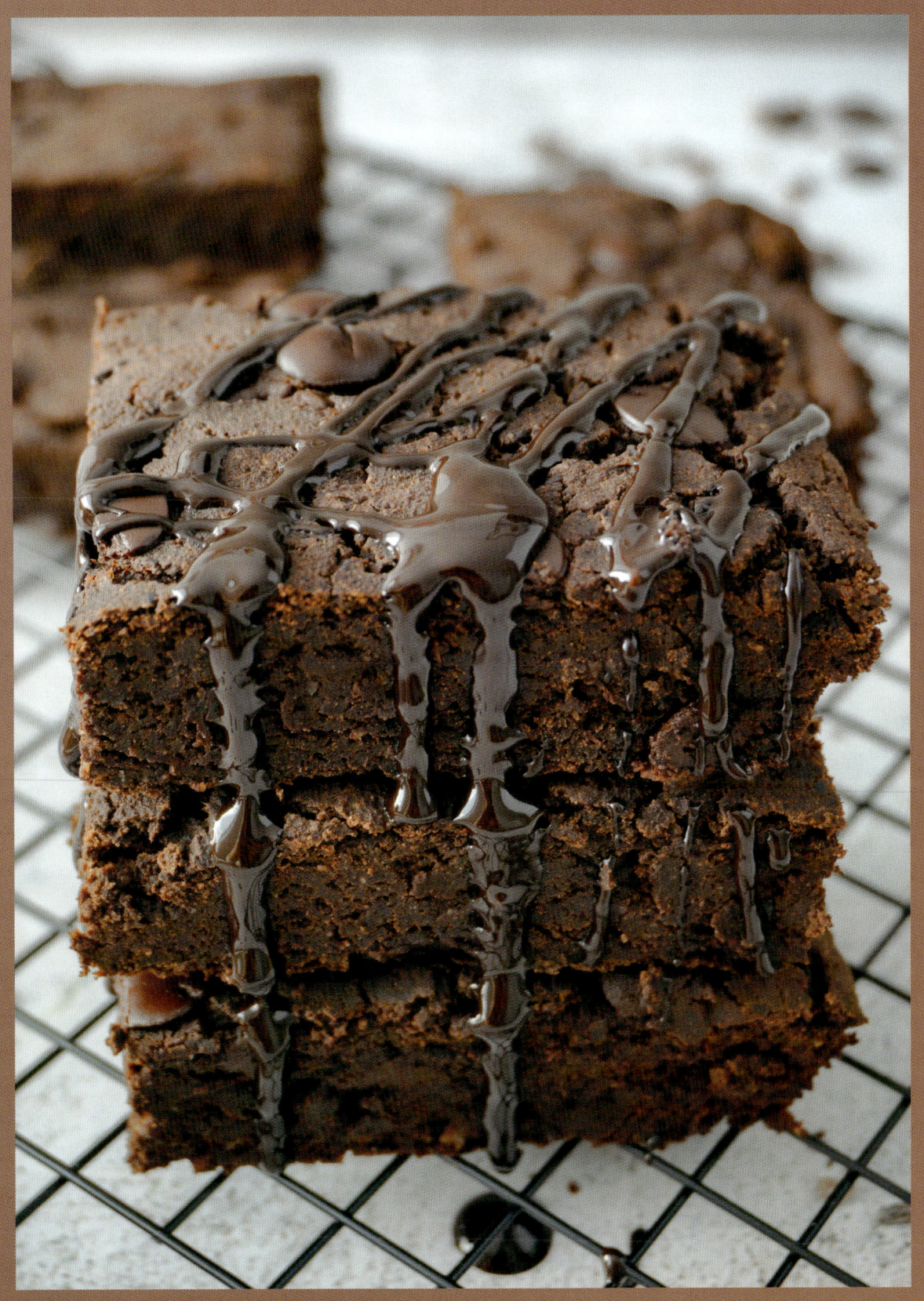

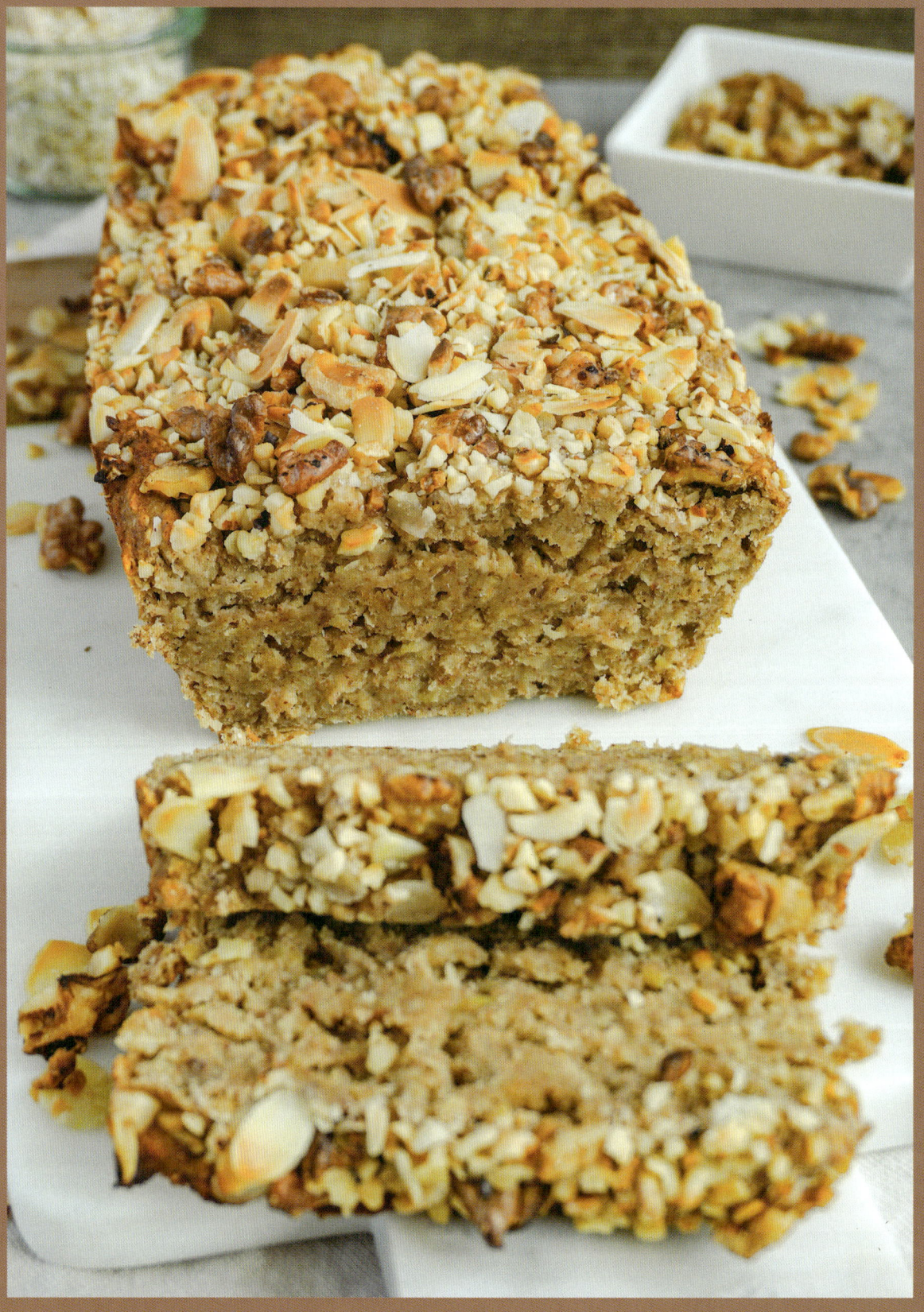

# Bananabread
## – Saftiges Bananenbrot mit Streuseln

**Zubereitungszeit: 1 Stunde**

1. Den Backofen auf 180°C vorheizen. Eine rechteckige Kastenform leicht einfetten und einmehlen.

2. Die trockenen Zutaten in eine große Rührschüssel geben und vermengen. Die Bananen schälen, mit einer Gabel auf einem Teller zerdrücken. Den Apfel waschen, vom Kerngehäuse befreien und fein reiben.

3. Zerdrückte Banane mit Pflanzendrink, Apfel und dem Ei vermengen und zu den restlichen Zutaten geben. Alles zu einem Teig verrühren, ggf. noch etwas Pflanzendrink hinzufügen. Den Teig in die Backform füllen.

4. In einer separaten Schüssel gehackte Nüsse mit Mandelmus und flüssigem Kokosöl vermengen. Die Nussmischung auf dem Teig verteilen und leicht eindrücken.

5. Den Bananenkuchen im Ofen ca. 40 Minuten backen, dann aus dem Ofen nehmen und auskühlen lassen.

## Zutaten:
100 g Haferflocken
50 g Hafer- oder Dinkelmehl
50 g Erythrit
50 g gemahlene Nüsse
2 TL Backpulver
Zimt
3 reife Bananen
1 Apfel
50 ml Pflanzendrink
1 Ei
Fett und Mehl für die Form

## Streusel:
50 g gehackte gemischte Nüsse
2 EL Mandelmus
2 EL geschmolzenes Kokosöl

## Notiz:
*Wie bei jedem Kuchen kann die Backzeit je nach Ofen variieren. Teste am besten mit einem kleinen Holzspieß oder Messer, ob dein Kuchen bereits fertig ist: Beim Einstechen sollten keine flüssigen Teigreste herauskommen.*

## Nährwerte
### (pro Stück):
154 Kalorien · 5 g Protein
14 g Kohlenhydrate · 8 g Fett

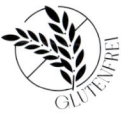

# Apfel-Streuselkuchen
## mit Puddingcreme

**Zubereitungszeit: 1 Stunde**

## Zutaten
**(ergibt 8 Stücke):**
50 g fein gemahlene
    Haferflocken
50 g Mandelmehl
25 g gemahlene Mandeln
1 TL Backpulver
25 g Erythrit
1 Ei
50 g Apfelmark
50 ml Pflanzendrink
2 Äpfel
Fett und Mehl für die Form

## Puddingschicht:
200 g Quark
50 g Frischkäse
½ Päckchen Vanille-
    Puddingpulver
30 g Erythrit
Vanille-Extrakt

## Streusel:
30 g kernige Haferflocken
20 g Mehl
20 g gehackte Walnüsse
Zimt
Süße nach Wahl, z.B. 3 EL Kokos-
    blütenzucker oder Erythrit
1 EL geschmolzenes Kokosöl
1 EL Nussmus
1–2 EL Wasser

1. Den Backofen auf 180°C vorheizen. Eine Springform (ca. 20 cm Durchmesser) leicht einfetten und einmehlen.

2. Für den Boden zunächst die trockenen Zutaten in einer Schüssel vermengen, anschließend die feuchten hinzugeben und alles zu einem Teig anrühren. Den Teig in die vorbereitete Backform geben.

3. Die Äpfel nach Belieben schälen, vom Kerngehäuse befreien und klein würfeln. Die Apfelstücke auf dem Boden verteilen und leicht eindrücken.

4. Für die Puddingschicht Quark, Frischkäse, Puddingpulver, Erythrit sowie etwas Vanille mit dem Handrührgerät verrühren und auf der Apfelschicht verstreichen.

5. Die Zutaten für die Streusel vermengen und mit den Händen zu Streuseln kneten. Diese auf die Puddingcreme streuen.

6. Den Apfelkuchen im vorgeheizten Backofen ca. 35 Minuten backen, anschließend 20 Minuten in der Form abkühlen lassen. Dann vorsichtig aus der Form lösen und auf einem Kuchengitter vollständig auskühlen lassen.

## Nährwerte
**(pro Stück):**
180 Kalorien · 11 g Protein
13 g Kohlenhydrate · 8 g Fett

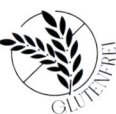

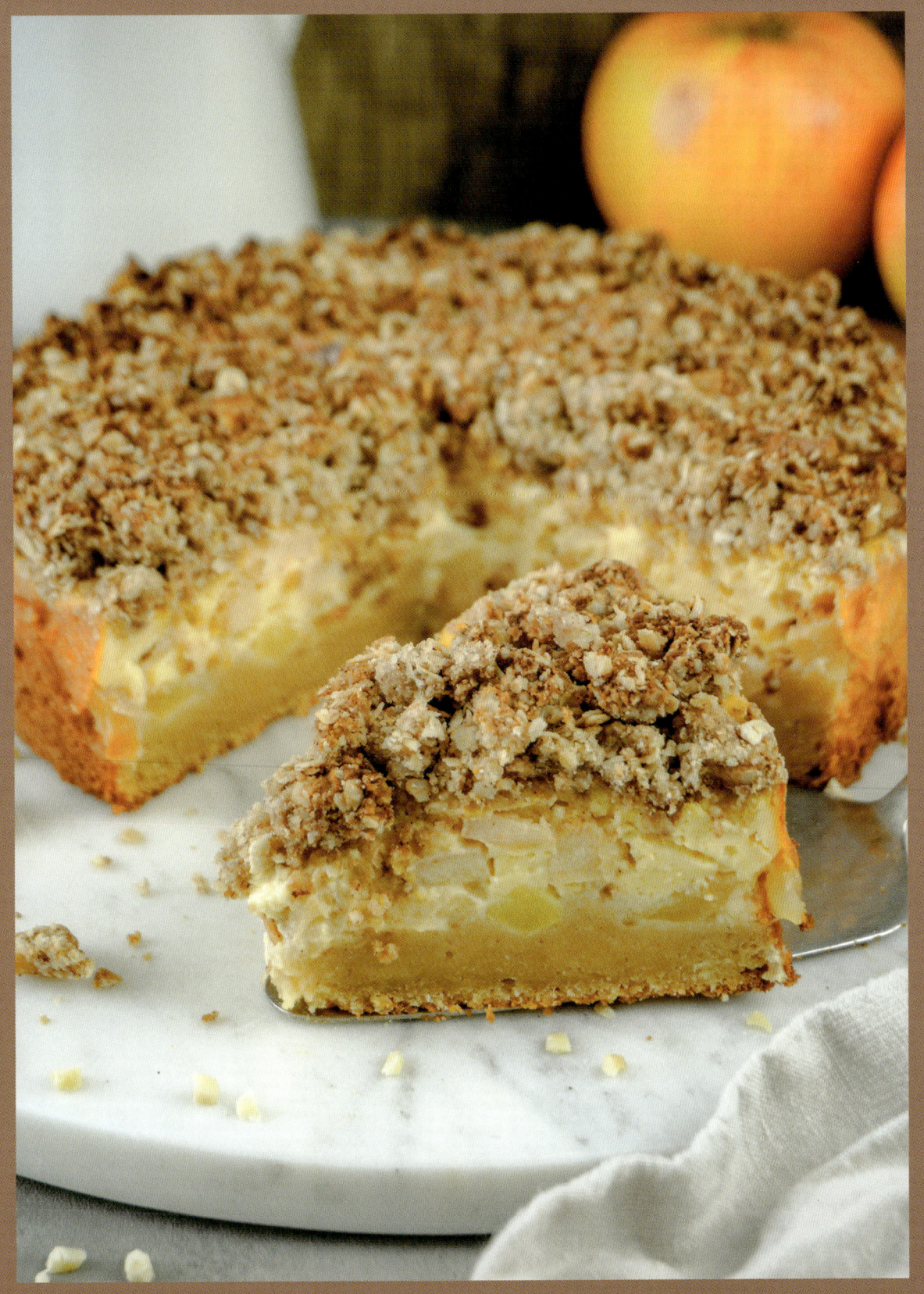

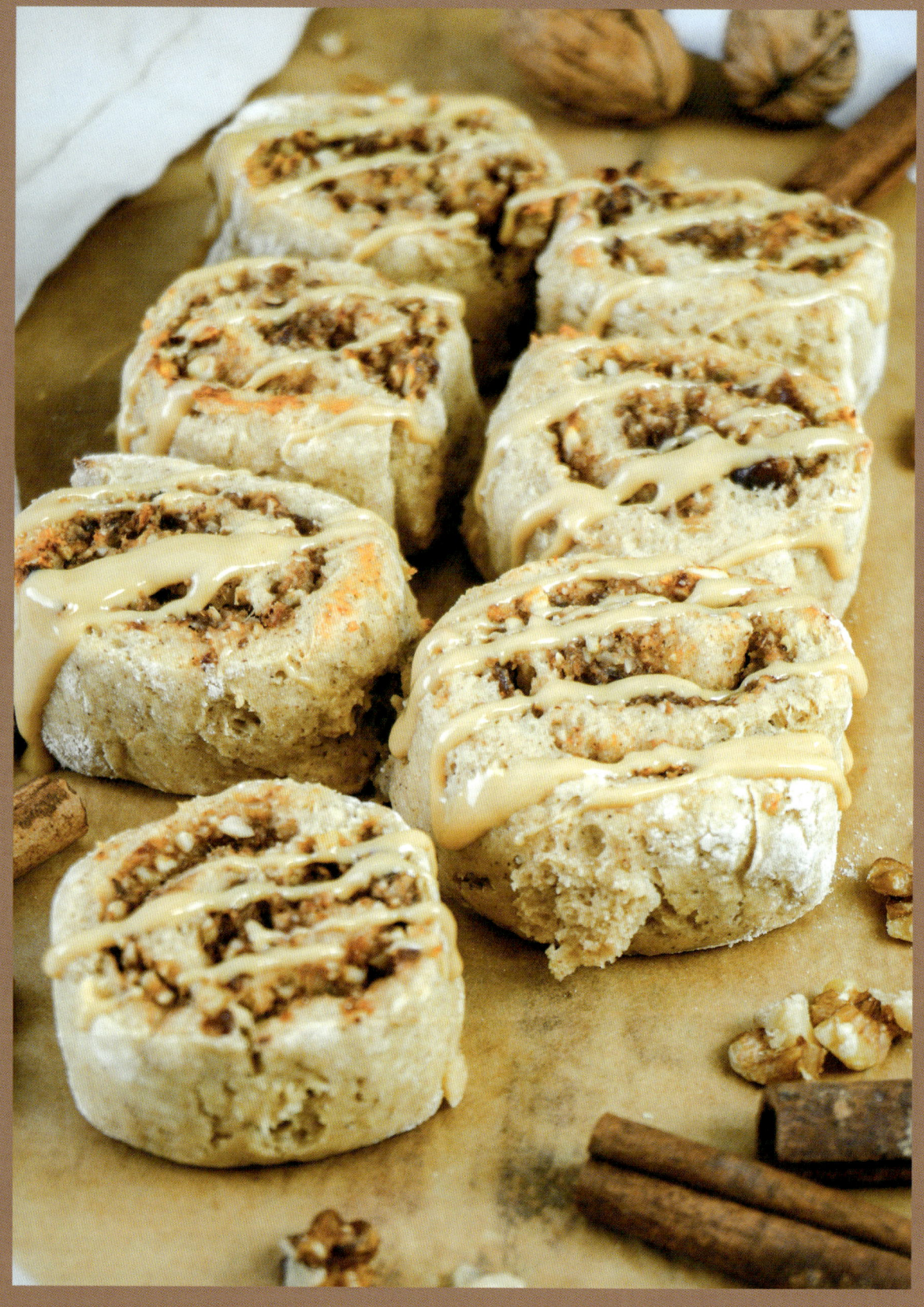

# Saftige Zimtschnecken

**Zubereitungszeit: 45 Minuten**

1. Den Backofen auf 180°C vorheizen. Eine große Auflaufform mit Backpapier auslegen.

2. Alle trockenen Zutaten für den Teig vermischen. Anschließend Quark, Apfelmark, Mandelmus und einen Teil des Pflanzendrinks hinzugeben. Mit einer Gabel gut vermengen und schrittweise den Rest Pflanzendrink hinzugeben, bis ein gut knetbarer Teig entsteht. Dieser sollte weder zu klebrig noch zu trocken sein. Mit den Händen zu einer Teigkugel kneten.

3. Für die Füllung alle Zutaten in einem Standmixer zu einer klebrigen Masse mixen.

4. Den Teig auf einer bemehlten Fläche zu einem Rechteck ausrollen, mit der Füllung bestreichen und vorsichtig längs aufrollen.

5. Die Rolle in acht gleich große Scheiben schneiden, die Schnecken flach und nebeneinander in die vorbereitete Auflaufform legen und 15–20 Minuten backen.

## Zutaten
**(ergibt 8 Stück):**
150 g Dinkelmehl
50 g Mandelmehl, alternativ
    gemahlene Mandeln
1 TL Backpulver
Zimt
100 g Quark
50 g Apfelmark
1 EL Mandelmus
50 ml Pflanzendrink
Mehl für die Arbeitsfläche

## Füllung:
50 g Nüsse, z.B. Haselnüsse,
    Walnüsse oder Mandeln
60 g Datteln, entsteint und
    ca. 10 Minuten eingeweicht
Zimt
1 EL Apfelmark
1 EL Nussmus, z.B. Mandel-
    oder Haselnussmus
1–2 EL Wasser

## Nährwerte
**(pro Stück):**
175 Kalorien · 9 g Protein
20 g Kohlenhydrate · 6 g Fett

# Saftiger Karottenkuchen

**Zubereitungszeit: 45 Minuten**

## Zutaten
**(ergibt 8 Stücke):**

100 g zarte Haferflocken
150 g Dinkel- oder Hafermehl
30 g gemahlene Mandeln
2 EL geschrotete Leinsamen
2 TL Backpulver
100 g Erythrit
Zimt
1 Prise Salz
1 Apfel
3 Karotten
2 Eier
200 ml Pflanzendrink
1 EL Apfelessig
30 g gehackte Walnüsse
Fett und Mehl für die Form

## Creme:

150 g Frischkäse
80 g gemahlenes Erythrit
1 Spritzer Zitronensaft
1 Prise Salz
Zimt
Vanille-Extrakt
1 EL Pflanzendrink

## Nährwerte
**(pro Stück):**

245 Kalorien · 12 g Protein
25 g Kohlenhydrate · 10 g Fett

1. Den Backofen auf 180°C vorheizen. Eine Backform leicht einfetten und einmehlen (ich habe eine eckige Form von 20 x 25 cm verwendet, du kannst auch eine Springform mit 20 cm Durchmesser nehmen).

2. Die Haferflocken in einem Hochleistungsmixer fein mahlen. In einer großen Schüssel mit Mehl, gemahlenen Mandeln, Leinsamen, Backpulver, Erythrit, Zimt und Salz gut vermischen.

3. Den Apfel sowie die Karotten putzen, schälen und mit einer Küchenreibe fein reiben. Apfel, Karotte, Eier, Pflanzendrink und Apfelessig zu den anderen Zutaten geben und alles zu einem glatten Teig verrühren. Schließlich die kleingehackten Walnüsse unterrühren.

4. Den Teig in die vorbereitete Backform geben und ca. 30 Minuten backen.

5. Den Karottenkuchen aus dem Ofen holen und abkühlen lassen. Währenddessen alle Zutaten für die Creme zu einem glatten Frosting rühren. Die Creme auf dem abgekühlten Kuchen verstreichen.

## Notiz:

*Gemüse im Kuchen? Probiere es unbedingt aus, wenn du es bisher nicht kennst. Das Gemüse sorgt für mehr Feuchtigkeit im Kuchen, er wird also unglaublich lecker und saftig. Achte darauf, möglichst frische Karotten zu verwenden, damit sie auch genug Feuchtigkeit enthalten.*

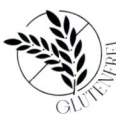

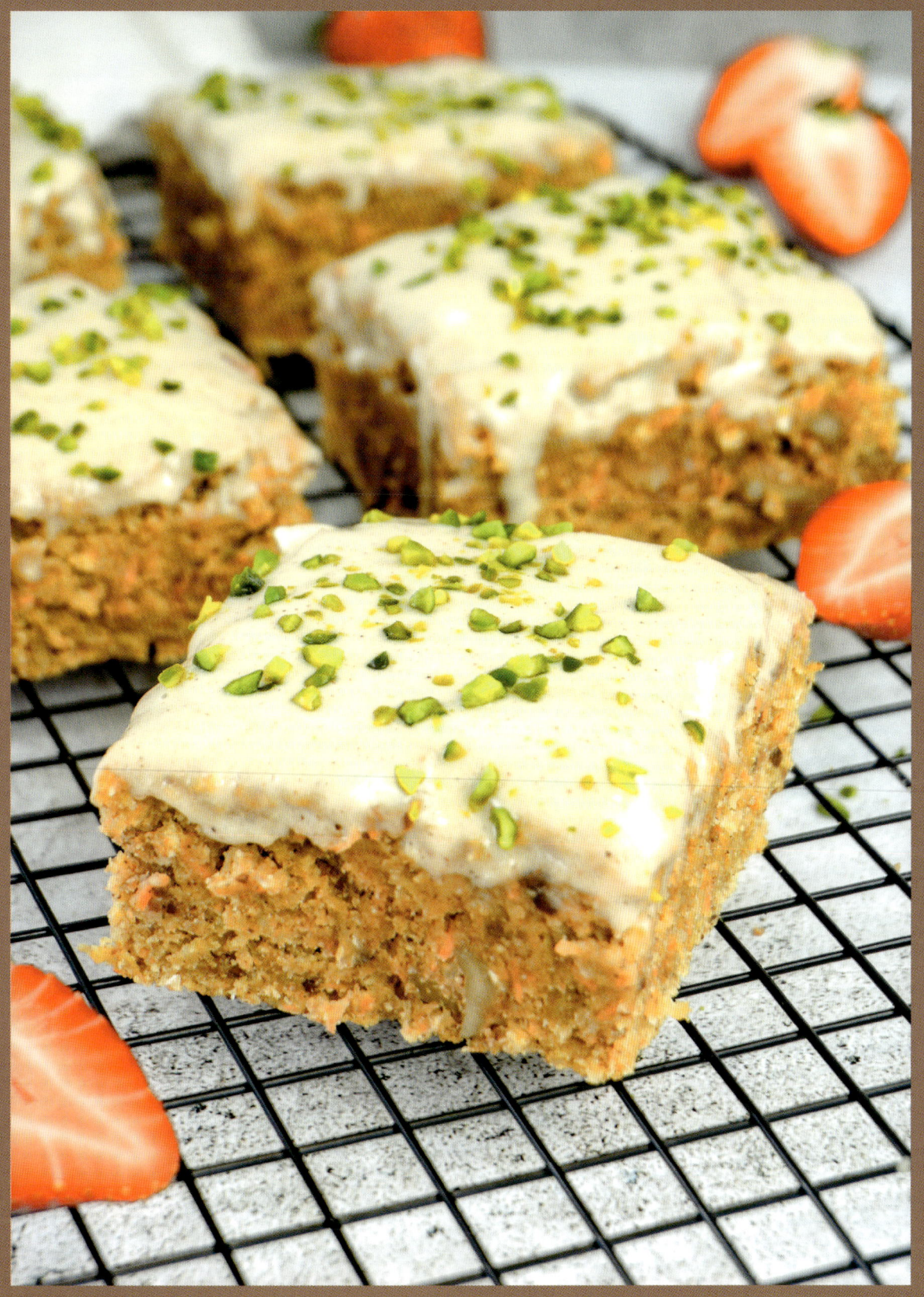

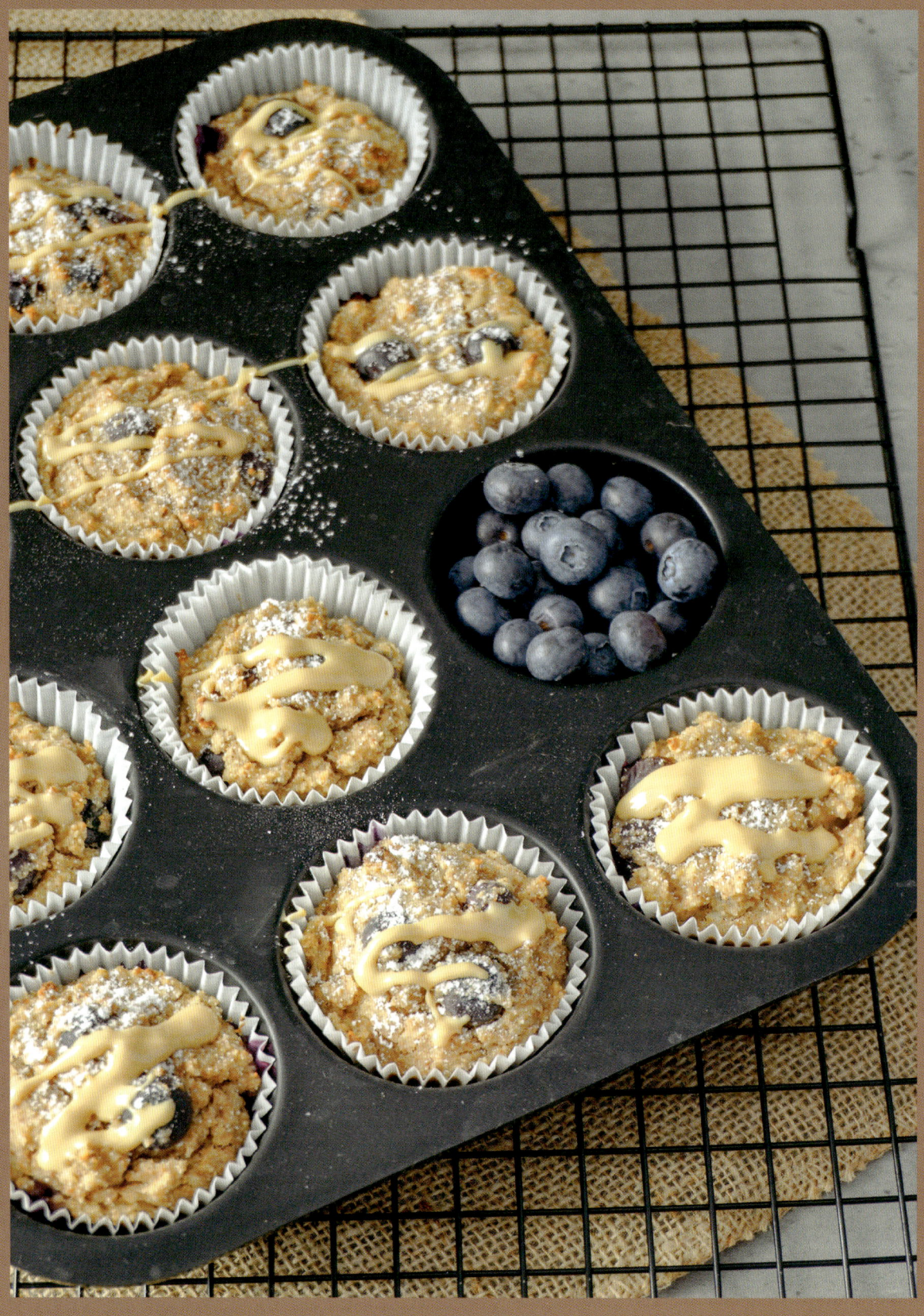

# Blaubeer-Muffins

**Zubereitungszeit: 35 Minuten**

**1.** Den Backofen auf 180°C vorheizen. Pflanzendrink und Apfelessig in einer Schale verrühren und etwa 10 Minuten stehen lassen. Papier-Muffinförmchen in die Mulden eines Muffinbleches setzen.

**2.** In einer großen Schüssel Mandelmehl, Haferflocken, Grieß, Backpulver, Salz, Vanille und Süße vermengen.

**3.** Apfelmark, Quark und Pflanzendrink-Essig-Mischung dazugeben und alles zu einem glatten Teig rühren. Anschließend vorsichtig die Blaubeeren unterheben.

**4.** Den Teig gleichmäßig auf die Muffinförmchen verteilen und im Ofen etwa 20 Minuten backen.

## Zutaten
**(ergibt 12 Muffins):**
100 ml Pflanzendrink
1 EL Apfelessig
50 g Mandelmehl, alternativ gemahlene Mandeln
50 g zarte Haferflocken
100 g Grieß
1 TL Backpulver
1 Prise Salz
Vanille-Extrakt
50 g Erythrit oder Süße nach Wahl
100 g Apfelmark
100 g Quark
150 g Blaubeeren

## Nährwerte
**(pro Stück):**
81 Kalorien · 5 g Protein
12 g Kohlenhydrate · 1 g Fett

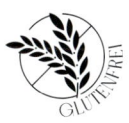
GLUTENFREI

# DESSERTS

Das Beste kommt bekanntlich zum Schluss!
Daher findest du auf den nächsten Seiten
einfache, gesunde Dessert-Ideen!

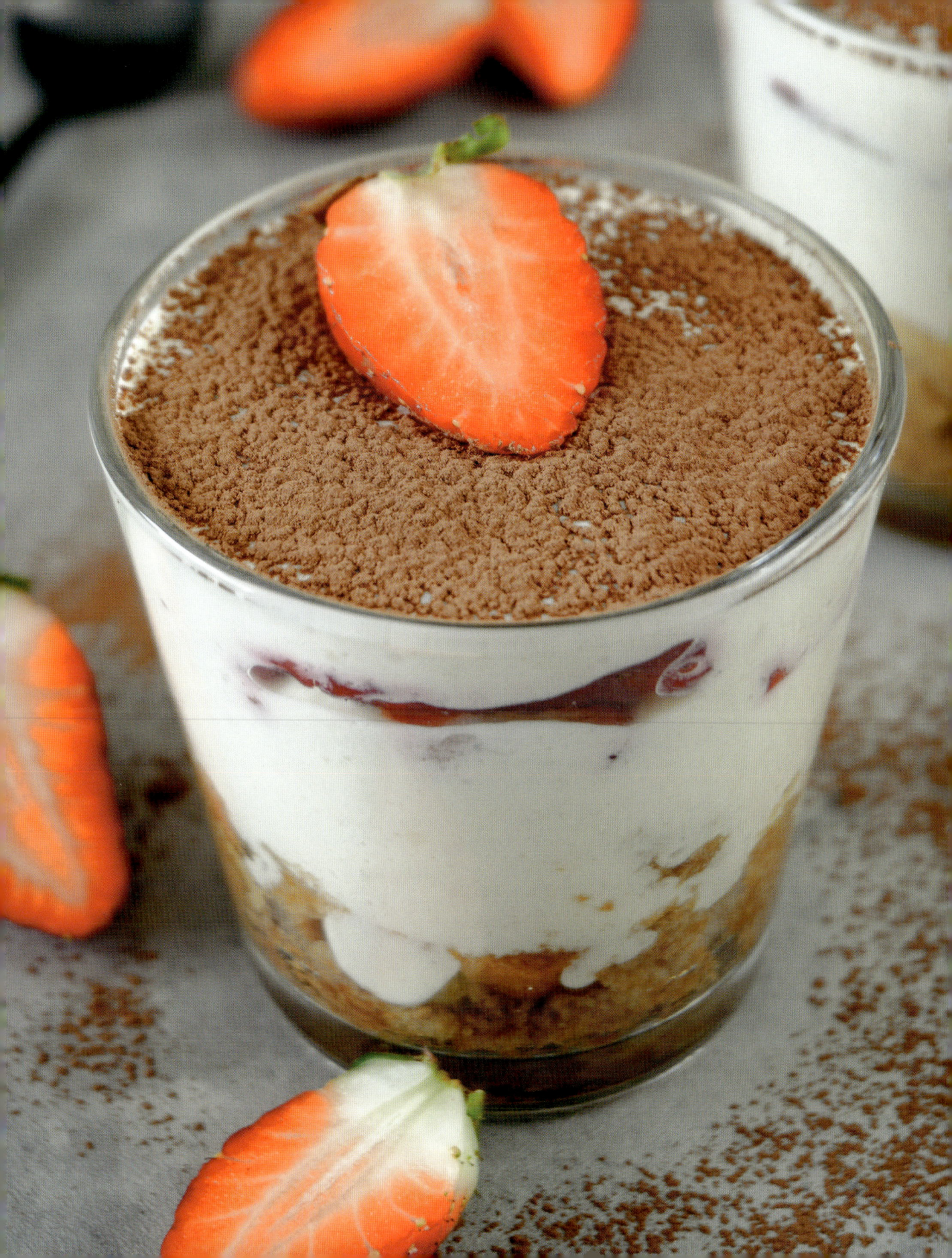

# Schwarzwälder-Kirsch-Dessert

## Zubereitungszeit: 10 Minuten

### Zutaten:

25 g Mehl
15 g Backkakao
15 g Süße, z.B. Erythrit
1 TL Backpulver
2 EL Apfelmark
Mineralwasser
100 g entsteinte Sauerkirschen,
    aus dem Glas
180 g Quark
15 g Süße, z.B. Erythrit
10 g gehackte
    Zartbitterschokolade

1. Mehl, Backkakao, Erythrit und Backpulver vermengen. Schluckweise so viel Mineralwasser dazugeben, dass ein zäh-cremiger Teig entsteht.

2. Den Teig in eine mikrowellengeeignete Form füllen und bei voller Leistung 3–4 Minuten erhitzen.

3. Währenddessen die Kirschen in einem Sieb abtropfen lassen und den Quark mit einem Süßungsmittel nach Wahl glatt rühren.

4. Alle Zutaten in ein Dessertglas schichten: beginnend mit dem Schokoboden, darauffolgend die Kirschen und zuletzt die Quarkcreme. Abschließend mit Schokoladenstückchen toppen und bis zum Verzehr kalt stellen.

### Nährwerte:

258 Kalorien · 28 g Protein
44 g Kohlenhydrate · 6 g Fett

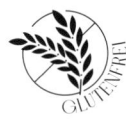  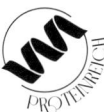

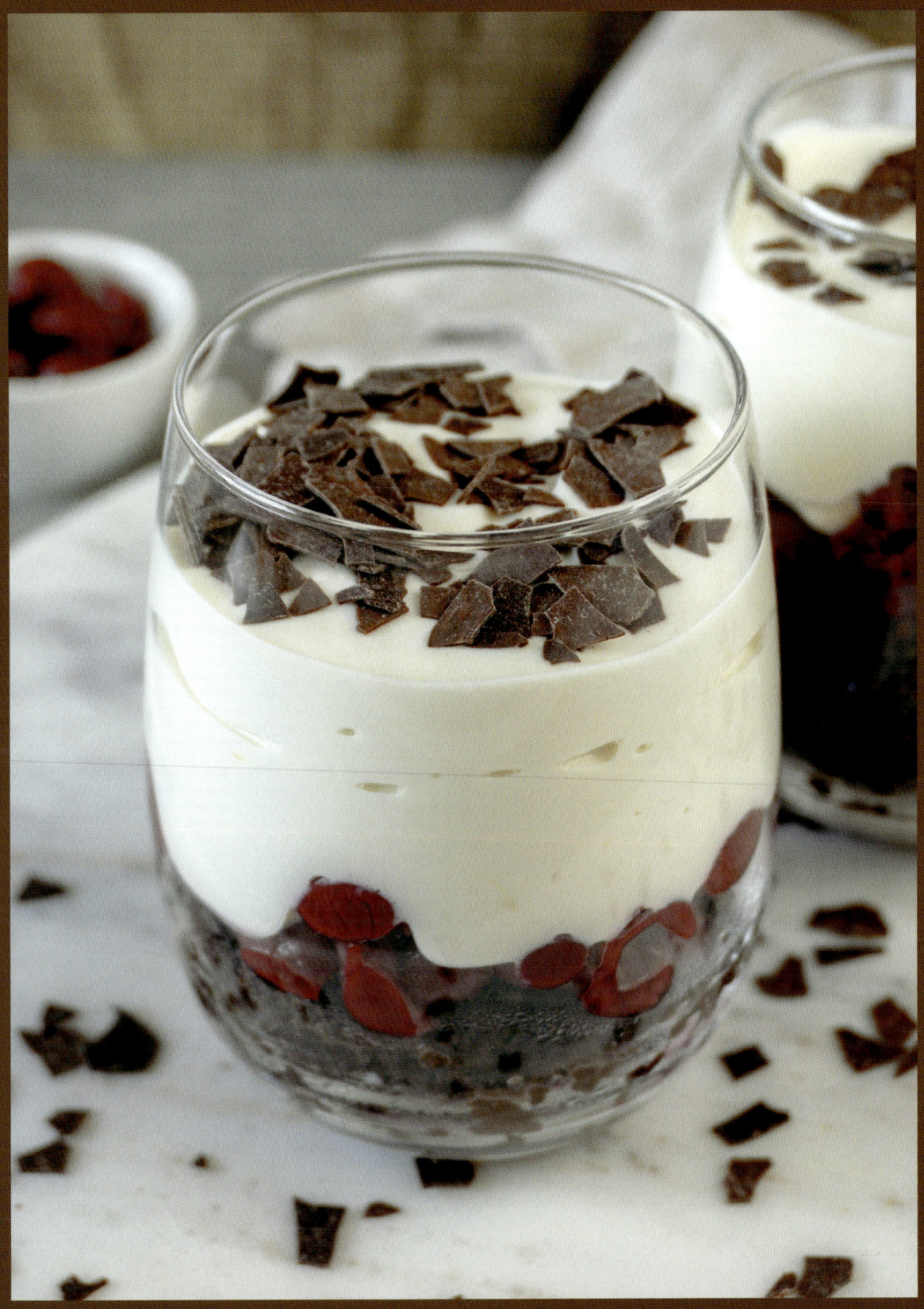

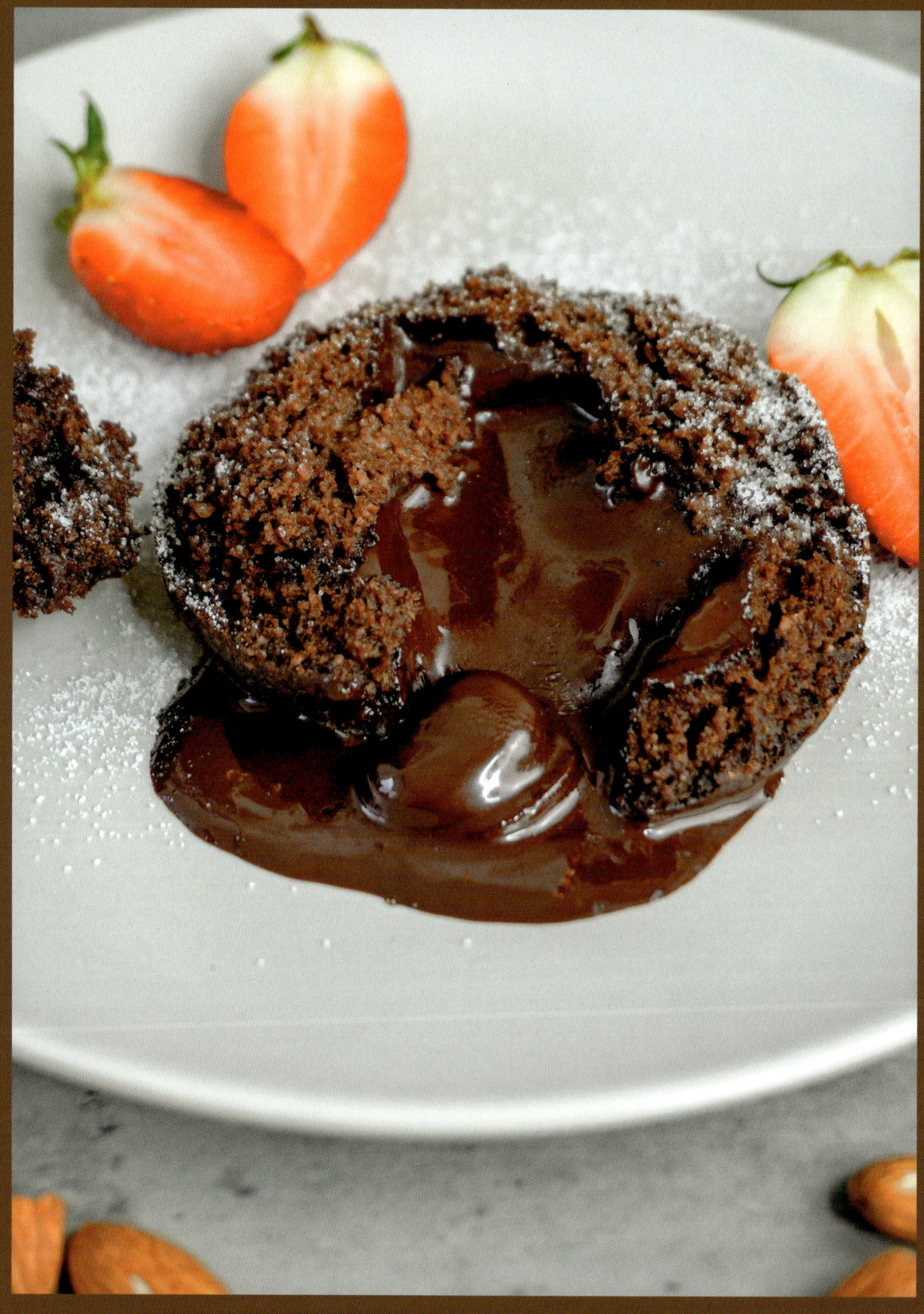

# Chocolate Lava Cake

**Zubereitungszeit: 15 Minuten**

**1.** Den Backofen bei 170°C vorheizen.

**2.** Die trockenen Zutaten in eine mittelgroße Rührschüssel geben und vermengen.

**3.** Apfelmark, Haselnussmus und Pflanzendrink hinzufügen und alles zu einem cremigen Teig verrühren. Ggf. etwas Pflanzendrink nachgießen, falls der Teig zu trocken ist.

**4.** Die Hälfte des Teiges in eine kleine, ofenfeste Form füllen. Die Zartbitterschokolade in die Mitte des Teiges geben und mit dem restlichen Teig bedecken.

**5.** Das Schoko-Küchlein etwa 10 Minuten im Backofen backen oder für 2–3 Minuten bei 800 Watt in der Mikrowelle erhitzen. Sofort servieren.

**Zutaten:**
15 g gemahlene Mandeln
15 g Mehl
1 EL Backkakao
2 EL Erythrit bzw. Süßungsmittel nach Wahl
1 TL Backpulver
1 Prise Salz
30 g Apfelmark
1 TL Haselnussmus
50 ml Pflanzendrink
15 g Zartbitterschokolade

**Notiz:**
*Dazu passt hervorragend eine Kugel Eis!*

**Nährwerte:**
349 Kalorien · 12 g Protein
25 g Kohlenhydrate · 21 g Fett

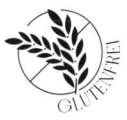
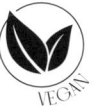

# Apple Crumble

**Zubereitungszeit: 20 Minuten**

## Zutaten
**(ergibt 2 Portionen):**

1 Apfel
Zimt
1 EL Erythrit
1 EL Kokosöl
25 g Haferflocken
25 g Mehl
1 Handvoll gehackte Walnüsse
1 EL Reissirup

1. Den Backofen auf 180°C vorheizen.

2. Den Apfel waschen, vom Kerngehäuse befreien und in kleine Würfel schneiden. Mit Zimt und Erythrit vermengen, dann in eine kleine, ofenfeste Form füllen.

3. Das Kokosöl für ein paar Sekunden in die Mikrowelle geben, sodass es schmilzt, oder in einem kleinen Topf auf dem Herd schmelzen. Haferflocken, Mehl und Walnüsse mit geschmolzenem Kokosöl und Reissirup vermengen und mit den Händen zu Streuseln kneten.

4. Die Streusel über den Äpfeln verteilen und den Crumble 10–12 Minuten im Ofen backen.

## Nährwerte
**(pro Portion):**

244 Kalorien · 5 g Protein
26 g Kohlenhydrate · 13 g Fett

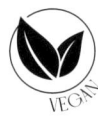
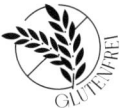

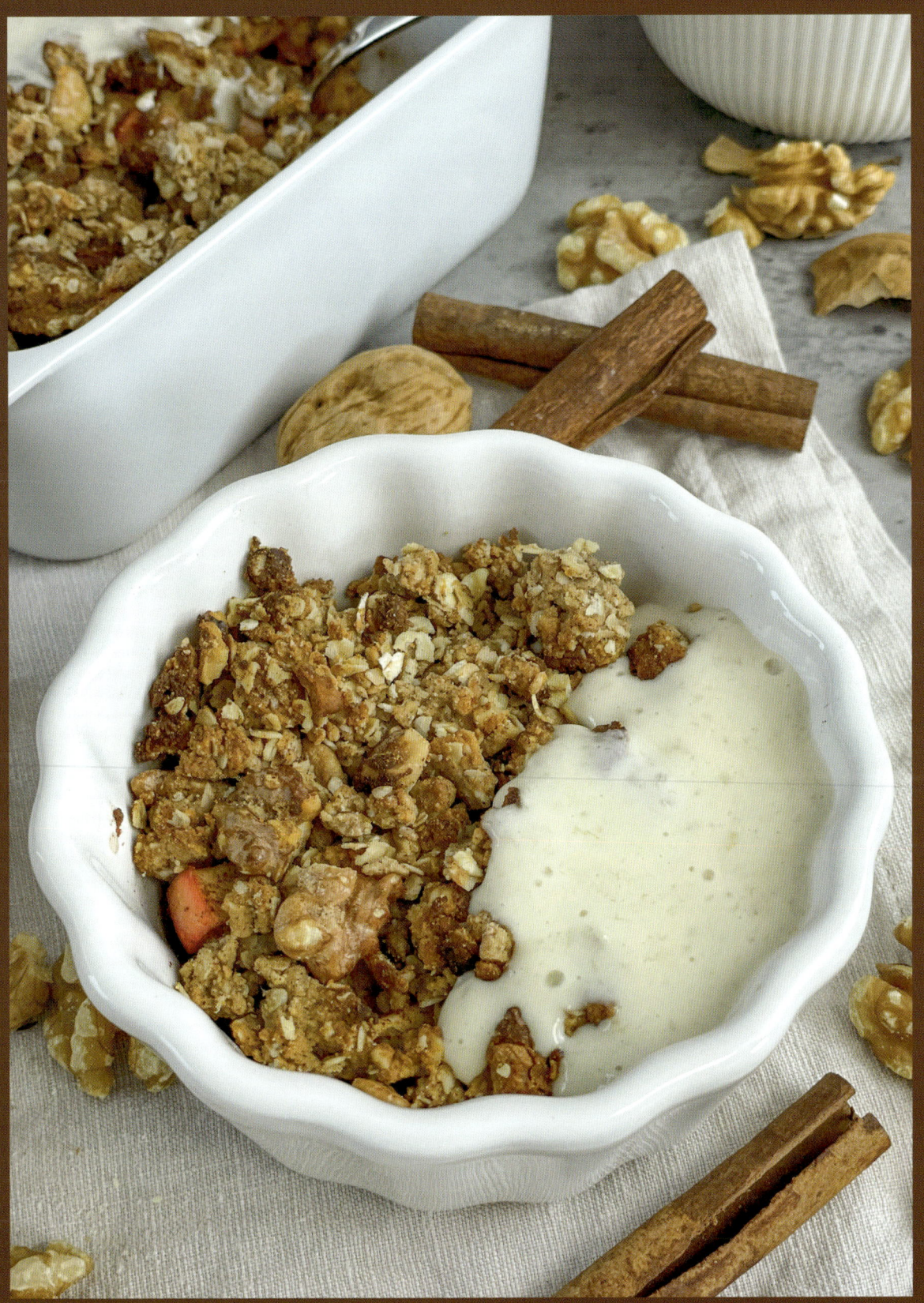

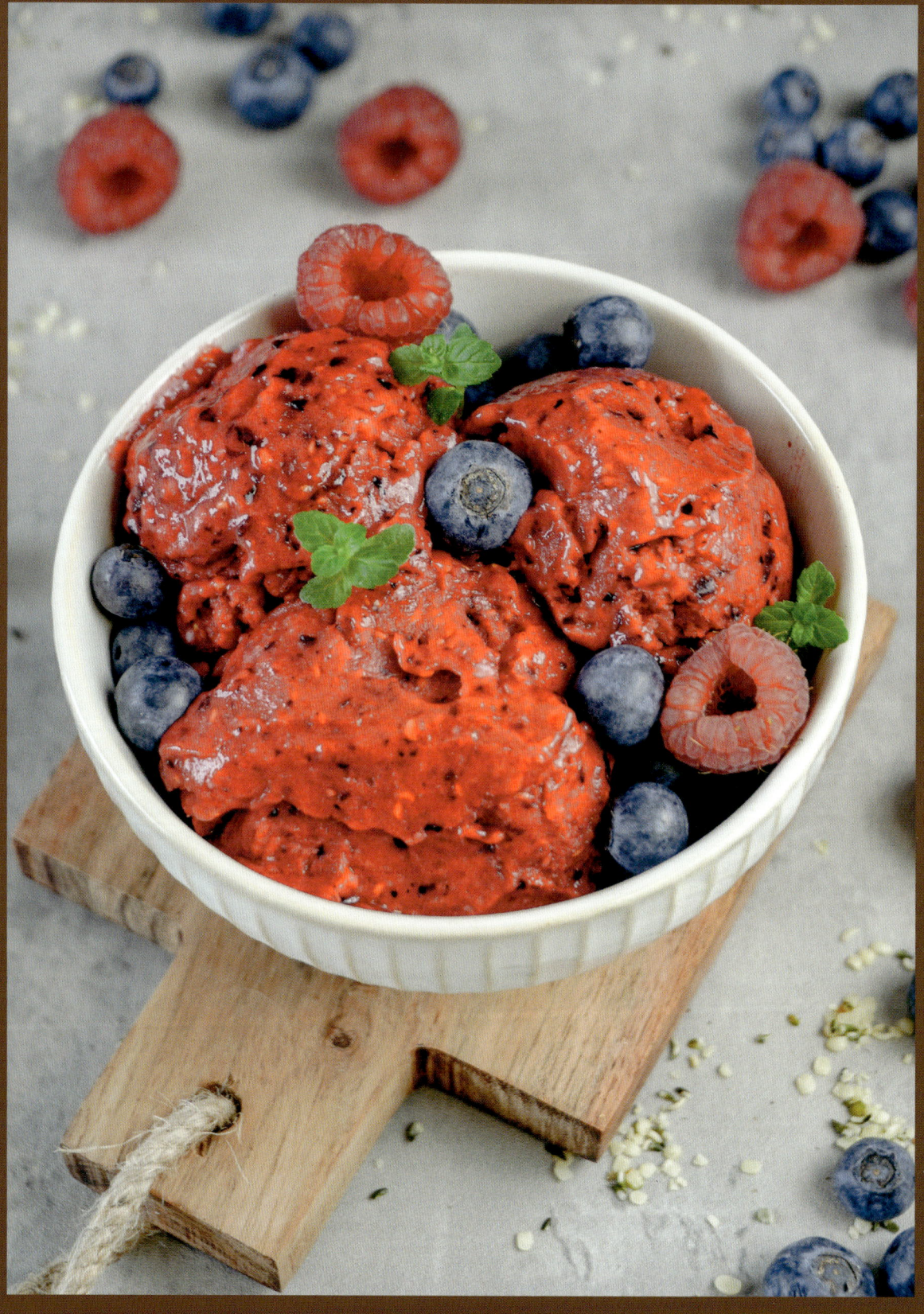

# Beeren-Sorbet

**Zubereitungszeit: 5 Minuten**

1. Das gefrorene Obst kurz antauen lassen (nur kurz, nicht vollständig).

2. Anschließend alle Zutaten in einem Hochleistungsmixer pürieren, sodass eine cremige Masse entsteht.

**Zutaten:**
250 g gefrorene Beeren
1 Spritzer Zitronensaft
2 EL Ahornsirup oder Reissirup
optional: ½ TL Guarkernmehl

**Nährwerte:**
205 Kalorien · 4 g Protein
36 g Kohlenhydrate · 6 g Fett

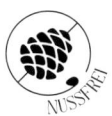 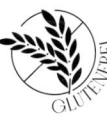 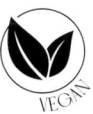

# Tiramisu

## Zubereitungszeit: 10 Minuten

### Zutaten:

200 g Quark
2 EL Reissirup
Vanille-Extrakt
50 – 100 ml Kaffee,
    gekocht und abgekühlt
1 EL Amaretto, alternativ
    Bittermandelaroma
2 EL Erythrit
2 Scheiben Zwieback
1 TL Backkakao

1. Quark, Reissirup und Vanille vermengen und zu einer Creme anrühren.

2. Den kalten Kaffee mit Amaretto bzw. Bittermandelaroma sowie Erythrit vermischen.

3. Den Zwieback in kleine Stücke brechen und mit der Kaffee-Mischung beträufeln, sodass er sich vollsaugt. In ein Dessertglas oder eine kleine Schale füllen.

4. Anschließend die Creme darauf verteilen. Nach Wunsch kannst du auch eine zweite Schicht Zwieback darauflegen und diese ebenfalls mit einer Cremeschicht bedecken.

5. Das Tiramisu für mindestens 2 Stunden in den Kühlschrank stellen und vor dem Servieren mit Kakaopulver bestreuen.

### Notiz:

*Statt Löffelbiskuits verwende ich hier Zwieback und achte darauf, dass dieser keinen zugesetzten Zucker enthält.*

*Wenn du das Tiramisu für mehrere Personen zubereiten möchtest, vervielfache einfach die Mengen entsprechend und richte es entweder in kleinen Dessertgläsern oder in einer großen Auflaufform an. Nach Belieben kann das Tiramisu auch mit einer Schicht Erdbeerstückchen zwischen dem Zwieback und der Quarkcreme verfeinert werden.*

### Nährwerte:

293 Kalorien · 28 g Protein
32 g Kohlenhydrate · 5 g Fett

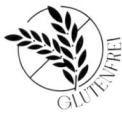  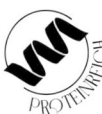

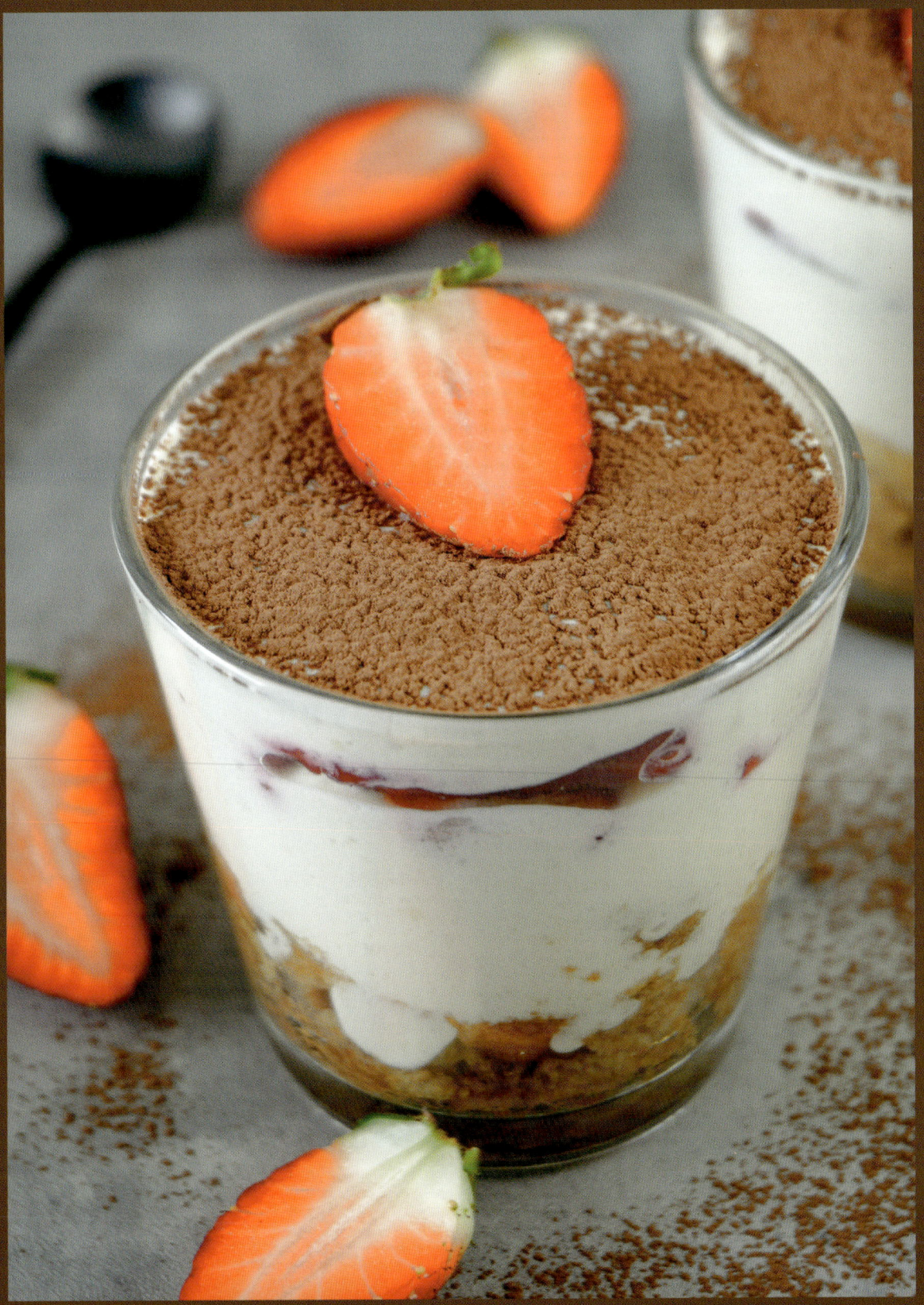

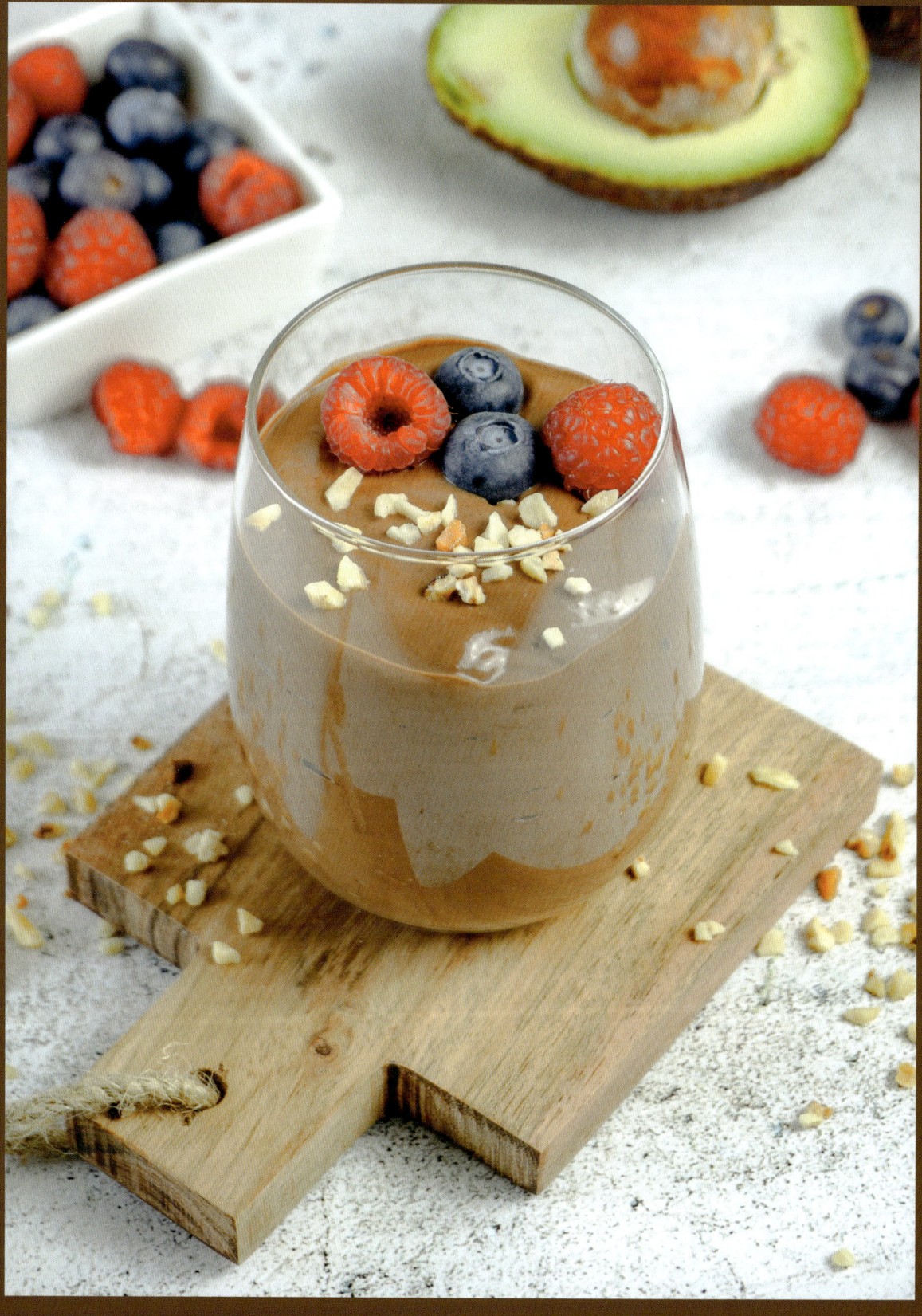

# Schoko-Mousse

**Zubereitungszeit: 5 Minuten**

**1.** Die Avocado schälen, vom Kern befreien und aus einer Hälfte das Fruchtfleisch herauslösen. Zusammen mit den anderen Zutaten in einen Standmixer geben oder alles mit einem Stabmixer pürieren.

**2.** Die Mousse in ein Glas füllen und nach Belieben mit gehackten Nüssen oder Beeren garnieren.

**Zutaten:**

1 reife Banane
½ Avocado
100 g Quark
2–3 EL Pflanzendrink
2 EL Backkakao
1 EL Dattelpaste bzw. Süßungsmittel deiner Wahl
optional: gehackte Nüsse oder
  Beeren zum Garnieren

**Notiz:**

*Dattelpaste kannst du ganz einfach selbst herstellen, indem du Datteln entkernst und ein paar Stunden in Wasser einweichst. Anschließend mit etwas Einweichwasser pürieren und in einem verschlossenen Glas im Kühlschrank lagern.*

**Nährwerte:**

429 Kalorien · 20 g Protein
40 g Kohlenhydrate · 20 g Fett

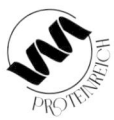  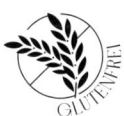

# Danksagung

Glücklich und voller Dankbarkeit schreibe ich nun diese Danksagung, für mein erstes eigenes Kochbuch! Am 6. April 2016 ging mein erster Post auf Instagram online: Es waren selbstgemachte Wraps. Damals wusste ich nicht, wohin die Reise einmal gehen wird und hätte es mir nie erträumt, eines Tages mein eigenes Kochbuch in den Händen halten zu können.

Ein erstes großes Danke geht natürlich an DICH. Ich möchte dir danken, dass du dich für mein Buch entschieden hast. Ich hoffe, es gefällt dir und du entdeckst viele neue Lieblingsrezepte!

Weiterhin danke ich meiner Community, die mich schon seit vielen Jahren begleitet. Danke für euer tägliches Feedback, all' die lieben Nachrichten und eure Unterstützung. Denn ohne euch alle wäre dieses Kochbuch vermutlich nicht entstanden!

Ein ganz besonderer Dank geht außerdem an meinen Freund Daniel. Du bist nicht nur ein toller Rezepttester und Küchenhelfer, sondern unterstützt mich einfach bei allem und hast immer einen guten Rat für mich. Du bist für mich der beste Freund, den ich mir an meiner Seite nur vorstellen kann.

Ein weiteres großes Danke auch an meine Eltern, die wirklich IMMER für mich da sind. Wie oft ich die Küche belegen durfte, als ich noch zu Hause gewohnt habe und ein Rezept nach dem anderen kreiert habe – Ihr habt immer wieder meine Rezepte probiert und euer ehrliches Feedback war stets sehr wertvoll für mich. Danke an dieser Stelle an meine wunderbare Familie!

Danke an die liebe Stephi, die all' die tollen Fotos sowie für das Cover für mein Kochbuch aufgenommen hat.

Danke an KoRo für die gelungene Zusammenarbeit. Für eure Unterstützung, die gestalterischen und kreativen Freiheiten sowie die Umsetzung aller Details, die ich mir gewünscht habe.

Alle von euch haben dazu beigetragen, dass dieses Buch entstanden ist!

DANKE.

Laura Schulte

# EAT IN BALANCE

Umsetzung: KoRo Handels GmbH
Redaktion: Jan Rein, Hannah Born
Lektorat: Julia Voigtländer
Korrektorat: Lara Lohrengel
Fotografie: Laura Schulte
Fotografien auf S. 4, 6, 24, 43 Stephanie Rach
Fotografien auf S. 13, 15, 17-18, 21, 26, 29, 32, 34-37
mit freundlicher Genehmigung der
KoRo Handels GmbH

Gestaltung und Layout: Lucie Ilg
Icons: Robin Brignall
Satz: Joachim Buhmann
Druck und Bindung: Buchdruck Zentrum, Prüm

1. Auflage 2021
ISBN-Nr. 978-3-00-068210-0

Auch als E-Book erhältlich:
ISBN-Nr. 978-3-00-068211-7

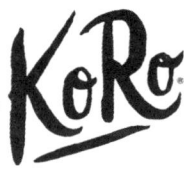

www.korodrogerie.de